楽しく学ぶ人体アドベンチャーランド！

生理学
インパクト

PHYSIOLOGY IMPACT

著 原田晃

お茶の水はりきゅう専門学校副校長

【はじめに】

　生理学を理解するのはとても難しい。漫画で描かれた一般向けの本はわかりやすいけど、定期試験や国家試験の勉強には少し物足りない。とはいえ、専門書は難しすぎて理解できない。わかりやすくて試験対策にも使える、そんなちょうどいい参考書があったらいいのになぁ……。このような発想から、本書の執筆を決めました。

　本書は、医療系の専門学校で使用する教科書の内容にそって構成されています。専門学校の定期試験はもとより、近年難化傾向にある医療系の国家試験にも十分対応できるレベルに編集しました。その一方で、カラフルなイラストをふんだんに使い、漫画のようなコマ割りで解説を行うなど、初学者でも楽しく学べて、容易に理解できるように工夫しました。

　雑学を随所に散りばめたので、読み物としても楽しめると思います。ぜひ、繰り返し読んでみてください。皆さんが生理学に興味を持ち、本書を勉強の一助として活用してくだされば、著者として大変うれしく思います。

　本書を出版するにあたり、多くの方々にご協力いただきました。出版をご承諾くださった株式会社医道の日本社の皆さま、莫大な時間と労力を費やし、丁寧に監修をしてくださった大久保淳子先生、多くの生理学の知見をご教授賜り、アドバイスをくださった大島恒先生、校正に尽力賜りました片山聡恵先生、是枝貴子先生に、心より感謝いたします。この場を借りて厚く御礼申し上げます。

お茶の水はりきゅう専門学校　副校長

原田　晃

目次
Contents

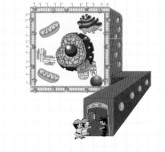

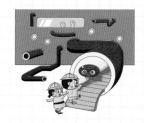

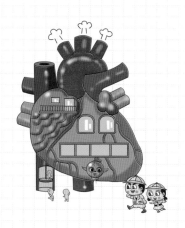

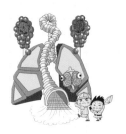

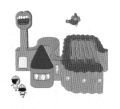

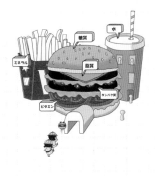

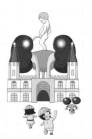

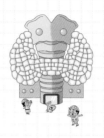
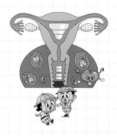
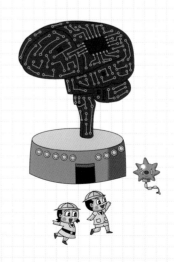

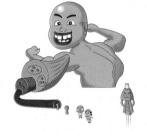

第11章　筋肉ゾーン　<small>267</small>

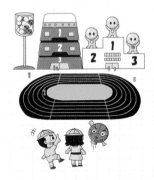

第12章　運動ゾーン　<small>281</small>

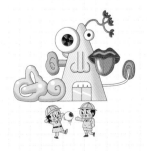

第13章　感覚ゾーン　<small>305</small>

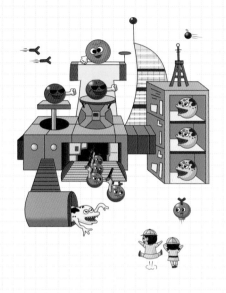

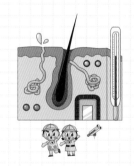

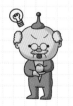

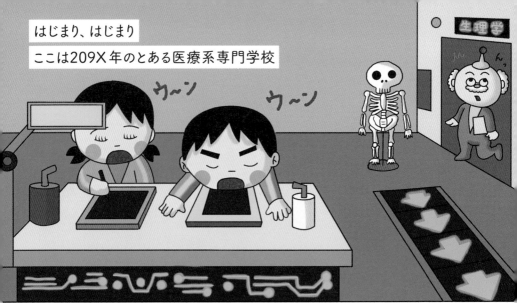

はじまり、はじまり
ここは209X年のとある医療系専門学校

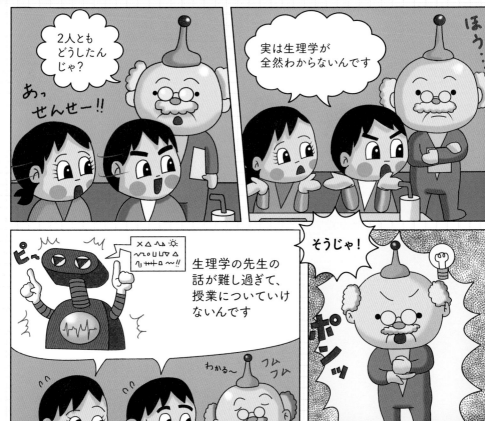

2人とも
どうしたん
じゃ？

あっ
せんせー!!

実は生理学が
全然わからないんです

ほぅ…

生理学の先生の
話が難し過ぎて、
授業についていけ
ないんです

わかる〜

そうじゃ！

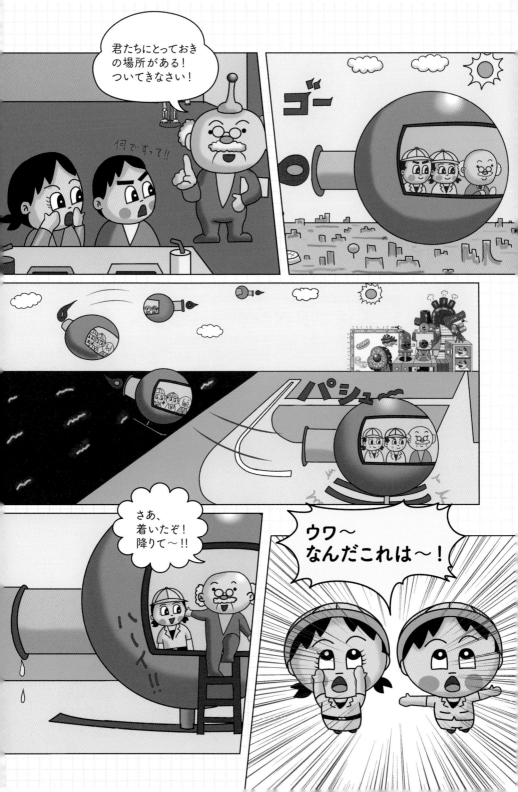

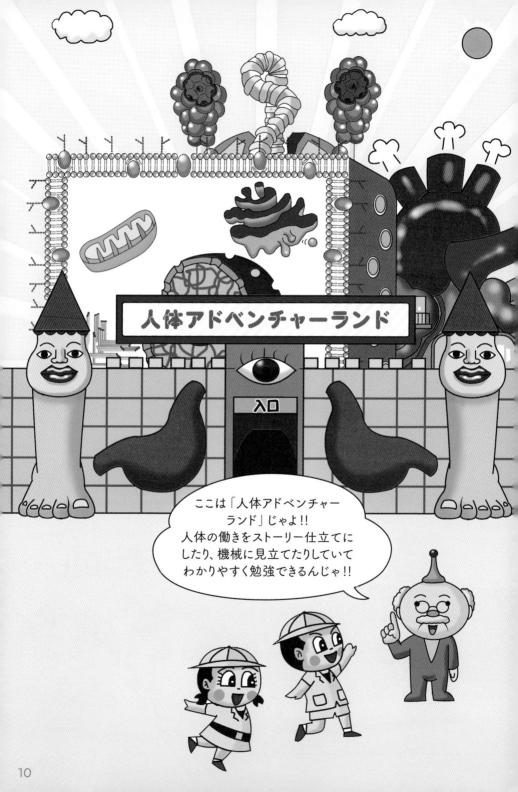

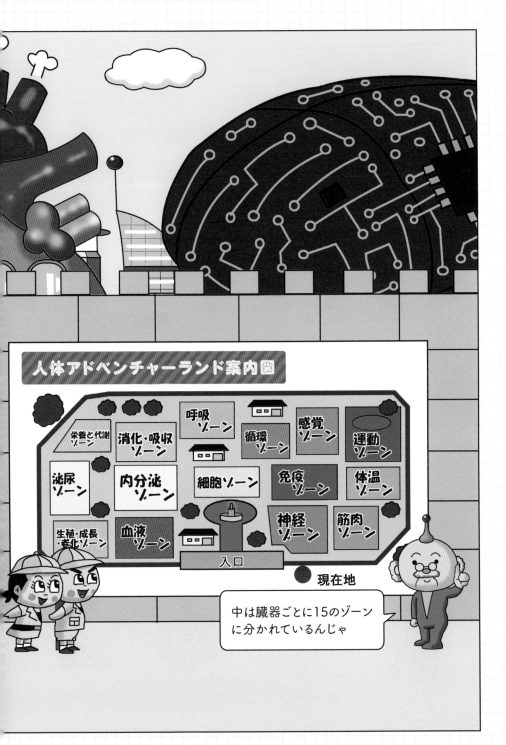

Characters

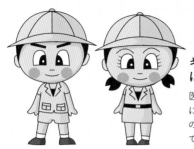

キー坊（左）
はなちゃん（右）

医療系専門学校に通う、男の子と女の子。試験に向けて日々奮闘中！

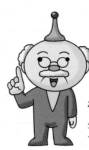

校長先生

生徒思いでとっても優しい先生

このテーマパークでは、ゾーンごとに専用のロボットがナビゲートしてくれるんじゃよ！

We are Navigators

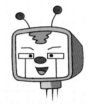

《第1章 細胞ゾーン》
セルボ

《第2章 血液ゾーン》
ブラッディー

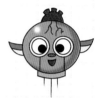

《第3章 循環ゾーン》
ハーツ

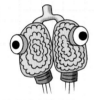

《第4章 呼吸ゾーン》
ラングー

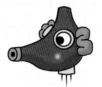

《第5章 消化・吸収ゾーン》
ストマックス

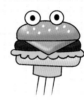

《第6章 栄養と代謝ゾーン》
メタボー

《第7章 泌尿ゾーン》
ウリナリー

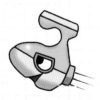

《第8章 内分泌ゾーン》
エンドクリーン

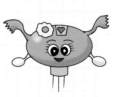

《第9章 生殖・成長・老化ゾーン》
ウーム

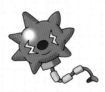

《第10章 神経ゾーン》
ニューロ

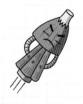

《第11章 筋肉ゾーン》
マッソー

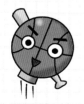

《第12章 運動ゾーン》
キネマー

《第13章 感覚ゾーン》
サイト

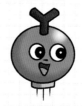

《第14章 免疫ゾーン》
イミューノ

《第15章 体温ゾーン》
テンパー

第1章
細胞ゾーン

▼

この章では生理学を学ぶための基礎を紹介するよ。
細胞小器官の働き、浸透は特に重要なので、
しっかり理解してね！

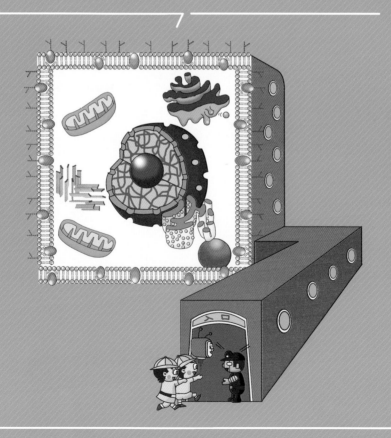

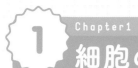

細胞の構造と働き

◆1 細胞の総論

細胞は人体を構成する最小単位で、主要な構成成分は水とタンパク質である。

①分類

ヒトの細胞は生殖のための生殖細胞と、身体を構成する体細胞に分けられる。さらに体細胞は生後も分裂を続ける細胞と、生後分裂をしない細胞に分けられる。

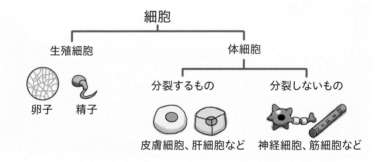

②総数

人体中に約60兆個[※1]存在する。

③大きさ

平均的な大きさは20μm(マイクロメートル[※2])ほどであるが、神経細胞では1mにも及ぶものもある。

④形状

多様な機能に応じて、球形、紡錘形（ぼうすいけい）、円盤状、板状など、さまざまな形態をとる。

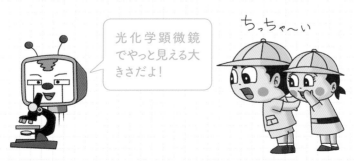

光化学顕微鏡でやっと見える大きさだよ!

ちっちゃ〜い

⑤基本構造

基本的にヒトの細胞は、細胞膜、細胞質、核で構成される。

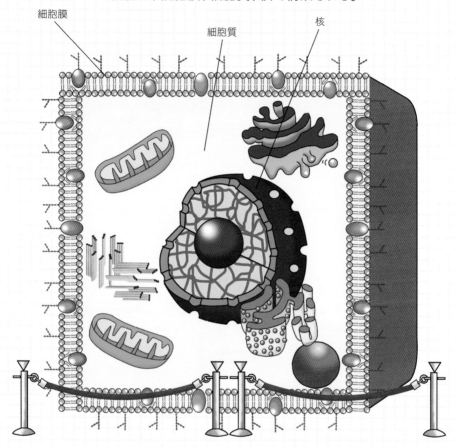

細胞膜

細胞質

核

細胞質の中に、ミトコンドリア、小胞体、リソソーム、ゴルジ装置、中心体などの細胞小器官があるんだ。

◆2 細胞膜

①細胞膜の構造

リン脂質が2つ向かい合う二重層膜に、無数のタンパク質分子[※3]が分布する。

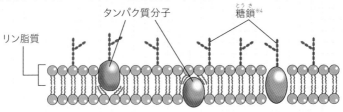

②細胞膜の機能

　細胞膜は小さな分子は通過させるが、大きな分子は通過させない。この性質を半透性という。また細胞膜自体が脂質でできているため、脂溶性の物質は通過させやすいが、水溶性の物質は通過させづらい。さらに、イオンに対しては選択的透過性を示す。

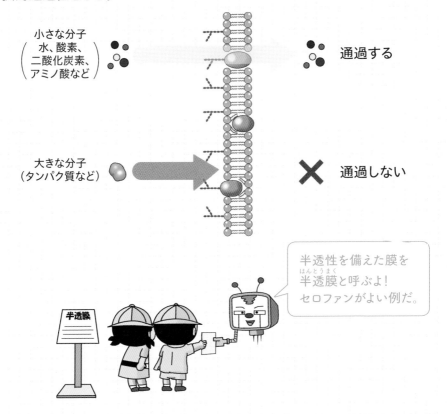

◆3 細胞質・細胞小器官

細胞膜で囲まれた部分を細胞質という。細胞質は液状の細胞質基質と、細胞小器官(ミトコンドリア、小胞体・リボソーム、ゴルジ装置、リソソーム、中心体)からなる。

①細胞質基質

細胞質から細胞小器官を除いた部分。

②ミトコンドリア

ATP(アデノシン三リン酸)[5]を合成・供給する。

> クリステとは内膜の出っ張った部分で、マトリックスは内膜に囲まれたスペースのことだよ!

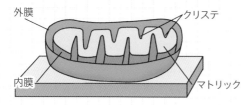

外膜　　クリステ
内膜　　マトリックス

③小胞体とリボソーム

小胞体には表面にリボソームを持つ粗面小胞体(そめんしょうほうたい)と、持たない滑面小胞体(かつめんしょうほうたい)がある。

> 粗面小胞体にあるリボソームはタンパク質をつくるところで、滑面小胞体は細胞ごとにその働きが違うんだ!

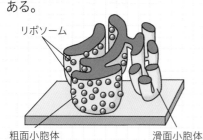

リボソーム
粗面小胞体　　滑面小胞体

④ゴルジ装置

ゴルジ装置は粗面小胞体でつくったタンパク質を受け取り、糖鎖を付けたり濃縮したりし、細胞外に排出する。

> ゴルジ装置の名前はイタリア人医師のカミッロ・ゴルジにちなんでいるんだ。

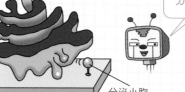

分泌小胞

カミッロ・ゴルジ(1843-1926)

ゴルジ装置、ゴルジ腱器官を発見したイタリア人医師。

⑤リソソーム（ライソソーム）

球状、嚢胞様の細胞小器官。さまざまな加水分解酵素[6]を含んでおり、不要物を加水分解して処理する。

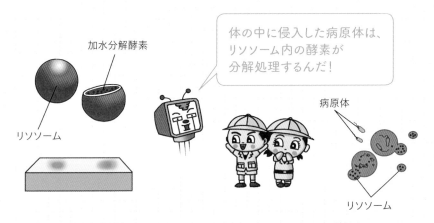

加水分解酵素

リソソーム

体の中に侵入した病原体は、リソソーム内の酵素が分解処理するんだ！

病原体

リソソーム

⑥中心体

細胞内に一対あり、細胞分裂に際して重要な働きをする。

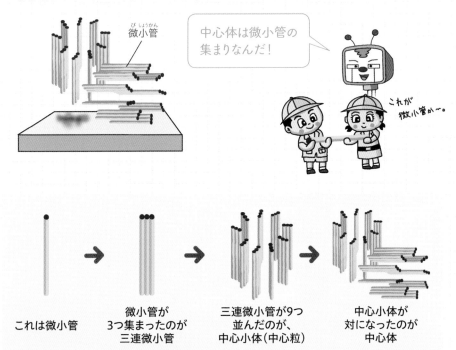

微小管（び しょうかん）

中心体は微小管の集まりなんだ！

これが微小管か～。

これは微小管

微小管が3つ集まったのが三連微小管

三連微小管が9つ並んだのが、中心小体（中心粒）

中心小体が対になったのが中心体

◆4 核

ほぼすべての細胞にあり[7]、染色質や核小体を含む。

①核の構造

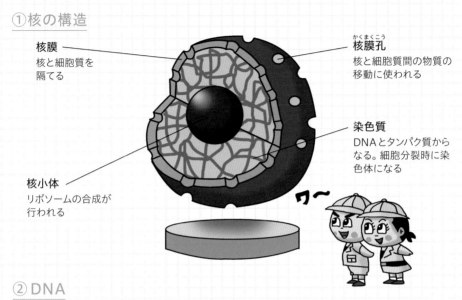

核膜
核と細胞質を
隔てる

核膜孔（かくまくこう）
核と細胞質間の物質の
移動に使われる

染色質
DNAとタンパク質から
なる。細胞分裂時に染
色体になる

核小体
リボソームの合成が
行われる

ワ〜

② DNA

DNAはタンパク質と結合し、染色質（染色体）[8]として核内に存在する。リン酸、糖、塩基（えんき）から構成される二重らせん構造の化合物である。

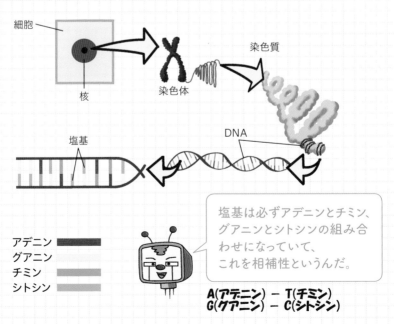

細胞

核

染色体

染色質

DNA

塩基

アデニン
グアニン
チミン
シトシン

塩基は必ずアデニンとチミン、
グアニンとシトシンの組み合
わせになっていて、
これを相補性というんだ。

A(アデニン) − T(チミン)
G(グアニン) − C(シトシン)

③遺伝子

　DNAの塩基配列には、遺伝情報となっている部分となっていない部分がある。遺伝情報になっているDNAの領域のことを遺伝子という。

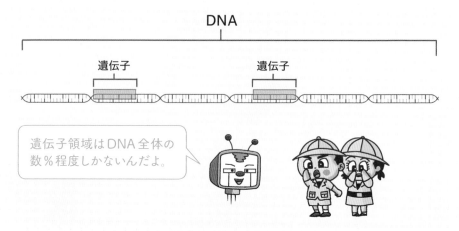

遺伝子領域はDNA全体の数％程度しかないんだよ。

④RNA

　RNAは、リボース（糖の一種）、リン酸、塩基からなる。mRNA（伝令RNA）、tRNA（運搬RNA）などがある。

m RNA（伝令 RNA）	t RNA（運搬 RNA）
遺伝子情報を写し取るRNA。	mRNA上の塩基配列から、対応するアミノ酸を運搬するRNA。

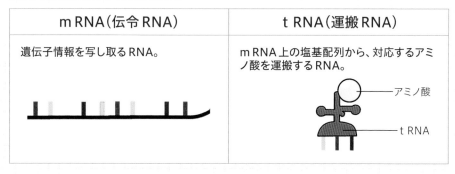

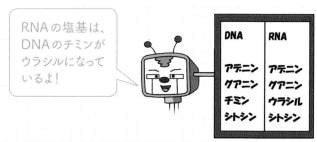

RNAの塩基は、DNAのチミンがウラシルになっているよ！

DNA	RNA
アデニン	アデニン
グアニン	グアニン
チミン	ウラシル
シトシン	シトシン

⑤タンパク質の合成

　細胞内では核内にあるDNAの一部である遺伝子の情報（塩基配列）をもとに、その細胞特有のタンパク質が合成される。

1 核内でDNAの二本鎖がほどかれ、遺伝子部分の塩基配列が転写されmRNAという分子になる。

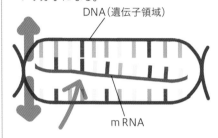

DNA（遺伝子領域）

mRNA

2 mRNAは核膜孔から核外に出て、粗面小胞体上のリボソームと結合する。

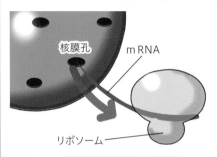

核膜孔　mRNA

リボソーム

3 リボソーム上で、mRNAの塩基配列に従い種々のアミノ酸がtRNAによって運ばれてくる※9。

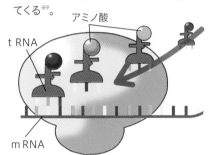

アミノ酸

tRNA

mRNA

4 運ばれてきたアミノ酸はペプチド結合し、折りたたまれる。最後にゴルジ装置で糖鎖が付けられタンパク質が完成する。

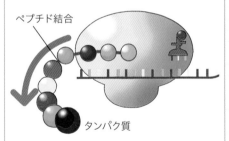

ペプチド結合

タンパク質

雑学の部屋　カメは気温で雌雄が決まる!?

　ワニやカメの一部は、性染色体を持たずに、雌雄の決定が胎発生時の温度によって決定する。例えば、ギリシャリクガメは、胎発生時の温度が29.5℃ではすべてオス、31.5℃ではすべてメス、30〜31℃の間ではオス・メスの両方が産まれることが知られている。

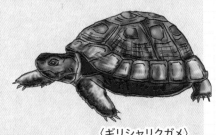

〈ギリシャリクガメ〉

⑥細胞分裂の仕組み

　細胞分裂は1つの細胞が2つ以上の細胞に分かれる現象で、核分裂に続き細胞質分裂が起こって完成する。

1 細胞分裂に先立ち、まず中心体が分離し、紡錘糸が形成される。

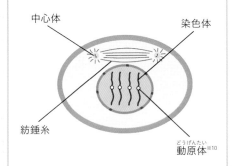

中心体

染色体

紡錘糸

動原体^{※10}
どうげんたい

2 同時に染色体が複製される。

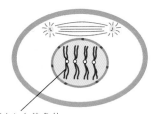

複製された染色体

3 やがて染色体は凝縮し太く短くなり、核膜や核小体は消失する。

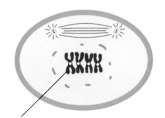

凝縮した染色体

4 染色体は細胞の赤道面に並び、染色体の動原体と紡錘糸が付着する。

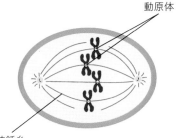

動原体

紡錘糸

5 染色体は分離され、細胞の両極に移動する。

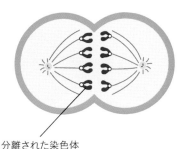

分離された染色体

6 二分した染色体の周りに核膜が形成され、細胞分裂が完成する。

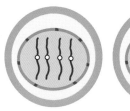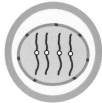

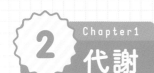

2 Chapter1 代謝

◆1 同化と異化

　生体内で起こる種々の化学反応を代謝という。また、代謝のうち、大きな分子を小さな分子に分解するプロセスを異化といい、小さな分子から大きな分子に合成するプロセスを同化という。

①異化

　大きな分子を分解し簡単で小さな分子にする過程。

> 食べ物を分解してエネルギーを取り出すのも異化だよ！

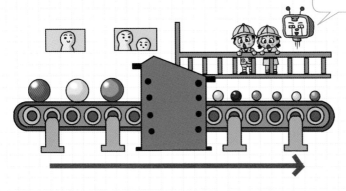

②同化

　小さな分子を複雑で大きな分子に合成する過程。

> アミノ酸からタンパク質を合成するのも同化だよ！

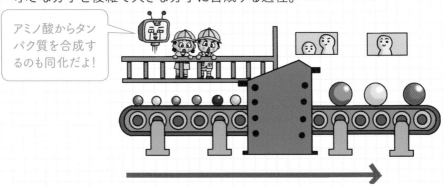

◆2 解糖と内呼吸

　P138、139を参照。

3 体液の組成と働き

◆1 体液の区分と移動

①体液の区分

　体内に存在する水分を体液といい、おおよそ体重の60%を占める。体液は細胞内に存在する細胞内液と細胞外に存在する細胞外液に大別され、細胞外液はさらに細胞をとりかこむ間質液と血液中の血漿に区分される。

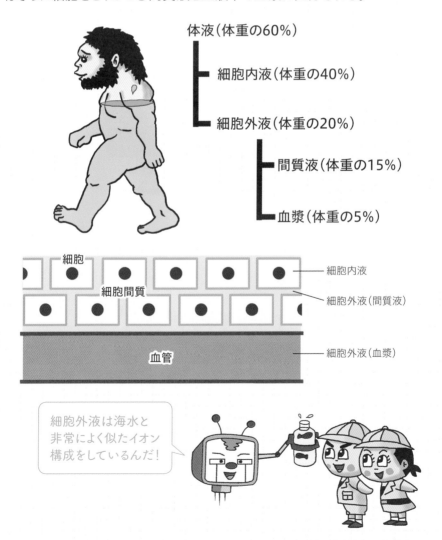

体液（体重の60%）

細胞内液（体重の40%）

細胞外液（体重の20%）

間質液（体重の15%）

血漿（体重の5%）

細胞

細胞間質

血管

細胞内液

細胞外液（間質液）

細胞外液（血漿）

細胞外液は海水と非常によく似たイオン構成をしているんだ！

②体液の移動

　細胞内液と細胞外液を隔てる細胞膜や、間質液と血漿を隔てる血管（毛細血管）は半透性を備えている。そのため、水や水に溶けている小さな物質はこれらの膜を通って移動することができる。

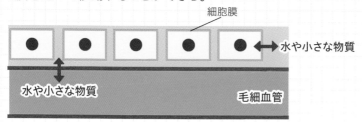

◆2 体液のイオン

①体液のｐＨ

　体液のｐＨ（ピーエイチ）は7.35〜7.45の弱アルカリ性である。

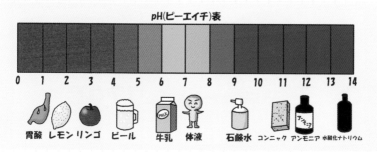

②体液の浸透圧

　体液の浸透圧は体液中に溶けている物質の総量が一定に保たれているため、約290mOsm/L[※11]に維持されている。

> 細胞内液にはK⁺やタンパク質が、細胞外液にはNa⁺が多く溶解しているんだよ！

体液中の主なイオン	
陽イオン	陰イオン
Na^+	Cl^-
K^+	HCO_3^-
Ca^{2+}	HPO_4^{2-}
Mg^{2+}	タンパク質

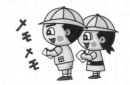

内部環境の恒常性（ホメオスタシス）

生体を構成する細胞は、細胞外液に浸されている。この細胞外液の状態を内部環境といい、外部環境（生体を取り巻く環境）の変化に影響されず、物理的・化学的な性質（温度、pH、浸透圧、電解質の組成など）は一定に保たれる。この生体の内部環境が一定に保たれる仕組みを内部環境の恒常性または、ホメオスタシスと呼ぶ。

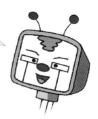

例えば、外部環境が極寒であってもいろいろな仕組み（第15章参照）が働いて体温は一定に保たれるんだ！

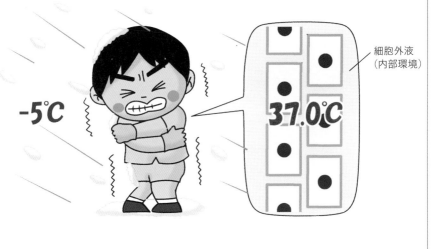

-5℃

37.0℃

細胞外液
（内部環境）

◆3 体液量と水分の出納バランス

　健康成人の体液量は常にほぼ一定に保たれるよう、摂取と排泄のバランスがコントロールされている。

1日の水分摂取量（約2.5L）	飲料水（1300mL）	食品中の水分（900mL）	酸化水（300mL）

1日の水分排泄量（約2.5L）	尿（1500mL）	皮膚から（500mL）	呼気（400mL）	

糞便（100mL）

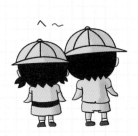

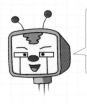

酸化水とは、食品中の栄養素が代謝されるときにできる水のことだよ！

雑学の部屋

ラクダはなぜ渇きに強いのか？

　ラクダは乾燥した砂漠で、数週間も水を飲まずに生きることができる。ラクダは一度に80L程の水を飲むことができ、身体中に大量の水を蓄えられるからである。また、背中にある大きなコブは脂肪の塊で、その脂肪を代謝して大量の酸化水を産生することもできる。

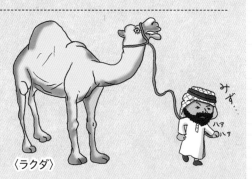

〈ラクダ〉

4 物質移動

生体内での物質の移動は、下のいずれかによって行われている。

◆1 拡散

拡散_{かくさん}[※12]とは、物質が濃度の高いほうから、濃度の低いほうへと自発的に散らばるように移動して、同じ濃度になる現象のことである。

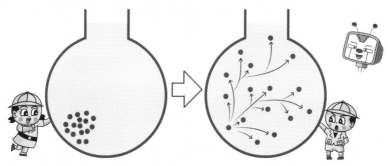

◆2 浸透

浸透_{しんとう}とは、溶質の濃度が高い溶液と濃度が低い溶液を半透膜で隔てたとき、濃度の低い溶液から濃度の高い溶液へと溶媒_{ようばい}[※13]が移動し、濃度を等しく保とうとする現象のことである。また、このとき生じる圧力を浸透圧_{しんとうあつ}という。

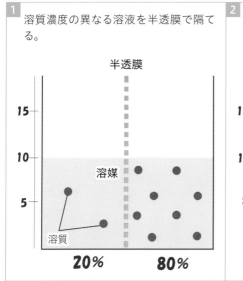

1 溶質濃度の異なる溶液を半透膜で隔てる。

半透膜

溶媒

溶質

20%　80%

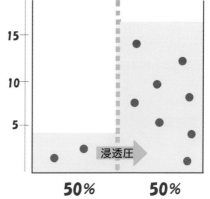

2 すると、溶質濃度の低いほうから、溶質濃度が高いほうへ溶媒の移動が起こる。この現象を浸透といい、このとき生じる圧力を浸透圧という。

浸透圧

50%　50%

◆3 能動輸送

　細胞がアデノシン三リン酸（ATP）から得られるエネルギーを利用し、濃度勾配に逆らって物質を輸送する現象を能動輸送という。

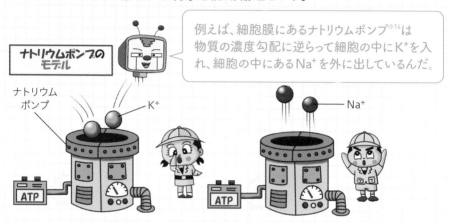

ナトリウムポンプのモデル

ナトリウムポンプ

K⁺

Na⁺

例えば、細胞膜にあるナトリウムポンプ※14は物質の濃度勾配に逆らって細胞の中にK⁺を入れ、細胞の中にあるNa⁺を外に出しているんだ。

◆4 膜動輸送（サイトーシス）

　細胞膜の形態変化をともなう物質輸送を膜動輸送（サイトーシス）といい、これはATPを利用する一種の能動輸送である。また、細胞外から細胞内への輸送をエンドサイトーシス、細胞内から細胞外への輸送をエクソサイトーシスと分類する。

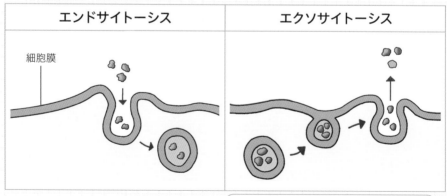

エンドサイトーシス	エクソサイトーシス

細胞膜

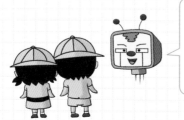

エンドサイトーシスの場合、輸送されるものが微小粒子や液体の場合、飲作用、巨大物質の場合、食作用・貪食というんだ。

◆5 濾過

　液体等と固体の混合物を、濾材(小さな孔が無数に空いたもの)に通し、孔よりも大きな固体の粒子を液体等から分離することを濾過という。濾過には圧が必要で、生体内での濾過では血圧などが利用される。

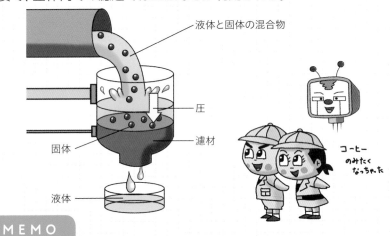

MEMO

※1　37兆個とする説もある。

※2　1μm＝1/1000mm

※3　タンパク質分子とは、ホルモンの受容体、ナトリウムポンプなどのことである。

※4　細胞膜上の糖鎖の働きは多様であり、細胞の標識分子の役割を持つものもある。

※5　ATPとは、生命活動で利用されるエネルギーの貯蔵、利用にかかわる物質である。

※6　加水分解酵素とは、加水分解（化合物が水と反応し起こる分解反応）を促進する酵素のことである。

※7　ヒトの赤血球や血小板には核がない。

※8　ヒトの細胞には、44本の常染色体と、2本の性染色体、合計46本の染色体がある。

※9　塩基配列は3つずつ翻訳される。この3つの塩基配列をコドンという。

※10　動原体とは、染色体の狭窄部の小粒である。細胞分裂時に紡錘糸が付着する。セントロメアともいう。

※11　浸透圧は単位容積中の溶質のモル数で表し、単位はOsm（オスモル）を用いる。mOsm（ミリオスモル）はその1/1000である。

※12　拡散のうち、特定の運搬体を必要としないものを単純拡散、特定の運搬体を介して行われるものを促通拡散という。

※13　溶媒とは、物質（溶質）を溶かす成分のことである。

※14　ナトリウムポンプは細胞膜輸送系の膜貫通タンパクで、細胞内からナトリウムイオンを汲み出し、カリウムイオンを取り込む。ナトリウム・カリウムポンプとも呼ぶ。

☑ 細胞ゾーンのポイント

□ 細胞の主要構成成分は水とタンパク質である。

□ 細胞膜はリン脂質の二重層膜である。

□ 細胞膜は半透性を備えている。

□ 細胞膜はイオンに対して選択的な透過性を持つ。

□ 細胞膜は脂溶性の物質は通過させやすいが、水溶性の物質は通過させづらい。

□ 細胞質基質は細胞質から細胞小器官を除いた部分である。

□ ミトコンドリアではATPを合成供給する。

□ ATPはアデノシン（アデニンと糖）にリン酸が3つ付いた物質である。

□ 粗面小胞体にはリボソームが存在し、タンパク質の合成の場として働く。

□ 滑面小胞体の働きは細胞ごとに異なり一定しない。例えば肝臓では物質の合成や
　　分解にかかわり、筋細胞ではカルシウムの貯蔵にかかわる。

□ ゴルジ装置はタンパク質に糖鎖を付けたり、濃縮したりし、細胞外に排出する。

□ リソソームは加水分解酵素を含み、不要物などを分解処理する。

□ 中心体は細胞内に一対あり、細胞分裂の際に働く。

□ 核には染色体や核小体が含まれる。

□ DNAを構成する塩基は（アデニン、グアニン、チミン、シトシン）である。

□ DNAは二重らせん構造をとる。

□ DNA内の遺伝情報を担っている領域を遺伝子という。

□ RNAを構成する塩基は（アデニン、グアニン、ウラシル、シトシン）である。

□ RNAは粗面小胞体内に多く含まれる。

□ タンパク質は遺伝子の情報をもとに合成される。

□ タンパク質はアミノ酸がペプチド結合したものである。

□ 生体内での種々の化学反応を代謝と呼ぶ。

□ 代謝のうち、大きな分子を小さな分子に分解するプロセスを異化という。

□ 代謝のうち、小さな分子から大きな分子を合成するプロセスを同化という。

□ 体液は体重の約60%を占める。

□ 体液は細胞内液と細胞外液（血漿と間質液）に区分される。

□ 細胞内液は体重の約40%、細胞外液は体重の約20%を占める。

□ 血漿は体重の約5%、間質液は約15%を占める。

□ 細胞外液は海水とよく似た組成をしている。

□体液のpHは7.35〜7.45の弱アルカリ性である。

□体液の浸透圧は約290mOsm/Lである。

□細胞外液にはナトリウムイオンが多く含まれる。

□細胞内液にはカリウムイオンやタンパク質が多く含まれる。

4．物質移動

□拡散とは、物質が濃度の高いほうから、濃度の低いほうへと自発的に移動する現象である。

□浸透とは、溶質濃度の異なる溶液を半透膜で隔てたとき、水などの溶媒が溶質濃度の高いほうへ移動する現象である。

□能動輸送とは、細胞がATPから得られるエネルギーを利用し、濃度勾配に逆らって物質を移動する現象である。

□ナトリウムポンプは物質の濃度勾配に逆らって細胞中にカリウムイオンを取り込み、細胞外にナトリウムイオンを排出している。

　→能動輸送の一例。

□細胞膜の形態変化をともなう能動輸送を膜動輸送（サイトーシス）という。

□濾過とは、液体等と固体の混合物を、濾材に通し固体の粒子を液体等から分離することである。何らかの圧を必要とする。

第2章
血液ゾーン

▼

続いて、血液の組成とその働きを解説するよ。
血液中の細胞成分（赤血球・白血球・血小板）の
理解がポイントだよ！

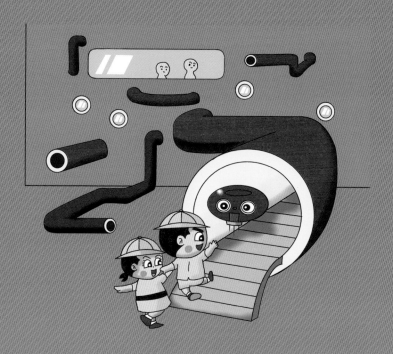

1 血液の組成と働き

血液はpH7.4、比重1.06で、主に血漿と血球成分からなる液体である。ヒトの場合体重の約1/13（男性約8％、女性約7％）を占める。

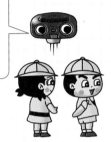

例えば体重が65kgのヒトの血液量は5.2Lくらいになるんだ！

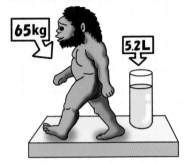

◆1 血液の組成

血液に凝固阻止剤を加え、遠心分離すると液体成分（血漿）と細胞成分（赤血球、白血球、血小板）に分かれる。

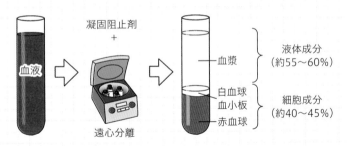

凝固阻止剤
＋

血液

遠心分離

血漿 　液体成分（約55〜60％）

白血球
血小板
赤血球 　細胞成分（約40〜45％）

◆2 血液の働き

血液の主な働きは以下のとおりである。

物質の運搬	ホメオスタシスの維持	身体の防御	止血作用
酸素、栄養素、ホルモンの運搬。	体液のpH、浸透圧の調節、体熱の運搬。	生体内の病原体、異物の除去。	血液自ら凝固し、止血する。

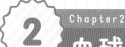

Chapter2

血球成分

◆1 赤血球

成熟した赤血球は核やすべての細胞小器官を欠いており、ヘモグロビンを含んだ細胞質と細胞膜のみからなっている。

①形状と数

・ 直径7〜8μm、厚さ1〜2μmの円盤状の細胞である。

・ 1mm³の血液中に成人男性で約500万個、成人女性で約450万個存在する。

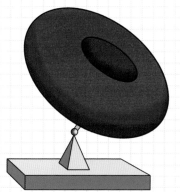

人体中にある赤血球の数は約20兆個で、全細胞数の1/3も占めるんだ。

②構造

・ 内部にヘモグロビンという酸素と結合しやすい物質を大量に含む。

・ 核を持たないため、他の細胞に比べ非常に柔軟で、形を変え、狭い毛細血管の中にも入りこむことができる。→（変形能）

赤血球が赤いのは、ヘモグロビン内のヘムが赤いからなんだ。

ヘモグロビン

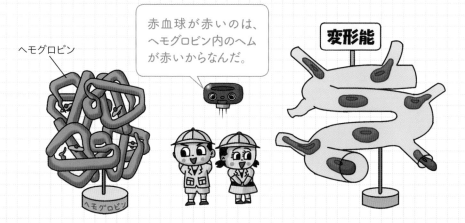

変形能

③主な働き

　赤血球の主な働きはヘモグロビンによる酸素の運搬である。また、一部の二酸化炭素の運搬、pHの調節なども行う。

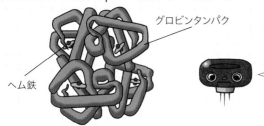

グロビンタンパク

ヘム鉄

> ヘモグロビンはヘム鉄とグロビンタンパクからなるんだ。ヘム鉄はヘモグロビン内に4つあるから、1分子のヘモグロビンに4分子の酸素が結合できるんだよ！

④新生と寿命

　赤血球は骨髄中の造血幹細胞（ぞうけつかんさいぼう）の一部が成熟して新生する。赤血球の新生には各種の栄養素のみならず、さまざまな因子を必要とする。

1 血中酸素分圧が低下した状態が数日間続くと、腎臓からエリスロポエチン[※1]というホルモンの分泌が増加する。

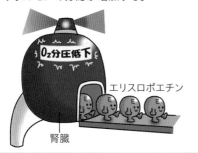

O_2分圧低下

エリスロポエチン

腎臓

2 エリスロポエチンは骨髄の赤血球のもととなる細胞を刺激し、増殖・成熟させる。このときに鉄が取り込まれる。

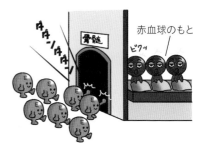

骨髄

赤血球のもと

ビク゛ッ

3 また、赤血球の成熟にビタミン B_{12} と葉酸は必須[※2]である。

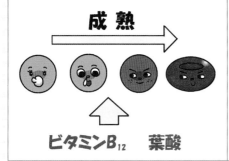

成熟

ビタミンB₁₂　葉酸

4 骨髄で成熟した赤血球のもとになる細胞は、最後に脱核を行い成熟した赤血球として血中に出る。赤血球は無核なため増殖できず、寿命は120日程度である。

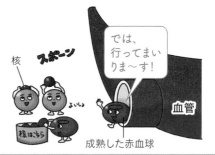

核　スポーン

よいしょ

核はこちら

> では、行ってまいりま〜す！

血管

成熟した赤血球

雑学の部屋　哺乳類の赤血球には核がない!?

魚類、両生類、爬虫類、鳥類の赤血球は有核であるのに対して、哺乳類の赤血球には核がない。これは哺乳類が進化の過程で核を捨ててしまった結果である。無核にすることでヘモグロビンを収めるスペースが拡がり、また、赤血球が小さくなるので毛細血管も細くできて、体の隅々まで酸素を運べるようになった。

〈魚類〉　　　　　〈両生類〉　　　　　〈哺乳類〉

有核　　　　　有核　　　　　無核

⑤赤血球の破壊

1

赤血球は古くなると変形能を失い、脾臓の杆状細胞（かんじょうさいぼう）の隙間をすり抜けられなくなり、マクロファージに貪食される。

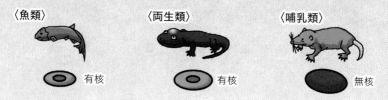

マクロファージ　　古い赤血球
新しい赤血球
ヘモグロビン
杆状細胞

2

破壊された赤血球中のヘモグロビンは、ヘムとグロビンタンパクに分けられる。グロビンタンパクは再利用され、ヘムは鉄を切り離し間接ビリルビンになる。

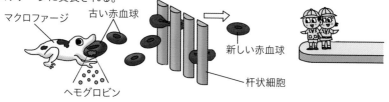

スパっ!!
グロビンタンパク　　　アミノ酸　　　再利用
鉄　　　再利用
間接ビリルビン
ヘモグロビン　　ヘム

3

間接ビリルビンは不溶性（水に溶けない）のため、血中のアルブミンと結合し水溶性になり肝臓へ運ばれる。

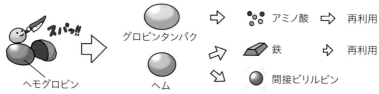

乗ってきな〜!
ど一も!
アルブミン
間接ビリルビン
血管

4 肝臓で間接ビリルビンは、グルクロン酸抱合をうけて水溶性の直接ビリルビンとなり、胆汁中に排泄される。

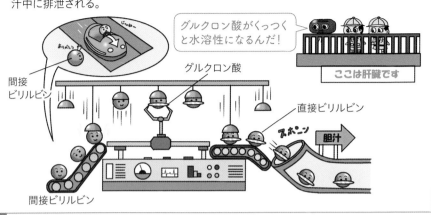

5 腸内で直接ビリルビンは細菌の作用でウロビリノゲンとなり、大部分が糞便中に排泄される[※3]。

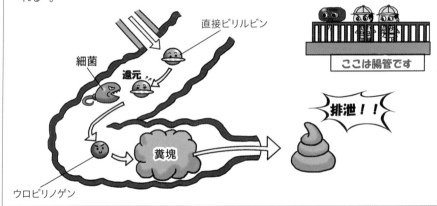

〈まとめ〉

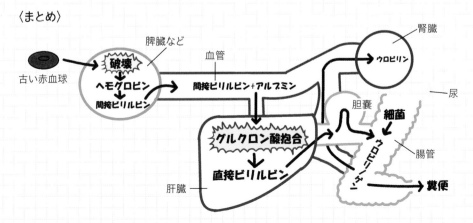

⑥赤血球のその他

▶ ヘマトクリット値

血液の容積に占める赤血球の容積の割合をヘマトクリット値という。成人男性で約45%、成人女性で約40%である。

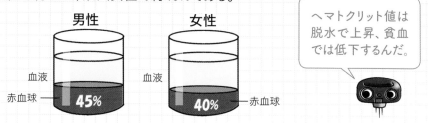

ヘマトクリット値は脱水で上昇、貧血では低下するんだ。

▶ 赤血球沈降速度（赤沈、血沈）

赤血球沈降速度（赤沈、血沈）とは、試薬を加えた血液中の赤血球が沈んでいく速度をいう。正常値は、1時間当たり男性で10mm以下、女性で15mm以下である[※4]。

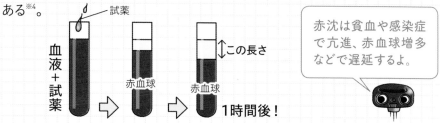

赤沈は貧血や感染症で亢進、赤血球増多などで遅延するよ。

▶ 溶血

溶血とは赤血球が破壊され、破れた膜からヘモグロビンが流出する現象である。

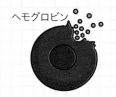

溶血は、蒸留水の添加、血液型不適合輸血や感染症、自己免疫疾患などで起こることがあるんだ。

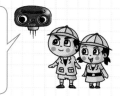

▶ 貧血

貧血とは血液中の赤血球、もしくはヘモグロビンの量が減少した状態とそれにともなう症状のことである。

マラソン選手など、足底を強く叩きつけることが多いと、赤血球が壊されて貧血になることもあるんだ。

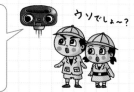

ウソでしょ～？

◆2 白血球

① 種類と数

白血球は、顆粒球（好酸球、好中球、好塩基球）、単球、リンパ球の3種類に大別される。血中に5000〜9000個／㎣ある。

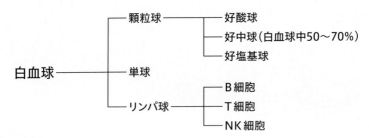

② 新生と寿命

白血球は骨髄の「造血幹細胞」が分化成熟して血中に出る。白血球の寿命はまちまちで2日〜数十年とさまざまである。老化した白血球は脾臓で破壊される。

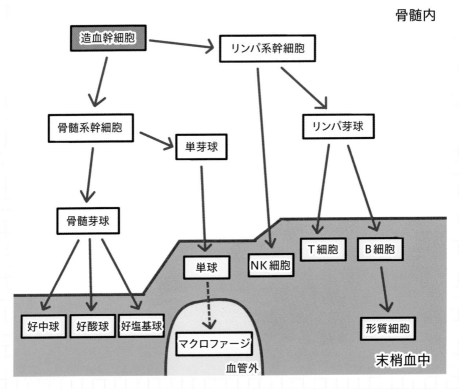

③白血球の機能

　白血球は生体防御機能を持つ。例えば好中球や単球（マクロファージ）による食作用、B細胞から分化した形質細胞による抗体産生、T細胞による感染細胞の破壊などがこれにあたる。

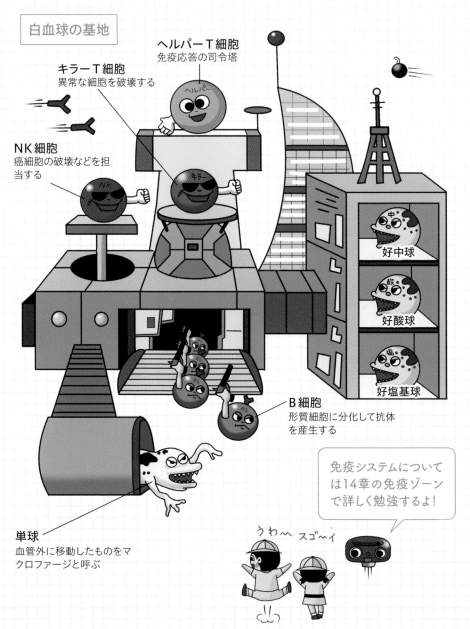

白血球の基地

ヘルパーT細胞
免疫応答の司令塔

キラーT細胞
異常な細胞を破壊する

NK細胞
癌細胞の破壊などを担当する

好中球

好酸球

好塩基球

B細胞
形質細胞に分化して抗体を産生する

単球
血管外に移動したものをマクロファージと呼ぶ

免疫システムについては14章の免疫ゾーンで詳しく勉強するよ！

うわ〜 スゴ〜イ

◆3 血小板

①形状と数

血小板は直径2～5μmの円盤状の細胞で、核がない。1mm³の血液中に15万～40万個存在する。

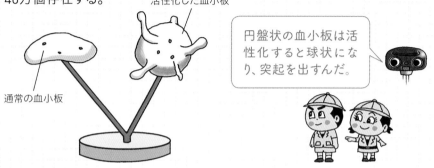

活性化した血小板

通常の血小板

円盤状の血小板は活性化すると球状になり、突起を出すんだ。

②新生と寿命

血小板は骨髄の「造血幹細胞」が分化した「巨核球」の突起部分が分離してできたものである。寿命は5～10日で、老化すると脾臓で破壊される。

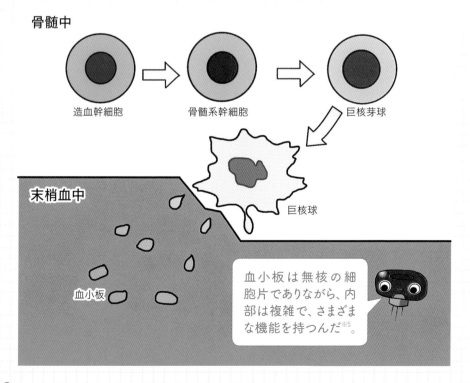

骨髄中

造血幹細胞

骨髄系幹細胞

巨核芽球

末梢血中

巨核球

血小板

血小板は無核の細胞片でありながら、内部は複雑で、さまざまな機能を持つんだ[※5]。

③機能

　血小板の主な働きは血管の傷害に際し、血小板血栓をつくり一時的な止血をすることである。血管における血小板血栓の形成は以下のように行われる。

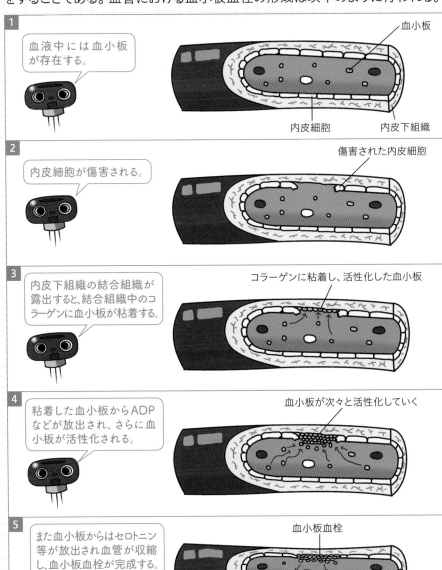

1　血液中には血小板が存在する。

血小板
内皮細胞　内皮下組織

2　内皮細胞が傷害される。

傷害された内皮細胞

3　内皮下組織の結合組織が露出すると、結合組織中のコラーゲンに血小板が粘着する。

コラーゲンに粘着し、活性化した血小板

4　粘着した血小板からADPなどが放出され、さらに血小板が活性化される。

血小板が次々と活性化していく

5　また血小板からはセロトニン等が放出され血管が収縮し、血小板血栓が完成する。

血小板血栓
セロトニン　TXA_2
⬆ **血管収縮**

このようにしてできた血小板血栓を一次血栓という

43

3 血漿

血液の液体成分を血漿という。血漿は全血液容量の約55～60％を占める。

◆1 成分と機能

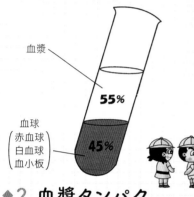

血漿

血球
（赤血球
白血球
血小板）

55%

45%

1. 水（物質の運搬、血圧の維持）
2. 電解質：Na^+、Cl^-、K^+、Ca^{2+}、Mg^{2+}、Fe^{2+} など
3. タンパク質：血漿タンパクという。
   アルブミン、フィブリノゲン
   グロブリン（α、β、γ）
4. 糖、脂質、アミノ酸
5. 老廃物：尿素、クレアチニン、尿酸など

血漿からフィブリノゲンや凝固因子を除いたものを血清というんだ。

◆2 血漿タンパク

血漿にはアルブミン、フィブリノゲン、グロブリンをはじめ数十種類のタンパク質（血漿タンパク）が含まれている。

アルブミン	フィブリノゲン
血漿タンパクで最多。細胞へのアミノ酸供給、血漿膠質浸透圧に大きく関与する。また、さまざまな物質を結合して運搬する。 さまざまな物質　　アルブミン	フィブリンの前駆体で、血液凝固において中心的な役割を果たす。

グロブリン		
αグロブリン	βグロブリン	γグロブリン
さまざまな種類がある。甲状腺ホルモンなどを運搬するものがある。 甲状腺ホルモンなど　　αグロブリン	さまざまな種類がある。鉄などを運搬するものがある。 鉄など　　βグロブリン	多くは免疫グロブリンで、抗体として働く。

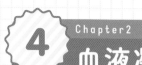

4 Chapter2 血液凝固の仕組み

　血管外に出た血液は流動性を失ってゼリー状の血餅[※6]になり、やがて退縮する。このとき、血漿タンパクのフィブリノゲンが線維状のフィブリンに変換されて凝固するが、その際には生体内の血液凝固因子などさまざまな因子が関与する。血液凝固は生体内因子の連鎖的な反応によって起こる。

◆1 血液凝固因子

　血液凝固因子[※7]とは血液凝固を促進する物質で、多くは血漿タンパクとして肝臓でつくられる。またいくつかの因子の生成にはビタミンK[※8]が必要である。

凝固因子	同義語	凝固因子	同義語
第I因子	フィブリノゲン	第VIII因子	抗血友病因子
第II因子	プロトロンビン	第IX因子	クリスマス因子
第III因子	組織因子	第X因子	Stuart因子
第IV因子	カルシウムイオン	第XI因子	血漿トロンボプラスチン前駆物質
第V因子	不安定因子(プロアクセリン)	第XII因子	Hageman因子
第VII因子	安定因子(プロコンペルチン)	第XIII因子	フィブリン安定化因子

◆2 血液凝固の開始

　血液凝固は「外因系」と「内因系」の2通りの経路がある。またこれらは通常、一次血栓である血小板血栓の形成に続き、血小板の表面で進行する。

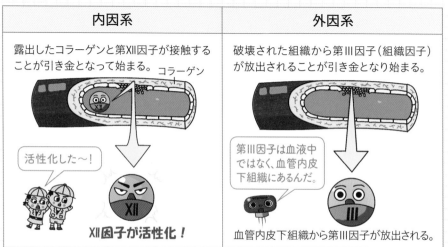

◆3 血液凝固の機序

　血液凝固反応は内因系と外因系の2通りの経路で始まり、最終的に第Ⅰ因子であるフィブリノゲンがフィブリンに変えられ、フィブリンの線維網に血球成分が捕捉され血液凝固が完了する。血液凝固は第1相～第3相に分けられる。

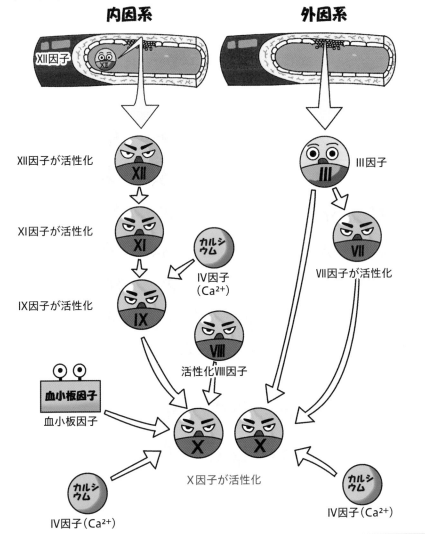

血液凝固　第1相

血液中の異物との接触（内因系）、組織崩壊（外因系）によって血液凝固因子等が作用しあって、血液凝固第Ⅹ因子が活性化する。この相を血液凝固の第1相という。

内因系　　　　　**外因系**

Ⅻ因子

ⅩⅡ因子が活性化　　ⅩⅡ　　　　　Ⅲ　Ⅲ因子

ⅩⅠ因子が活性化　　ⅩⅠ　　カルシウム　　　　Ⅶ

　　　　　　　　Ⅳ因子　　　　　Ⅶ因子が活性化
　　　　　　　　（Ca²⁺）

Ⅸ因子が活性化　　Ⅸ

　　　　　　　　　Ⅷ

血小板因子　　　　活性化Ⅷ因子

血小板因子

　　　　　　Ⅹ　　　Ⅹ

カルシウム　　　　Ⅹ因子が活性化　　カルシウム

Ⅳ因子（Ca²⁺）　　　　　　Ⅳ因子（Ca²⁺）

血液凝固　第2相

血液凝固第1相で活性化した第X因子は、第IV因子（Ca²⁺）の存在下で、第II因子（プロトロンビン）を活性型のトロンビンに変える。この相を血液凝固の第2相という。

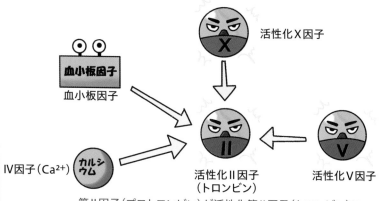

第II因子（プロトロンビン）が活性化第II因子（トロンビン）に

血液凝固　第3相

活性化第II因子（トロンビン）が、第IV因子（Ca²⁺）の存在下で、第I因子（フィブリノゲン）をフィブリンに変える。フィブリンは血球を捕え血液凝固が完了する。この相を血液凝固の第3相という。

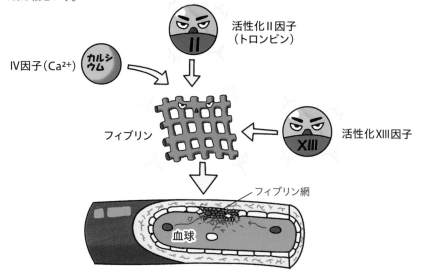

I因子（フィブリノゲン）がフィブリンになり、フィブリン網が形成され、
血球が捕えられて血液凝固が完了する。こうして完成した血栓を二次血栓という

◆4 線維素溶解（線溶）

①線維素溶解

凝固した血液は、血管の修復にともない、プラスミンによって溶解される。この現象を線維素溶解（線溶）という。

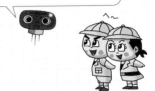

速すぎる線溶は再出血の原因になるので、ゆっくり行われるんだ。

②凝固阻止物質

ヘパリンとアンチトロンビンⅢは血液の抗凝固に働く。ヘパリンはアンチトロンビンⅢの作用を増強し、活性型第Ⅱ因子（トロンビン）などを不活性化する。

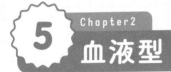

5 Chapter2 血液型

ヒトの血液型にはさまざまなものが存在するが、ここでは輸血の際に重要となるABO式血液型とRh式血液型について説明する。

◆1 ABO式血液型

①抗原（凝集原）

ABO式血液型では、赤血球の膜上にあるA、B、2種類の抗原（凝集原）の組み合わせによって血液型が決まる[※9]。

A型	B型	AB型	O型
膜表面にA抗原を持つ。	膜表面にB抗原を持つ。	膜表面にA・B両方の抗原を持つ。	膜表面にいずれの抗原も持たない[※10]。
A抗原	B抗原	A抗原　B抗原	

②抗体（凝集素）

ヒトの血漿にはA、B抗原（凝集原）に対し抗体（凝集素）が存在する。それぞれ、抗A抗体、抗B抗体という。

血液型	抗原（凝集原）	抗体（凝集素）
A型	A	抗B抗体
B型	B	抗A抗体
AB型	AとB	なし
O型	なし	抗A、抗B抗体

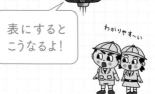

表にするとこうなるよ！

わかりやす〜い

③血液凝集

血液型の異なる輸血では、免疫応答が起こり、赤血球が凝集する[11]。

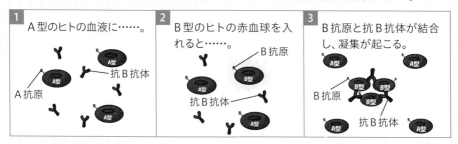

1	A型のヒトの血液に……。
2	B型のヒトの赤血球を入れると……。 B抗原 抗B抗体
3	B抗原と抗B抗体が結合し、凝集が起こる。 B抗原 抗B抗体

A抗原　抗B抗体

＊AB型のヒトは抗体（凝集素）を持たないので、他の血液型の赤血球を輸血しても赤血球の凝集は起こらない

④血液型の遺伝

A・B・Oの3種類の遺伝子は2個ずつ組み合わされて染色体に含まれる。したがってその組み合わせは、AA、AO、BB、BO、AB、OOの6パターンになる（OはAやBに対し劣性なのでAOはA型、BOはB型になる）。ABO式血液型はメンデルの法則に従い遺伝する。

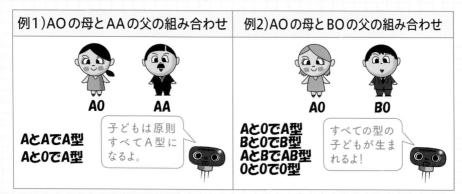

例1）AOの母とAAの父の組み合わせ	例2）AOの母とBOの父の組み合わせ
AO　AA	AO　BO
AとAでA型 AとOでA型	AとOでA型 BとOでB型 AとBでAB型 OとOでO型

子どもは原則すべてA型になるよ。

すべての型の子どもが生まれるよ！

◆2 Rh式血液型

Rh因子を持つヒトと持たないヒトがいる。Rh因子とは赤血球の膜上にある一種の抗原（凝集原）である。これを持つ場合をRh陽性（Rh⁺）、持たない場合をRh陰性（Rh⁻）という。

日本人の99.6％はRh⁺なんだ。また、Rh式血液型のRhは実験に使用されたアカゲザル（Rhesus monkey）の頭文字から取られたんだ。

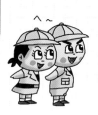
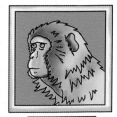

アカゲザル

①妊娠における血液凝集反応

Rh⁻の母親がRh⁺の胎児を妊娠した際に、胎児の赤血球が母親の体内に入り、抗Rh抗体がつくられることがある。その母親が次にRh⁺の胎児を妊娠した場合、抗Rh抗体が胎盤を通して胎児の血液に入り胎児の体内で血液凝集が起こる。

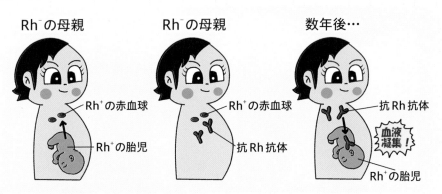

母親に血液凝集が起こると、生まれた子どもは新生児溶血性貧血になったり、最悪死産になったりする恐れがあるよ。

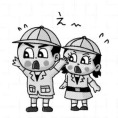

MEMO

※1 エリスロポエチンとは、165個のアミノ酸からなる。主に腎臓の尿細管間質細胞で生成される。

※2 ビタミンB_{12}や葉酸が不足すると、赤血球の成熟過程でDNA合成障害が起こり細胞の成熟が正常に行われなくなる。

※3 糞便中に排泄されなかったウロビリノゲンは腸管から肝臓へ運ばれ、再度胆汁中に分泌される。また、一部のウロビリノゲンは体循環系に入り尿中に排泄される。

※4 静脈から採取した1.6mLの血液に3.8％クエン酸ナトリウムを混和し、ウェスターグレン管（内径2.55㎜、長さ300㎜、目盛り200㎜）に吸い上げ、垂直に固定する。

※5 血小板内には密顆粒と呼ばれる構造があり、さまざまな化学物質を含んでいる。

※6 血液凝固の際、血餅から染み出る琥珀色の液体を血清という。血漿からフィブリノゲンと凝固因子を除いたものである。

※7 血液凝固因子の第Ⅵ因子は欠番である。

※8 血液凝固因子のうち、第Ⅱ、Ⅶ、Ⅸ、Ⅹ因子の生成にはビタミンKが必要である。

※9 A抗原の末端はN-アセチルガラクトサミン、B抗原の末端はガラクトースになっている。

※10 O型は、A、Bいずれの抗原も持たないため、0（ゼロ）型と呼ばれていたが、いつの間にか0（ゼロ）がO（オー）に読み違えられてO（オー）型になったという説がある。

※11 抗体（凝集素）は赤血球の抗原に感作されてつくられるのではなく、A、B抗原を持った細菌に感作してつくられる。

☑ 血液ゾーンのポイント

1．血液の組成と働き

□ヒトの血液は体重の約1/13（男性は8％、女性は7％）を占める。

□血液のpHは7.4、比重は1.06である。

□血液は液体成分（血漿）と細胞成分（赤血球、白血球、血小板）に分けられる。

□血液の主な働きには、物質の運搬、ホメオスタシスの維持、身体防御、止血作用などがある。

2．血球成分

□赤血球は円盤状、無核の細胞である。

□赤血球は1㎣の血液中に成人男性で約500万個、成人女性で約450万個存在する。

□赤血球の内部にはヘモグロビンが含まれる。

□ヘモグロビンはヘム鉄とグロビンタンパクからなる。

□赤血球は変形能を持つ。

□赤血球の働きは、酸素や二酸化炭素の運搬、pHの調節などである。

□赤血球の新生を促進させるホルモンはエリスロポエチンである。

□赤血球は骨髄でつくられる。

□赤血球の産生にはビタミンB_{12}、葉酸が必要である。

□赤血球新生の引き金は血中酸素分圧の低下などである。

□赤血球の寿命は約120日である。

□古くなった赤血球は脾臓などで破壊される。

□破壊された赤血球中のヘモグロビンはヘム鉄とグロビンタンパクに分けられる。

□ヘムは鉄を切り離して脂溶性の間接ビリルビンとなる。

□間接ビリルビンはアルブミンと結合して血中を移動し肝臓に入る。

□肝臓で間接ビリルビンはグルクロン酸抱合を受け水溶性の直接ビリルビンとなる。

□肝臓から直接ビリルビンは胆汁中に排泄される。

□直接ビリルビンは腸内で細菌の作用によりウロビリノゲンとなり糞便中などに排泄される。

□ヘマトクリット値とは血液の容積に占める赤血球の割合である。

□ヘマトクリット値は成人男性で約45％、成人女性で約40％である。

□ヘマトクリット値は脱水で上昇し、貧血では低下する。

□赤血球沈降速度は赤血球が沈んでいく速度である。

□赤血球沈降速度は貧血や感染症で亢進し、赤血球増多で遅延する。

□溶血とは赤血球の膜が破壊されることである。

□溶血は赤血球への蒸留水の添加、不適合輸血、感染症などで起こる。

□貧血とは血液中の赤血球、もしくはヘモグロビンが減少した状態である。

□白血球は生体防御に働く。抗体の産生や、貪食を行う。

□白血球は遊走作用や食作用を持つ。

□血小板は無核の細胞である。

□血小板は骨髄系幹細胞から分化した巨核球の突起部分が分離してできる。

□血小板は1㎣の血液中に15万〜40万個存在する。

□血小板の寿命は5〜10日である。

□血小板から放出されたセロトニン等は血管収縮に働く。

3．血漿

□アルブミンは血漿タンパク中で最多である。

□アルブミンは細胞へのアミノ酸供給源として働く。

□アルブミンは血漿膠質浸透圧に大きく関与する。

□αグロブリンはホルモンを運搬する。

□βグロブリンは鉄などを運搬する。

□ γグロブリンは抗体として働く。

□ フィブリノゲンは血液凝固に関与する。

4. 血球凝固の仕組み

□ ビタミンKは血液凝固因子の生成に関与する。

□ 出血により血液は流動性を失い血餅となり退縮する。

□ 血餅から染み出る液体を血清という。

□ 血液凝固の第1相では第X因子が活性化する。

□ 血液凝固の第2相では活性化第X因子がカルシウムイオンの存在下でプロトロンビンをトロンビンに変換する。

□ 血液凝固の第3相ではトロンビンがカルシウムイオンの存在下でフィブリノゲンをフィブリンに変換する。

□ カルシウムイオンは血液凝固因子の1つである。

□ 線維素溶解にかかわるのはプラスミンである。

□ 血液の凝固阻止物質にはヘパリンやアンチトロンビンIIIなどが知られる。

5. 血液型

□ 凝集原を持たないのはO型である。

□ 凝集素を持たないのはAB型である。

□ 血液型の遺伝はメンデルの法則に従う。

□ 赤血球の膜上にRh因子を持つ者をRh$^+$、持たない者をRh$^-$と分ける。

□ Rh$^-$の母親とRh$^+$の父親の間で妊娠を繰り返すと母体の抗Rh抗体産生が起こりやすくなる。

第3章
循環ゾーン

▼

心臓を中心に繰り広げられる循環システム。
心周期は多くの学生が苦手とするところだけど、
心臓の構造を頭に入れれば理解しやすくなるよ。

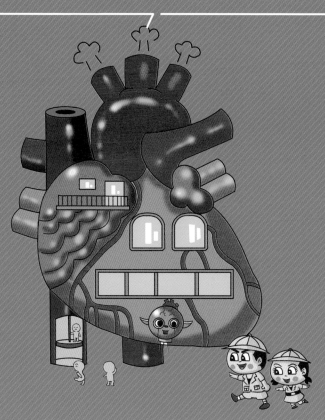

1 心臓血管系

◆1 体循環と肺循環

①体循環（大循環）

　心臓の左心室から大動脈に拍出された血液は全身を巡り、大静脈から右心房に戻ってくる。この経路を体循環（大循環）という。

②肺循環（小循環）

　心臓の右心室から肺動脈に拍出された血液は肺に入り、肺静脈から左心房に戻ってくる。この経路を肺循環（小循環）という。

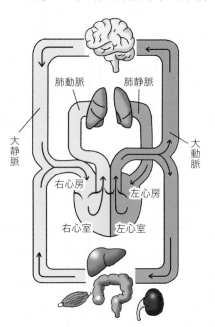

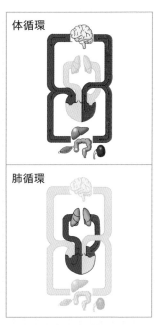

体循環

肺循環

◆2 動脈と静脈・動脈血と静脈血

動脈	心臓から出る血液を運ぶ血管
静脈	心臓に血液を送り込む血管

動脈血	酸素に富んだ鮮紅色の血液
静脈血	二酸化炭素に富んだ暗赤色の血液

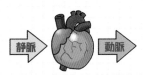

静脈　　　　動脈

O_2　CO_2

動脈血　静脈血

肺動脈には静脈血、肺静脈には動脈血が流れていることに注意！

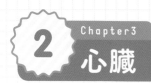

心臓

◆1 心臓の構造と働き

心臓は心筋という特殊な横紋筋から構成される。心臓には4つの部屋（左心房、左心室、右心房、右心室）と4つの弁（大動脈弁、肺動脈弁、僧帽弁[※1]、三尖弁）がある。

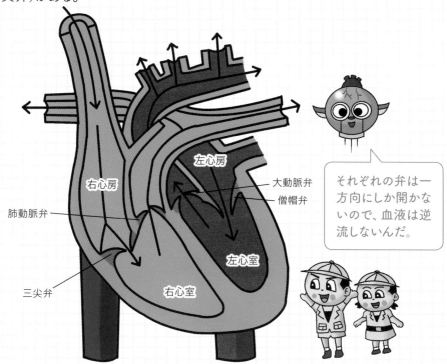

それぞれの弁は一方向にしか開かないので、血液は逆流しないんだ。

心臓は心房と心室が収縮して、血液を循環させることにより、全身に酸素を供給し、全身で生じた二酸化炭素を回収する。二酸化炭素を多く含む静脈血は肺でガス交換をし、酸素を多く含む動脈血となり心臓に戻される。

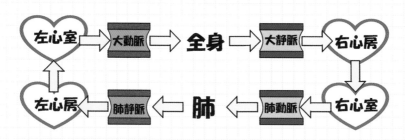

◆2 心筋の基本的性質

①分類

心筋は固有心筋と特殊心筋に大別される。固有心筋は心臓の収縮に大きく関与する。一方、特殊心筋は興奮の発生と伝導に大きく関与する。

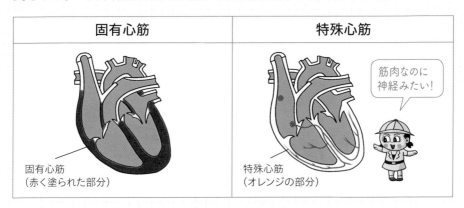

固有心筋	特殊心筋
固有心筋 （赤く塗られた部分）	特殊心筋 （オレンジの部分）

筋肉なのに神経みたい！

②心筋の基本的構造と性質

心筋は単核の横紋筋細胞からなる。筋線維は枝分かれしており、心筋細胞同士は介在板（境界膜）によって強固に結合している。介在板（境界膜）にはギャップ結合という特殊な構造がある。

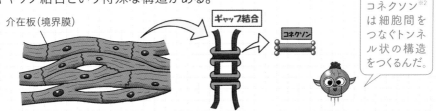

介在板（境界膜）

ギャップ結合

コネクソン

コネクソン※2は細胞間をつなぐトンネル状の構造をつくるんだ。

③機能的合胞体

心筋細胞同士は形態上分離しているが、上記の介在板によって機能的にはつながっている。そのため、心筋細胞で構成される心房や心室は1つの細胞のように一体となって動く。このため心房・心室の固有心筋細胞は全体として機能的合胞体と呼ばれる。

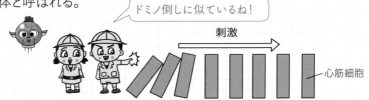

ドミノ倒しに似ているね！

刺激

心筋細胞

④自動能

心筋は自律神経（交感神経と副交感神経）に支配される不随意筋[※3]で、自動的、律動的に収縮する。

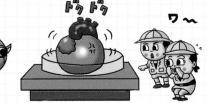

心臓は生体から取り出しても
しばらく動き続けるんだよ！

⑤スターリングの心臓の法則

心筋の収縮力は、心筋の伸展の度合いに比例して大きくなる。これを「スターリングの心臓の法則」という。

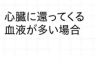
心臓に還ってくる
血液が多い場合

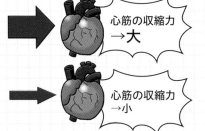
心筋の収縮力
→大

右心房に戻って来る血液が多いほど、左心室からの拍出量も増えるんだ。

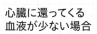
心臓に還ってくる
血液が少ない場合

心筋の収縮力
→小

◆3 刺激伝導系

心臓の規則正しい拍動のリズムは、大静脈と右心房の境目にある洞房結節の細胞でつくられるため、ここを歩調取り（ペースメーカー）と呼ぶ。洞房結節で発生した興奮は心房筋に伝わり、房室結節、ヒス束へと伝播する。ヒス束の興奮はさらに右脚・左脚、プルキンエ線維へ伝播し、心室筋を収縮させる。上述の特殊心筋を総じて刺激伝導系と呼ぶ。

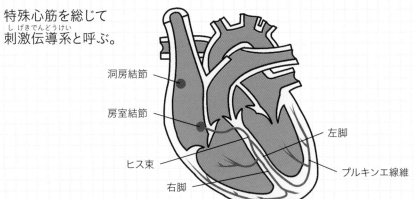

洞房結節
房室結節
左脚
ヒス束
プルキンエ線維
右脚

◆4 心機能の調節

①心周期

心拍動の周期を心周期（しんしゅうき）という。心周期は収縮期（しゅうしゅくき）と拡張（弛緩）期（かくちょう しかん き）に分けられる。さらに収縮期は等容性収縮期（とうようせいしゅうしゅくき）・駆出期（くしゅっき）に、拡張期は等容性弛緩期（とうようせいしかんき）・充満期（じゅうまん き）に区分される。

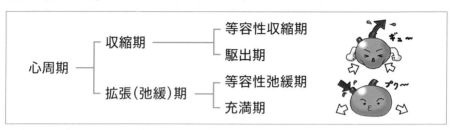

▶ 収縮期

等容性収縮期

心室の収縮開始時から動脈弁（大動脈弁、肺動脈弁）が開くまでの期間。

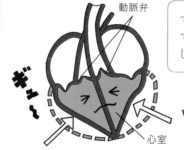

すべての弁（動脈弁・房室弁）が閉じた状態で、心室が収縮するので、心室の内容積は等しいまま（一定）で心室内圧が上昇するんだ。

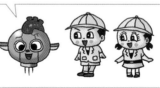

駆出期

心室内圧が動脈圧より高くなることで動脈弁が開き、血液が駆出される期間。

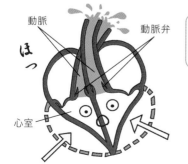

駆出期は動脈弁が完全に開放するんだ！

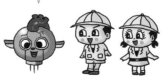

► 拡張（弛緩）期

等容性弛緩期

動脈弁が閉鎖した後、房室弁（僧帽弁、三尖弁）が開くまでの期間。

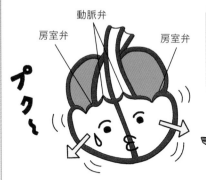

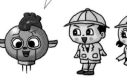

すべての弁（動脈弁・房室弁）が閉じた状態で心室が弛緩するので、心室の内容積は等しいまま（一定）で心室内圧が下降するんだ。

充満期

心室内圧が心房内圧より低くなることで房室弁が開き、血液が心室に流れ込み充満する期間。

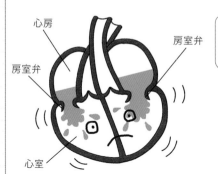

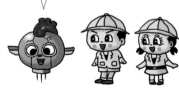

充満期は房室弁が完全に開放するんだ！

心周期は約0.8秒で、そのうち収縮が約0.3秒、拡張期は0.5秒持続するんだ（心拍数が75回/分の場合）。

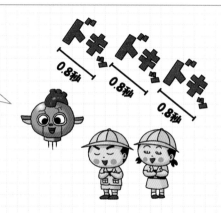

②心音

心臓の拍動時、弁の閉鎖などで生じる音を心音^{しんおん}という。

第1心音		収縮期の開始時に聞こえる音で、主に房室弁が閉鎖する音である。
第2心音		拡張期の開始時に聞こえる音で、主に動脈弁が閉鎖する音である。
第3心音		充満期に心房から心室へ血液が流入する。このとき、心室壁が振動する音である。

③心拍数

一定時間内における心臓の拍動数を心拍数という。通常、1分間の拍動数をいう。

正常成人の平均心拍数は約70回/分（60〜90回/分）だよ。これ以上高いと頻脈、低いと徐脈というんだ。

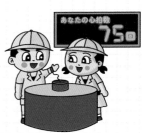

④心拍出量

1回の拍動で左心室から拍出される血液量を一回拍出量という。また、1分間の拍出量を毎分拍出量という。

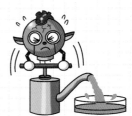

正常成人の場合、安静時一回拍出量は70〜80mL程度だよ！
例えば心拍数が70回/分、一回拍出量が72mLの場合の毎分拍出量は約5Lになるよ。

◆5 心電図（ECG：electrocardiogram）

　心拍動における心筋の活動電位の変化を体表から記録しグラフ化したものを心電図という。P波、Q波、R波、S波、T波と呼ばれる波が記録される。

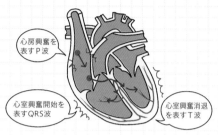

心房興奮を表すP波

心室興奮開始を表すQRS波

心室興奮消退を表すT波

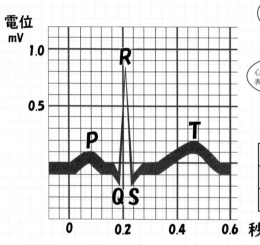

P波	心房興奮を表す
QRS波	心室興奮開始を表す
T波	心室興奮消退を表す

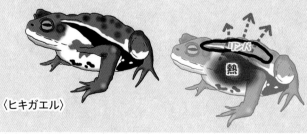

雑学の部屋　ヒキガエルのリンパは断熱材!?

　ヒキガエルの皮下には「リンパ嚢」という嚢があり、リンパで満たされている。変温動物であるヒキガエルは自ら体温を産生することができないため、太陽から得た貴重な熱を維持しなければならず、熱伝導率の低いリンパを利用して熱の放散を防いでいるのである。

〈ヒキガエル〉

◆6 心臓の支配神経

心臓には自律神経（交感神経、副交感神経）が分布し、心臓の活動性を調節している。

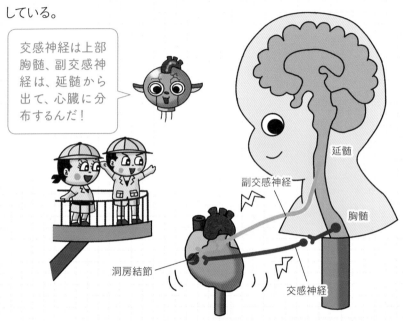

交感神経は上部胸髄、副交感神経は、延髄から出て、心臓に分布するんだ！

延髄

副交感神経

胸髄

洞房結節

交感神経

	心拍数	興奮伝導時間	心筋収縮力
交感神経	増加	短縮	亢進
副交感神経	減少	延長	抑制

雑学の部屋

心臓は一夜にしてつくられず!? 心耳のひみつ!!

心房に存在する心耳はもともと、一心房一心室であった時代の心房の壁が、進化の過程で外側に飛び出してできたものである。

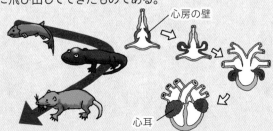

心房の壁

心耳

64

Chapter3
3 血管系の構造と機能

◆1 血管の分類と構造

①分類

血管は解剖学的に、大動脈、動脈、細動脈、毛細血管、細静脈、静脈、大静脈に分類される。

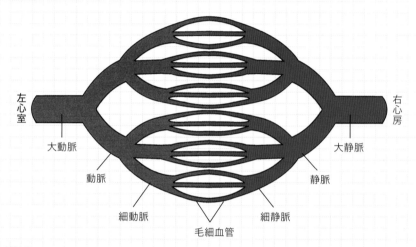

②構造

血管の基本構造は、外膜、中膜、内膜の３層構造である。ただし、毛細血管は１層の内皮細胞からなる（P67参照）。

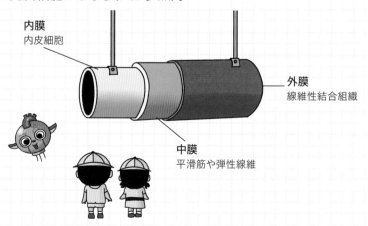

◆2 弾性血管、抵抗血管、交換血管、容量血管

血管は機能的な側面から、以下のようにも分類される。

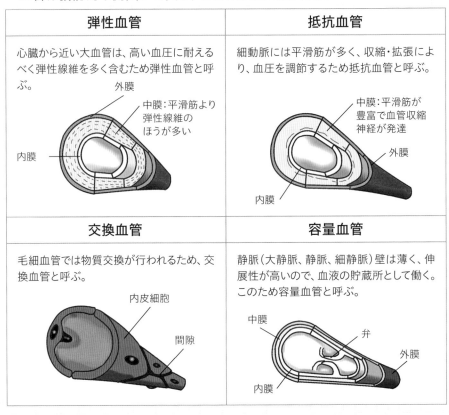

弾性血管	抵抗血管
心臓から近い大血管は、高い血圧に耐えるべく弾性線維を多く含むため弾性血管と呼ぶ。 外膜 中膜：平滑筋より弾性線維のほうが多い 内膜	細動脈には平滑筋が多く、収縮・拡張により、血圧を調節するため抵抗血管と呼ぶ。 中膜：平滑筋が豊富で血管収縮神経が発達 外膜 内膜
交換血管	容量血管
毛細血管では物質交換が行われるため、交換血管と呼ぶ。 内皮細胞 間隙	静脈（大静脈、静脈、細静脈）壁は薄く、伸展性が高いので、血液の貯蔵所として働く。このため容量血管と呼ぶ。 中膜 弁 外膜 内膜

◆3 脈拍

　心臓の収縮によって動脈に伝わる周期的な拍動を脈拍（みゃくはく）という。体表面近くを走る動脈が存在する、手首の橈側、前頸部、足背部、膝窩部などで触れることができる。

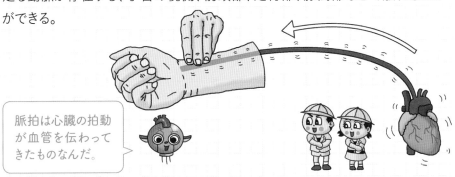

脈拍は心臓の拍動が血管を伝わってきたものなんだ。

◆4 毛細血管の循環

①毛細血管の特徴

　多くの毛細血管は細動脈につながるメタ細動脈から分岐し形成され、毛細血管内の血液と間質液との間で物質交換が行われる。その後、毛細血管は合流し細静脈となる。

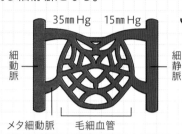

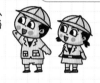

毛細血管内の圧は、動脈側で約35mmHg、静脈側で約15mmHgと低く、また血流速度が非常に遅いから、物質交換が行われやすいんだ。

②毛細血管の構造

　メタ細動脈と毛細血管の結合部には前毛細血管括約筋（ぜんもうさいけっかんかつやくきん）があり、毛細血管の血流を調節している。また、毛細血管を構成する内皮細胞と基底膜の構造の違いにより3つに分類される。

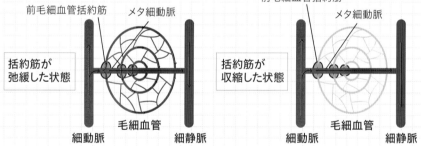

連続型内皮細胞（れんぞくがた）	非連続型内皮細胞（ひれんぞくがた）	有窓型内皮細胞（ゆうそうがた）
内皮細胞同士がつながっており、その隙間は小さい。	内皮細胞同士がつながっておらず、隙間が大きい。	内皮細胞に無数の穴が空いている。
脳、肺、筋、皮膚、神経の毛細血管でみられる。	肝臓の類洞（るいどう）毛細血管などでみられる。	腎糸球体、小腸粘膜、内分泌腺、脈絡叢（みゃくらくそう）の毛細血管でみられる。

③毛細血管における物質の移動

　毛細血管は透過性を持つため、ここで血液と組織の間における物質交換が行われる。

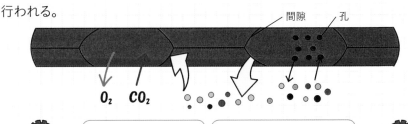

間隙　　孔

O_2　CO_2

酸素や二酸化炭素は血管壁そのものを単純拡散によって通過するよ。

水、グルコース、アミノ酸、電解質は内皮細胞間隙や孔を通過したり、輸送体、チャネル、ポンプによって運ばれるよ。

④毛細血管における水の移動

　毛細血管内外の水の移動に関して、血圧は毛細血管から水を押し出す力として働き、膠質浸透圧は毛細血管内へ水を引き戻す力として働く。したがって毛細血管における水の移動は血圧と膠質浸透圧の差によって起こる。

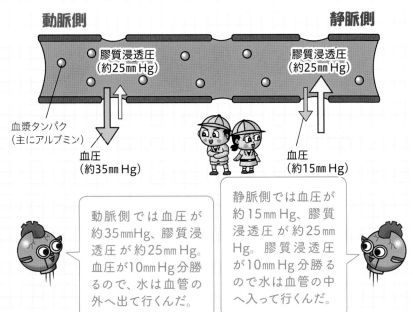

動脈側　　　　　　　　　　　　　　　　　　　静脈側

膠質浸透圧（約25mmHg）　　　膠質浸透圧（約25mmHg）

血漿タンパク（主にアルブミン）

血圧（約35mmHg）　　　　　　　血圧（約15mmHg）

動脈側では血圧が約35mmHg、膠質浸透圧が約25mmHg。血圧が10mmHg分勝るので、水は血管の外へ出て行くんだ。

静脈側では血圧が約15mmHg、膠質浸透圧が約25mmHg。膠質浸透圧が10mmHg分勝るので水は血管の中へ入って行くんだ。

膠質浸透圧とは？

動物の循環系において、主としてアルブミン濃度によって生じる浸透圧のこと。血管内と間質ではアルブミンの濃度差があり、毛細血管壁は半透性を備えている。したがってアルブミン濃度の低い間質側から、アルブミン濃度の高い血管内への水の移動が起こる。このときに生じる、水を血管内へ吸引する駆動力を膠質浸透圧という。

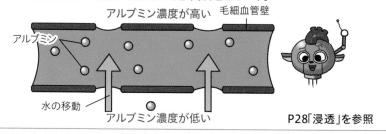

アルブミン濃度が高い　毛細血管壁
アルブミン
水の移動
アルブミン濃度が低い

P28「浸透」を参照

◆5 静脈

① 静脈の特徴

静脈の壁は非常に柔軟で血液を大量に貯蔵することができる。

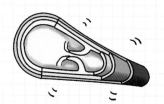

静脈には全血液量の約70％が常に存在しているんだ。

② 静脈還流の仕組み

静脈の血圧は低く[4]、重力の影響を受けやすい。そのためさまざまな仕組みを用いて静脈内の血液は循環する。

心房内圧の低下	静脈弁
心拍にともなって心房内圧が低下し、血液が心房内に吸引される。〈拡張期〉静脈血	中等度以上の静脈には逆流防止弁が存在し、静脈血は一方向に流れる。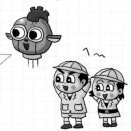 下からの突き上げでは弁が開く。　上からの押さえつけでは弁が閉じる。

骨格筋のポンプ作用	吸息時の胸腔内圧低下
骨格筋の収縮によって静脈内の血液を押し上げる。	吸息時に胸腔内圧が低下し、血液が胸腔内に引き寄せられる。

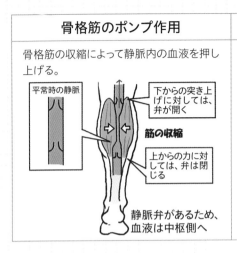

平常時の静脈

下からの突き上げに対しては、弁が開く

筋の収縮

上からの力に対しては、弁は閉じる

静脈弁があるため、血液は中枢側へ

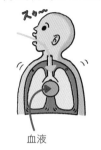

スゥ〜

血液

グー

イメージとしては、潰したエアポンプをもとに戻すとポンプ内に空気が入ってくる理屈と同じ

◆6 血管の支配神経

　血管の平滑筋には主に交感神経が分布する。交感神経の興奮によって血管平滑筋は収縮し血圧が上がる。このように血管を収縮させる作用を持つ交感神経を血管収縮神経という。一方、一部の血管には副交感神経が分布し、血管を拡張させる（副交感神経性血管拡張神経）[※5]。

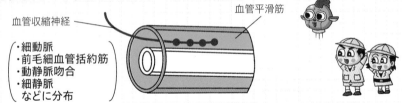

血管収縮神経

血管平滑筋

・細動脈
・前毛細血管括約筋
・動静脈吻合
・細静脈
　などに分布

ノルアドレナリンとアセチルコリン

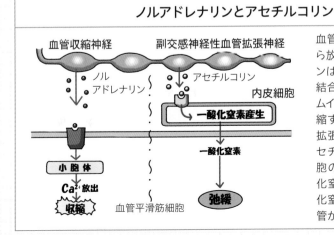

血管収縮神経

副交感神経性血管拡張神経

ノルアドレナリン

アセチルコリン

内皮細胞

一酸化窒素産生

小胞体

Ca^{2+}放出

収縮

血管平滑筋細胞

一酸化窒素

弛緩

血管収縮神経の神経終末から放出されたノルアドレナリンは血管平滑筋の受容体に結合し、小胞体内のカルシウムイオンを放出させ血管が収縮する。副交感神経性血管拡張神経から放出されたアセチルコリンは血管内皮細胞の受容体に結合し、一酸化窒素を生成させる。一酸化窒素は平滑筋に作用し血管が弛緩する。

4 血圧

血圧とは、血液が血管を押し広げる力のことである。血圧は大動脈で最も高く、徐々に低下して大静脈ではほぼ0になる。医学的には、動脈圧を指す。

◆1 血圧の測定法

血圧は、上腕に装着したマンシェット（カフ）の圧を測定することで、間接的に計測できる。聴診法と触診法がある。

①聴診法

1 上腕を心臓と同じ高さに置き、マンシェット※6を装着する。聴診器をマンシェットより末梢側に当て、上腕動脈の血管音を確認する。

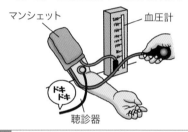

マンシェット　　血圧計
ドキドキ
聴診器

2 マンシェットに空気を送り、圧を上げていくと、上腕動脈が圧迫されて血流が途絶え、血管音が消える。

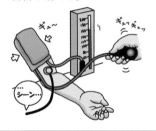

ギュ～　ギュッギュッ
シーン…

3 そこからマンシェットを減圧していくと、ある時点で血流が再開し血管音が聞こえ始める（コロトコフ音※7）。このときの圧を最高血圧（収縮期血圧）とする。

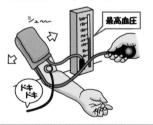

シュ～　　**最高血圧**
ドキドキ

4 さらに減圧していくと、やがて血管音が消失する。このときの圧を最低血圧（拡張期血圧）とする。

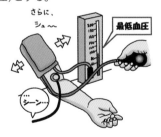

さらに、シュ～　　**最低血圧**
シーン…

②触診法

触診法は、聴診法と同じ要領で行うが、血流の変化の確認を聴診器を用いず触診で行う。橈骨動脈の拍動が再開するときの圧を最高血圧とするが、聴診法と異なり最低血圧は計測できない。

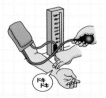

ドキドキ

◆2 最高血圧と最低血圧

　動脈の血圧は、心周期にともなって時間的に変動している。動脈の血圧は収縮期で最も高く、拡張期で最も低い。そしてそれぞれを、最高血圧（収縮期血圧）、最低血圧（拡張期血圧）と呼ぶ。

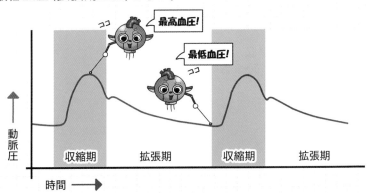

　健康成人男子の安静時血圧は、最高血圧で120（100〜140）mmHg、最低血圧で70（60〜90）mmHg程度である[※8]。

◆3 脈圧と平均血圧

　最高血圧と最低血圧の差を脈圧という。また、1心周期における血圧の変動を平均したものを平均血圧という。

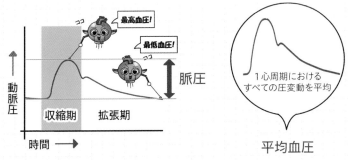

平均血圧

最低血圧に脈圧の1/3を加えると平均血圧に近い値[※9]が求められるよ！

$$最低血圧 + \frac{脈圧}{3} = 平均血圧に近い値$$

◆4 血圧に影響を与える因子

　動脈圧は、心拍出量×総末梢抵抗（そうまっしょうていこう）[10]で表される。したがって、心拍出量と総末梢抵抗が増加すれば血圧が上がる。

〈血圧が上がる要因〉

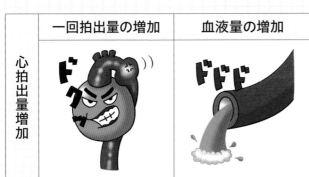

	血液粘性の上昇	血管断面積の縮小	血管壁の弾性低下
総末梢抵抗増加	ネバー	キュッ	カッチカチ (例)動脈硬化

	一回拍出量の増加	血液量の増加
心拍出量増加	ドク	ドドド

年をとると血管が硬くなるから血圧が高くなるんだよ。

なるほど〜

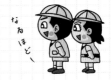

雑学の部屋

大動脈弓が逆向き!? 鳥類の大動脈弓

　われわれ哺乳類は左側に存在する大動脈弓から大循環が起こる。しかし鳥類の大循環は、哺乳類とは逆の右側に存在する大動脈弓から起こる。これはもともと左右両側にあった大動脈弓が進化の過程で哺乳類は右側が、鳥類では左側の大動脈弓が退化したためである。

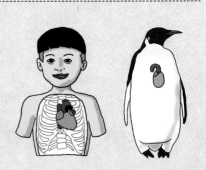

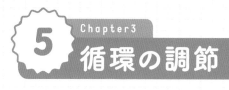

Chapter3

5 循環の調節

　身体が正常に機能するためには、各臓器が必要とする血液を供給しなければ
ならない。このため、われわれの身体には循環を調節する機構が備わっている。

◆1 循環調節機構の分類

　循環の調節は、心臓の働き、血管の働き、循環血流量を変化させることによ
り行われる。これらの調節は①神経性、②ホルモン性、③局所性のものに区分
される。

①神経性調節

　延髄の網様体[※11]には循環中枢（吻側延髄腹外側部や尾側延髄腹外側部）
があり、自律神経系（交感神経・副交感神経）を介して常に心臓と血管を制御し
ている。

〈背側から見た延髄と脊髄〉

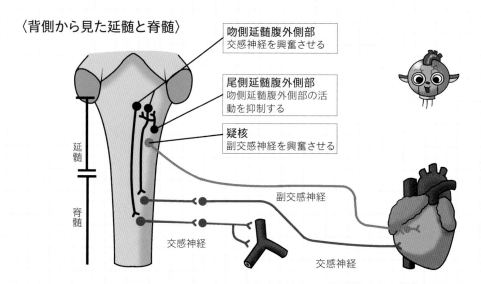

②ホルモン性調節

　カテコールアミン、バゾプレッシン、アンジオテンシンは心臓や血管の働きをコ
ントロールし、中長期的に循環を調節する（第8章参照）。

③局所性調節

局所性に産生される血管拡張物質や血管収縮物質は、血管に作用し、血流
量を調節する。

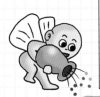

血管拡張物質
ブラジキニン　ヒスタミン サブスタンスP　CGRP アデノシン　乳酸 一酸化窒素（NO）　水素イオン カリウムイオン　など

血管収縮物質
セロトニン エンドセリン　など

◆2 循環の反射性調節

①スターリングの心臓の法則

右心房に流入する血液量（静脈還流量）が増加し心筋が伸展されると、心収
縮力が増大し、拍出量も増大する。

1 静脈還流量（右心房に戻ってくる血液量）が多くなればなるほど……。

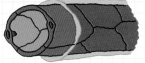

2 心筋は大きく引き伸ばされ……。

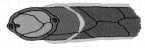

3 拍出量が増大する。

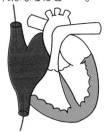

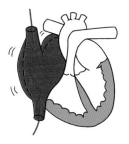

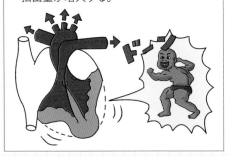

増大するのは心収縮力と拍出量であって、心拍数は増加しないよ！

なるほど〜

75

②圧受容器反射（高圧受容器反射）

1 頚動脈洞と大動脈弓には圧受容器があり、血圧が常にモニタリングされている。

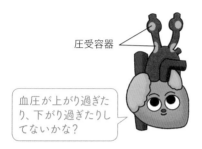

圧受容器

血圧が上がり過ぎたり、下がり過ぎたりしてないかな？

2 血圧が上昇すると圧受容器が興奮し、その情報は延髄に入力される。

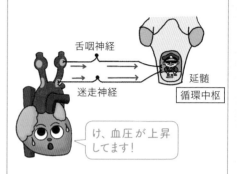

舌咽神経

迷走神経

延髄

循環中枢

け、血圧が上昇してます！

3 すると、延髄の循環中枢によって、心臓・血管・副腎髄質に分布する交感神経の活動は低下、逆に副交感神経の活動は亢進する。

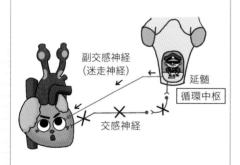

副交感神経
（迷走神経）

延髄

循環中枢

交感神経

4 その結果、心臓の活動は抑制され、血管は拡張し、副腎髄質からのカテコールアミンは減少し、血圧が下降する。

副腎髄質

血圧が下がる！

＊血圧下降時は逆の反応が起こり、血圧が上昇する。

③心肺部圧受容器反射（低圧受容器反射※12）

1
心房と静脈の接合部や肺血管には圧受容器（心肺部圧受容器）があり、血圧のわずかな変化から血液量の増減を感受している。

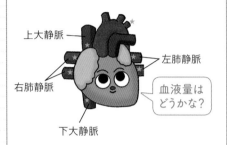

上大静脈
左肺静脈
右肺静脈
下大静脈

血液量はどうかな？

＊イラスト中の★は心肺部圧受容器を示す

2
例えば出血で血液量が減少すると、心肺部圧受容器がこれを感知する。

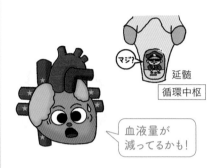

マジ？
延髄
循環中枢

血液量が減ってるかも！

3
すると、バゾプレッシン、交感神経の働きにより腎臓での水とナトリウムの再吸収が増加する。

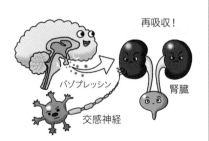

再吸収！
バゾプレッシン
交感神経
腎臓

4
その結果、尿からの水とナトリウムの排泄が減少し、血液量の減少が最小限に抑えられる。

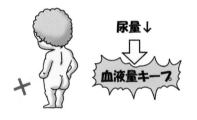

尿量↓
血液量キープ

＊血液量増加時は逆の反応により、
　血液量が減少する。

77

④化学受容器反射

1
頚動脈洞には頚動脈小体、大動脈弓には
けいどうみゃくしょうたい
大動脈小体という末梢性化学受容器があ
だいどうみゃくしょうたい
り、血液の化学的性状が常にモニタリング
されている。

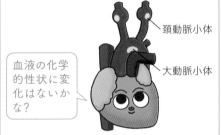

頚動脈小体

大動脈小体

血液の化学
的性状に変
化はないか
な？

2
動脈血の酸素分圧低下、二酸化炭素分
圧上昇、水素イオン濃度上昇で末梢性化
学受容器が興奮し、その情報は延髄に入
力される。

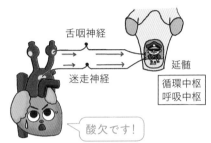

舌咽神経

延髄

迷走神経

循環中枢
呼吸中枢

酸欠です！

3
すると、延髄の循環中枢・呼吸中枢によっ
て、呼吸機能が高まると同時に心臓や血
管に分布する交感神経の活動は高まる。

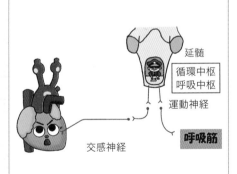

延髄

循環中枢
呼吸中枢

運動神経

交感神経

呼吸筋

4
その結果、心拍数、心拍出量が増大、血
圧の上昇が起こる。

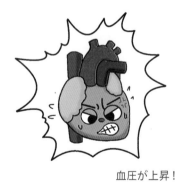

血圧が上昇！

⑤軸索反射

<table>
<tr><td>

1 皮膚への侵害刺激[※13]によって痛覚に関係の深いC線維[※14]が興奮し、インパルスが軸索に沿って中枢神経系に伝わる。

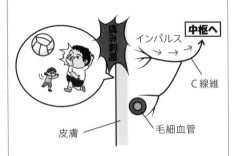

</td><td>

2 このとき、興奮はC線維の別の軸索側枝に沿って逆方向性にも伝導される。

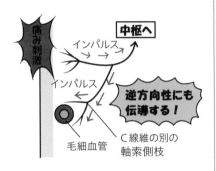

</td></tr>
<tr><td>

3 すると、軸索末端からCGRPなどが放出される。

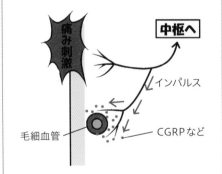

</td><td>

4 その結果、毛細血管が拡張して皮膚が紅潮する[※15]。

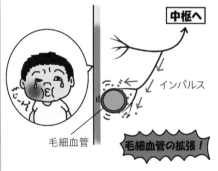

</td></tr>
</table>

◆1 臓器の血液量分布

　心拍出量が循環する割合は臓器によって異なる。安静時における臓器ごとの循環血流量の割合は、以下のようになっている。

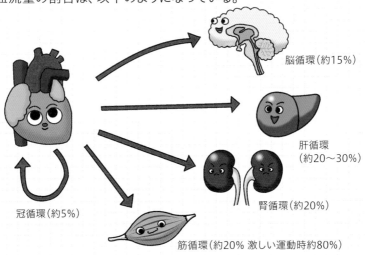

脳循環（約15%）

肝循環
（約20～30%）

腎循環（約20%）

冠循環（約5%）

筋循環（約20% 激しい運動時約80%）

◆2 臓器別の循環

①冠状循環（冠循環）

　心臓を栄養するのは冠状動脈である。心筋の運動が活発になると多くの酸素を供給するために冠状動脈の血流量が増加する[※16]。

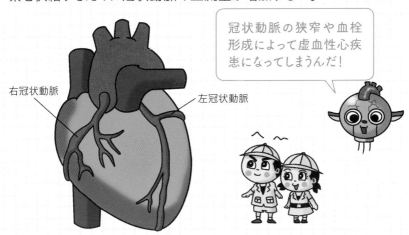

冠状動脈の狭窄や血栓形成によって虚血性心疾患になってしまうんだ！

右冠状動脈

左冠状動脈

②脳循環

▶血流の自動調節機構

脳細胞は虚血による傷害を受けやすい。そのため、常に安定した血流量を供給するように血流の自己調節機構が備わっている。また、血中二酸化炭素が増加すると、脳血管は拡張し血流量が増加する。

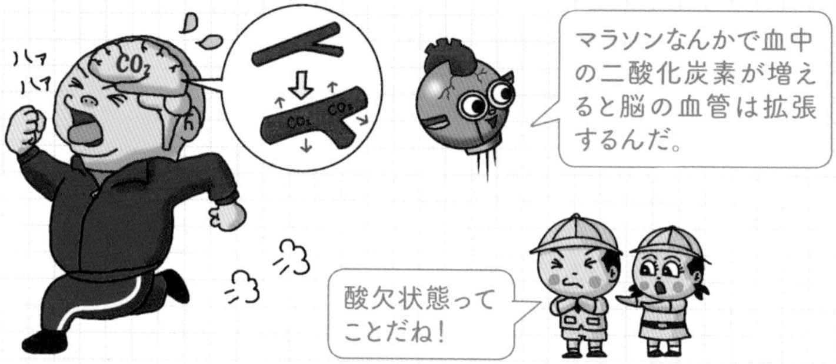
ハァ
ハァ
CO_2
マラソンなんかで血中の二酸化炭素が増えると脳の血管は拡張するんだ。
酸欠状態ってことだね!

▶血液脳関門

脳や脊髄の毛細血管は他の毛細血管と異なり、物質に対する透過に選択性がある。これを血液脳関門（けつえきのうかんもん）[※17]といい、脳に有害物質が作用するのを防いでいる。

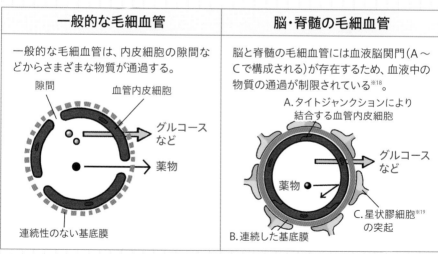

<table>
<tr><th>一般的な毛細血管</th><th>脳・脊髄の毛細血管</th></tr>
<tr><td>一般的な毛細血管は、内皮細胞の隙間などからさまざまな物質が通過する。
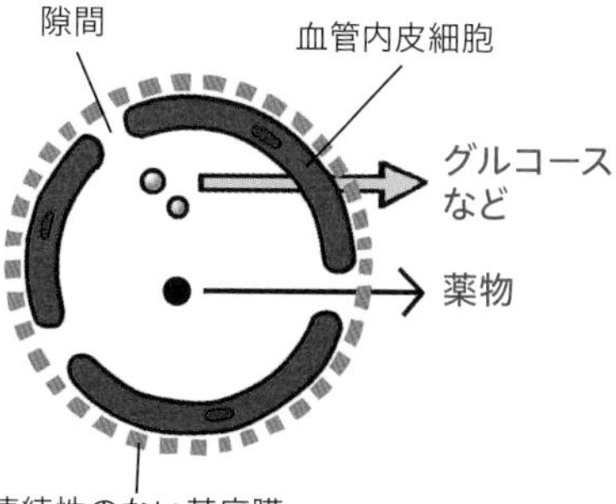
隙間
血管内皮細胞
グルコースなど
薬物
連続性のない基底膜</td>
<td>脳と脊髄の毛細血管には血液脳関門（A～Cで構成される）が存在するため、血液中の物質の通過が制限されている[※18]。
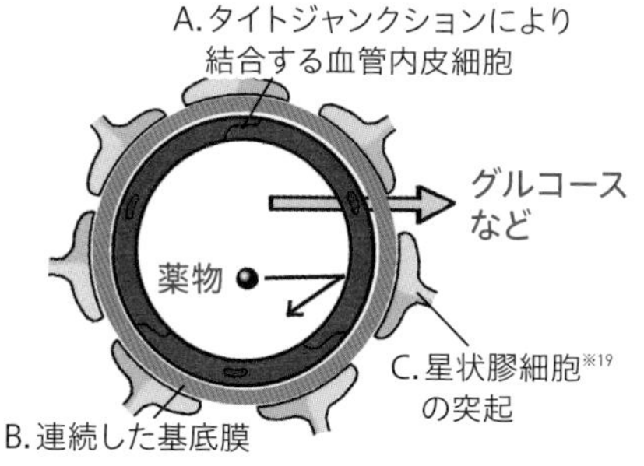
A.タイトジャンクションにより結合する血管内皮細胞
グルコースなど
薬物
C.星状膠細胞[※19]の突起
B.連続した基底膜</td></tr>
</table>

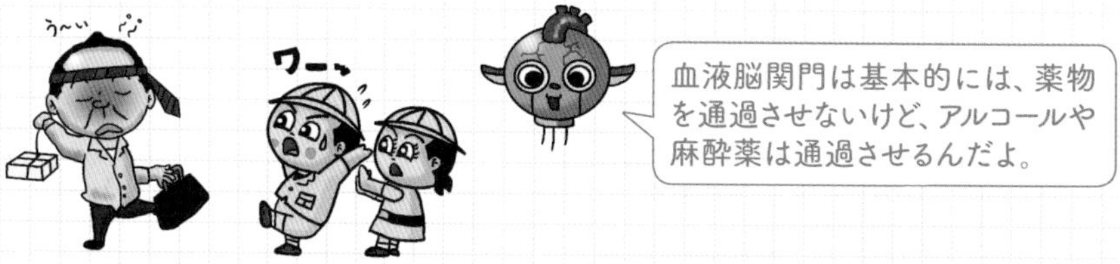
う～い
ワー
血液脳関門は基本的には、薬物を通過させないけど、アルコールや麻酔薬は通過させるんだよ。

③肝循環

肝臓は、腸や脾臓からの血液が流れる門脈^{※20}と、肝臓を栄養する肝動脈から血液が供給される^{※21}。また、肝臓内には類洞と呼ばれる膨大な毛細血管網が存在する。類洞には篩板孔という穴が無数に存在し、タンパク質などの高分子を容易に通過させる。

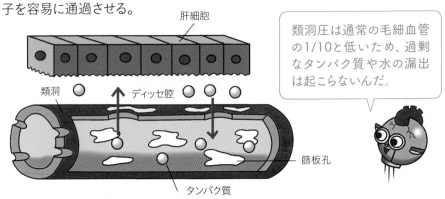

類洞圧は通常の毛細血管の1/10と低いため、過剰なタンパク質や水の漏出は起こらないんだ。

肝細胞
類洞
ディッセ腔
篩板孔
タンパク質

④皮膚循環

手指や手掌、足底の皮膚には、皮下静脈叢や動静脈吻合が発達しており、体温調整に重要な働きをしている。

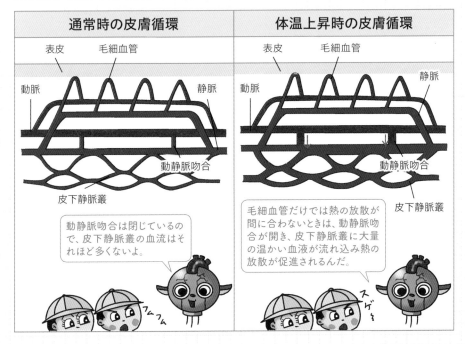

通常時の皮膚循環	体温上昇時の皮膚循環

表皮　毛細血管
動脈　静脈
動静脈吻合
皮下静脈叢

表皮　毛細血管
動脈　静脈
動静脈吻合
皮下静脈叢

動静脈吻合は閉じているので、皮下静脈叢の血流はそれほど多くないよ。

毛細血管だけでは熱の放散が間に合わないときは、動静脈吻合が開き、皮下静脈叢に大量の温かい血液が流れ込み熱の放散が促進されるんだ。

Chapter3
7 リンパ系

◆1 リンパ循環※22

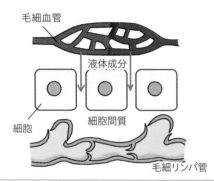

1 細胞は毛細血管から漏れ出した液体成分（間質液または組織液）で潤される。

毛細血管
液体成分
細胞
細胞間質
毛細リンパ管

2 細胞を潤した間質液（組織液）は毛細血管に回収されるが、一部（約10%）はリンパ管に回収される。このとき、リンパ管の中を流れる液体成分をリンパと呼ぶ。

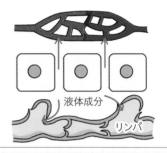

液体成分
リンパ

◆2 リンパ系の構成と経路

　リンパ系は毛細リンパ管から始まる。毛細リンパ管は合流し集合リンパ管となり、最終的に左右の本幹（右リンパ本幹、胸管）となる。本幹は静脈角に注ぐ。

右上半身のリンパ
右頚リンパ本管・右鎖骨下リンパ本管・右気管支縦隔リンパ本管が右リンパ本管を構成し、右の静脈角に注ぐ。

左上半身のリンパ
左頚リンパ本管・左鎖骨下リンパ本管・左気管支縦隔リンパ本管が胸管に合流し、左の静脈角に注ぐ。

右頚リンパ本管
右リンパ本管
右鎖骨下リンパ本管
右気管支縦隔リンパ本管

左頚リンパ本管
左鎖骨下リンパ本管
左気管支縦隔リンパ本管

両下肢、腹部、左上半身からのリンパは胸管に、右上半身からのリンパは右リンパ本管に入るんだ。

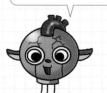

下半身のリンパ
腰リンパ本管と腸リンパ本管は合流し、乳糜槽を構成する。乳糜槽は胸管に移行し、左の静脈角に注ぐ。

胸管
乳糜槽
腸リンパ本管
腰リンパ本管

　右リンパ本管に注ぐ領域
　胸管に注ぐ領域
○　静脈角

◆3 リンパ系の機能

リンパ系の働きは以下のとおりである。

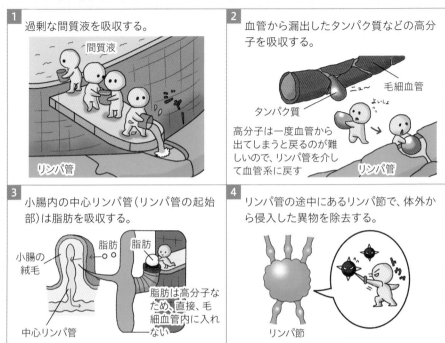

1 過剰な間質液を吸収する。

間質液
リンパ管

2 血管から漏出したタンパク質などの高分子を吸収する。

ニュ〜　毛細血管
タンパク質
よいしょ
高分子は一度血管から出てしまうと戻るのが難しいので、リンパ管を介して血管系に戻す
リンパ管

3 小腸内の中心リンパ管（リンパ管の起始部）は脂肪を吸収する。

小腸の絨毛
脂肪　脂肪
脂肪は高分子なため、直接、毛細血管内に入れない
中心リンパ管

4 リンパ管の途中にあるリンパ節で、体外から侵入した異物を除去する。

リンパ節

◆4 リンパ輸送の仕組み

リンパの流れは、能動的な輸送と受動的な輸送に分けられる。

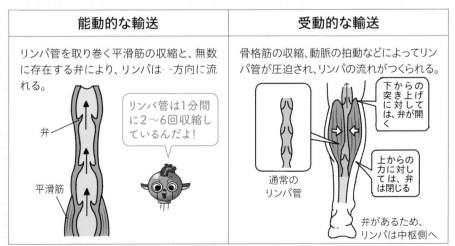

能動的な輸送	受動的な輸送
リンパ管を取り巻く平滑筋の収縮と、無数に存在する弁により、リンパは一方向に流れる。	骨格筋の収縮、動脈の拍動などによってリンパ管が圧迫され、リンパの流れがつくられる。

リンパ管は1分間に2〜6回収縮しているんだよ！

弁
平滑筋

下からの突き上げに対しては、弁が開く
通常のリンパ管
上からの力に対しては、弁は閉じる
弁があるため、リンパは中枢側へ

MEMO

※1 僧帽弁は二尖弁（にせんべん）とも呼ばれる。

※2 コネクソンでは、糖、アミノ酸、イオンなどが通過し、脱分極が隣接する細胞に瞬時に伝わる。

※3 不随意筋とは自分の意思で動かすことのできない筋のことである。

※4 静脈圧は、細静脈で約12〜18mmHg、大静脈と右心房に入る部で約3〜6mmHg（中心静脈圧）である。

※5 副交感神経性血管拡張神経は、外生殖器や唾液腺にある血管に分布している。

※6 マンシェットとは、ゴムの袋を布で覆った圧迫帯である。

※7 コロトコフ音は、どのような機序で発生するかは不明であるが、血管内での血液乱流などにより血管壁が振動する音と考えられている。

※8 血圧の基準は大気圧であり、血圧が100mmHgといった場合、大気圧（760mmHg）より100mmHg高いことを意味する。

※9 例えば、最高血圧120mmHg、最低血圧90mmHgの場合、90+（120 − 90）/3 = 100mmHgが平均血圧の値に近い。

※10 総末梢抵抗とは、血管内の血流を妨げる要因のことである。

※11 網様体は脳幹の背側部分に存在する。神経線維が網目状になっている部分に神経細胞体が散在する。呼吸や循環の中枢がある。

※12 受容器の存在する場所が動脈血圧より低いため低圧受容器と呼ばれる。

※13 侵害刺激とは組織を障害するような過度な機械的、化学的な刺激のこと。

※14 C線維とは神経線維の1つである。無髄で細く伝達速度が遅い。感覚神経や自律神経の節後線維を構成する。

※15 軸索反射は皮膚だけでなく、骨格筋の血管でも起こり、これが鍼治療などによる「痛み」の寛解に関係があると考えられている。

※16 冠循環の血流量は神経系による調節もあるが、主に乳酸やアデノジンなどの局所性代謝産物によって液性に調節される。

※17 脳の血管でも脈絡叢、下垂体、松果体などには血液脳関門が存在しない。

※18 ブドウ糖やアミノ酸などは、それ専用の輸送経路により通過する。

※19 星状膠細胞はアストログリア細胞とも呼ばれる。神経系を構成する細胞のうち、神経細胞以外の細胞の1つである。

※20 門脈とは毛細血管が合流した静脈が、再び分かれ毛細血管網を形成する静脈系のことである。肝臓や下垂体でみられる。

※21 肝臓に流れ込む血液の約70%は門脈から、約30%は肝動脈から流入している。

※22 回収される間質液の約90%は毛細血管へ、残りの約10%がリンパ管に流入する。

☑循環ゾーンのポイント

1. 心臓血管系

□左心室から拍出された血液は全身を巡り右心房に還る。これを体循環（大循環）という。

□右心室から拍出された血液は肺でガス交換をし、左心房へ還る。これを肺循環（小循環）という。

□心臓から出る血液を運ぶ血管を動脈という。

□心臓に血液を送り込む血管を静脈という。

□酸素に富んだ鮮紅色の血液を動脈血という。

□二酸化炭素に富んだ暗赤色の血液を静脈血という。

□肺動脈には静脈血、肺静脈には動脈血が流れる。

2. 心臓

□心臓は心筋という横紋筋から構成される。

□循環の経路：左心室→大動脈→全身→大静脈→右心房→右心室→肺動脈→肺→肺静脈→左心房→左心室……。

□心筋は収縮に関与する固有心筋と、興奮の伝導と発生に関与する特殊心筋に分けられる。

□心筋ではギャップ結合が認められる。

□心筋細胞の集まりは1つの細胞のように働くため、機能的合胞体と呼ばれる。

□心筋は自律神経の二重支配を受けるが、自動能を持つため神経を切断しても収縮する。

□心筋の収縮力は心筋の伸展の度合いに比例して大きくなる。これを「スターリングの心臓の法則」という。

□特殊心筋（洞房結節、房室結節、ヒス束、右脚、左脚、プルキンエ線維）を総じて刺激伝導系という。

□等容性収縮期：すべての弁が閉鎖した状態で、心室が収縮する。

□駆出期：心室内圧が動脈圧より高くなることで動脈弁が開き、血液が駆出される。

□等容性弛緩期：すべての弁が閉鎖した状態で、心室が弛緩する。

□充満期：心室内圧が心房内圧より低くなることで房室弁が開き、血液が心室に流れ込む。

□第1心音：収縮期の開始時、房室弁が閉鎖する音。

□第2心音：拡張期の開始時、動脈弁が閉鎖する音。

□正常成人の平均心拍数は約70回／分である。

□正常成人の安静時一回拍出量は70～80mLである。

□心電図で検出できることは、興奮伝導障害（不整脈）、心筋の虚血、期外収縮などである。

□心電図成分：P波（心房興奮を表す）、QRS波（心室興奮開始を表す）、T波（心室興奮消退を表す）。

3. 血管系の構造と機能

□血管は外膜、中膜、内膜から構成される。

□細動脈は抵抗血管とも呼ばれる。

□毛細血管は交換血管とも呼ばれる。

□静脈は容量血管とも呼ばれる。

□静脈還流の仕組み：心房内圧低下による吸引作用・静脈弁による逆流防止・骨格筋のポンプ作用・吸息時の胸腔内圧低下による吸引作用。

□血管収縮神経は細動脈に多く分布している。

4. 血圧

□血圧は大動脈で最も高く、大静脈で最も低い。

□血圧は収縮期で最も高くなる。

□健康成人男子の安静時血圧は、最高血圧で120㎜Hg、最低血圧で70㎜Hg程度である。

□平均血圧は、最低血圧に脈圧の1/3を加えた値に近い。

□血圧を上昇させる因子：血液粘性の上昇・血管断面積の縮小・血管壁の弾性低下・一回拍出量の増加・血液量の増加。

5. 循環の調節

□圧受容器反射における圧受容器は頚動脈洞と大動脈弓にある。

□圧受容器からの情報は迷走神経と舌咽神経によって延髄に伝えられる。

□圧受容器反射による血圧上昇の是正は、副交感神経の興奮による心臓の活動抑制、血管の拡張、副腎髄質のカテコールアミンの分泌抑制によって行われる。

□心肺部圧受容器反射における圧受容器は心房 - 静脈接合部や肺血管にある。

□血圧が低下するとバゾプレッシンなどの働きで水とナトリウムの再吸収が増加する。

□化学受容器反射における化学受容器を頚動脈小体、大動脈小体という。

□CGRPは軸索反射にかかわる。

6. 臓器別の循環

□臓器の血流量分布：脳循環（約15％）、肝循環（約20〜30％）、腎循環（約20％）、筋循環（約20％）、冠循環（約5％）。

□脳循環：血中二酸化炭素が増加すると拡張する。

□脳循環：血液脳関門があり、脳に有害物質が作用するのを防いでいる。

□肝循環：類洞に篩板孔という穴が無数に存在し、タンパク質などの高分子を容易に通過させる。

□皮膚循環：動静脈吻合が発達している。

7. リンパ系

□リンパ系の働き：過剰な間質液の回収・タンパク質などの高分子の吸収・脂肪の吸収・体外から侵入した異物の除去。

第4章

呼吸ゾーン

▼

外呼吸に携わる呼吸器系。
特に難しいのは、肺気量分画のパートだよ。
じっくり解説していくよ！

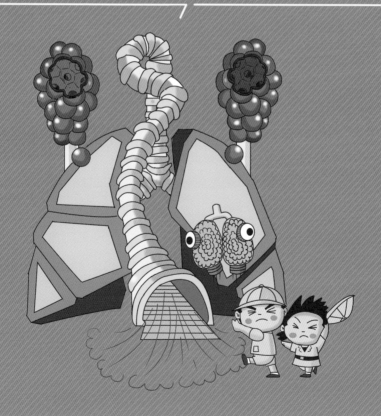

① 呼吸器系の解剖

呼吸器系は、気道、肺、胸郭からなる。

◆1 気道

気道は、外気と肺胞との間の空気の通路であり、鼻腔、咽頭、喉頭、気管、気管支[※1]から構成される。

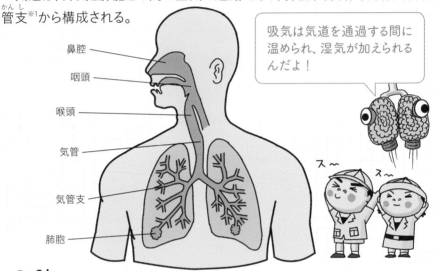

吸気は気道を通過する間に温められ、湿気が加えられるんだよ！

鼻腔
咽頭
喉頭
気管
気管支
肺胞

ス〜　ス〜

◆2 肺

気道によって届けられた吸気は肺の中の肺胞[※2]でガス交換が行われる。肺胞は気管支に続く小部屋で、中に肺胞気を含み、その内面は肺胞上皮細胞で覆われ、外側は肺胞毛細血管が囲む。

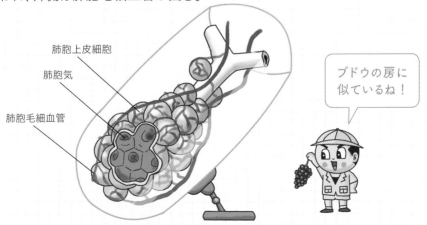

肺胞上皮細胞
肺胞気
肺胞毛細血管

ブドウの房に似ているね！

◆3 胸郭・胸腔

　胸郭は胸骨・12対の肋骨、胸椎で構成される。さらに肋骨間は肋間筋で覆われ胸壁をなし、胸郭の下部には横隔膜があり胸腔が形成される。肺や心臓などの胸部内臓は胸腔に収まっている。

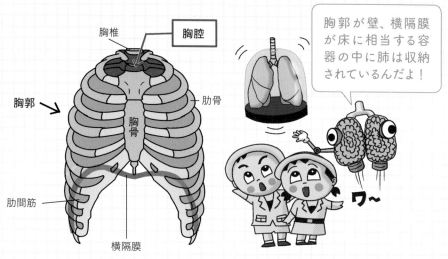

> 胸郭が壁、横隔膜が床に相当する容器の中に肺は収納されているんだよ！

ワ〜

胸椎　胸腔　胸郭　肋骨　胸骨　肋間筋　横隔膜

雑学の部屋

なが〜い なが〜い ヘビの呼吸器！

　ヘビの肺は非常に長く、口側から気管肺・気管支肺・嚢状肺の3つに分けられる。このうち気管肺はヒトの気管に相当する部分で、もともと気管だった部位が拡張し、毛細血管が発達することによりガス交換が可能となったものである。

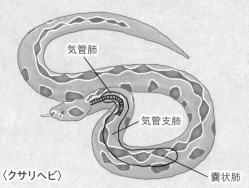

気管肺

気管支肺

〈クサリヘビ〉　　　嚢状肺

2 呼吸運動（吸息・呼息）

肺には能動的に拡張する能力がない。そのため胸郭の動きによって、受動的に拡張・収縮し換気が行われる。

◆1 吸息

1 肺は胸腔内で袋状の胸膜に覆われている。袋状の胸膜がつくる内腔を胸膜腔という。

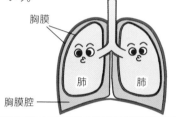

胸膜

肺　肺

胸膜腔

2 胸膜腔内は大気圧（肺内圧）に比べて、わずかに陰圧[※3]のため、肺は常時膨らんだ状態にある。

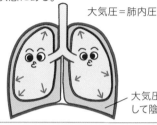

大気圧＝肺内圧

大気圧に対して陰圧

3 横隔膜と外肋間筋が収縮すると、ドーム状の横隔膜の沈下、肋骨の挙上により、胸郭が拡大し、胸腔内圧[※4]がさらに低下する。

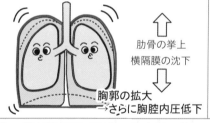

肋骨の挙上
横隔膜の沈下

胸郭の拡大
→さらに胸腔内圧低下

4 すると肺もさらに引き伸ばされ、空気が受動的に流れ込む。これを吸息という。

空気　空気

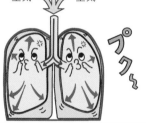

プク～

◆2 呼息

1 収縮していた横隔膜と外肋間筋が弛緩し、胸郭がもとの大きさに戻る。

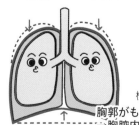

肋骨の下制

横隔膜の上昇

胸郭がもとの大きさに！
→胸腔内圧も戻る

2 すると肺は自身の弾性（収縮する性質）によって収縮し、肺内の空気は排出される。これを呼息という。

空気　空気

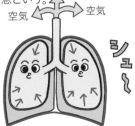

シュ～

◆3 呼吸にかかわる筋

通常の吸息時に働く横隔膜と外肋間筋を主吸息筋という。これに対して深呼吸で初めて働く筋もあり、これを補助呼吸筋という。

①補助呼吸筋

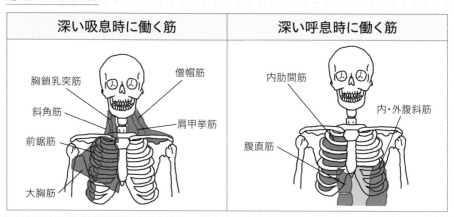

深い吸息時に働く筋	深い呼息時に働く筋
胸鎖乳突筋 僧帽筋 斜角筋 肩甲挙筋 前鋸筋 大胸筋	内肋間筋 内・外腹斜筋 腹直筋

②外肋間筋と内肋間筋の働き

テコの原理によって、支点（肋椎関節）から遠いほうが小さな力で動くので、外肋間筋の収縮で肋骨は挙上し、内肋間筋の収縮では肋骨は下制する。

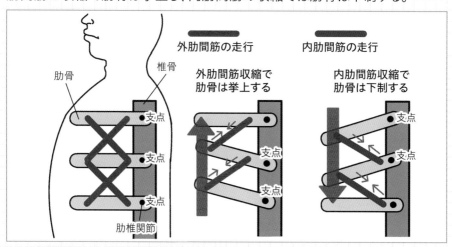

肋骨　椎骨

外肋間筋の走行　内肋間筋の走行

外肋間筋収縮で肋骨は挙上する　内肋間筋収縮で肋骨は下制する

支点

肋椎関節

③腹式呼吸と胸式呼吸

呼吸において、主に肋間筋の運動によって行われる呼吸を胸式呼吸、主に横隔膜の運動によって行われる呼吸を腹式呼吸という。

◆1 肺気量分画

呼吸器内にある空気の量を肺気量（はいきりょう）といい、以下のように区分される。

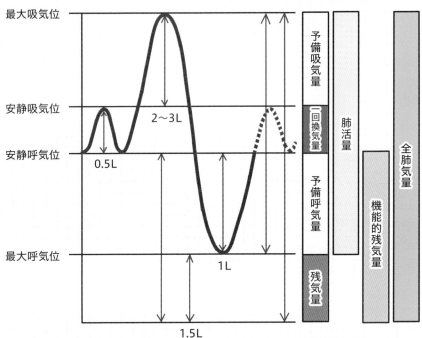

一回換気量（いっかいかんきりょう）	予備吸気量（よびきゅうきりょう）
安静時に出入りする空気の量で、約500mL。	安静吸息の後に、さらに吸い込める空気の量で、2〜3L。

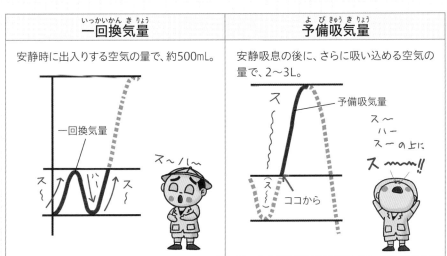

機能的残気量
（き のうてきざん きりょう）

安静呼息の後、呼吸器内に残っている空気の量。予備呼気量と残気量の和に当たる。約2.5L。

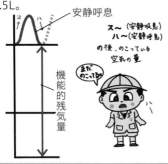

予備呼気量
（よ び こ きりょう）

安静呼息の後、さらに吐き出すことのできる空気の量。約1L。

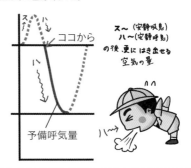

残気量
（ざん き りょう）

最大に呼息した後に、呼吸器内に残る空気の量。約1.5L。

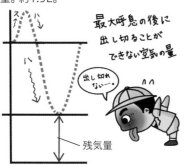

肺活量
（はいかつりょう）

最大吸気位から最大呼気位まで呼出して計測する。1回の呼吸で可能な最大換気量。3.5〜4.5L。

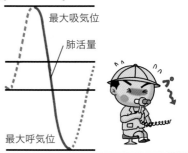

全肺気量
（ぜんはい き りょう）

呼吸器内に収納できる空気の量。肺活量と残気量の和。5〜6L。

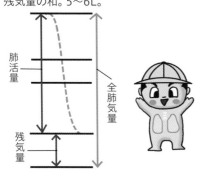

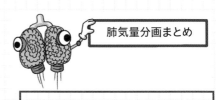

肺気量分画まとめ

・機能的残気量＝予備呼気量＋残気量
・肺活量＝一回換気量＋予備吸気量
　　　　　＋予備呼気量
・全肺気量＝肺活量＋残気量

◆2 死腔・肺胞換気量

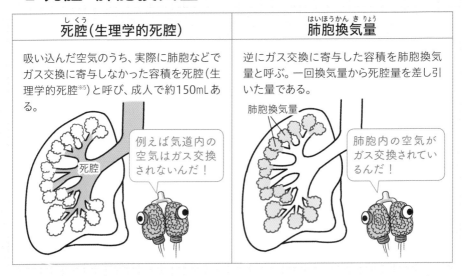

死腔（生理学的死腔）	肺胞換気量
吸い込んだ空気のうち、実際に肺胞などでガス交換に寄与しなかった容積を死腔（生理学的死腔※5）と呼び、成人で約150mLある。	逆にガス交換に寄与した容積を肺胞換気量と呼ぶ。一回換気量から死腔量を差し引いた量である。

例えば気道内の空気はガス交換されないんだ！

死腔

肺胞換気量

肺胞内の空気がガス交換されているんだ！

◆3 呼吸数と分時換気量

　安静時の成人における呼吸数は約12〜20回／分である。また、分時換気量は約8L（一回換気量を500mL、呼吸数を16回／分として計算）になる。

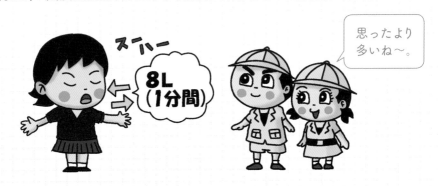

スーハー

8L（1分間）

思ったより多いね〜。

◆4 分時肺胞換気量

　1分間当たりの肺胞換気量を分時肺胞換気量といい、肺胞換気量に呼吸数を乗じた値である。これは実際に分時当たりのガス交換に寄与した空気の量である。

> 分時肺胞換気量 ＝ 肺胞換気量 × 呼吸数／分
> 　　　　　　　　（一回換気量-死腔量）

◆5 1秒量と1秒率

　肺活量において、最大吸気位からできるだけ速く呼出したとき、初めの1秒間に呼出できた呼気量を1秒量という。また、肺活量に占める1秒量の割合を1秒率という。

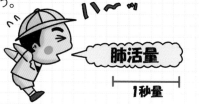

◆6 肺コンプライアンス

　肺コンプライアンスとは、肺の膨らみやすさを表す指標である。肺コンプライアンスが高いということは、膨らみやすい肺であること、低いということは、膨らみづらい肺であることを意味する。

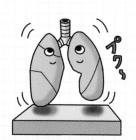

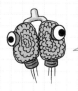

肺線維症などでは肺コンプライアンスは低下し、肺胞が破壊されるCOPDでは高くなるんだ。

!
雑学の
部屋

とっても優れた鳥類の呼吸システム！

　鳥類の呼吸器は肺と数個の気嚢で構成される。鳥類の肺は呼吸で収縮・拡張はせず、気嚢が収縮・拡張することで空気の流れがつくられる。しかも、鳥類の肺の中には気嚢の働きによって、常に新鮮な空気が呼吸器に入り込むので活発なガス交換が常に行われている。このため鳥類は高山などの空気が薄い場所でも無理なく飛行することができる。

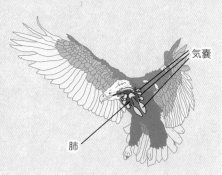

気嚢

肺

4 肺胞と組織でのガス交換

◆1 肺胞でのガス交換

肺胞と肺胞毛細血管の間でのガス交換は、ガス分圧[※6]の差によって行われている。

1 吸気は大気そのものであり、O_2約21％、CO_2約0.03％、N_2（窒素）約78％の混合気体である。

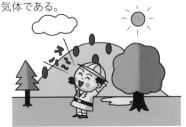

2 しかし、吸気は肺胞に達するまでに水蒸気により飽和され、死腔の気体と混和し、O_2約13〜14％、CO_2約5〜6％になる。この時、肺胞気のO_2分圧は約100mmHg、CO_2分圧は約40mmHgである。

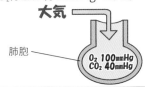

大気
肺胞
O_2 100mmHg
CO_2 40mmHg

3 一方、肺に還流する静脈血のO_2分圧は40mmHg、CO_2分圧は46mmHgである。

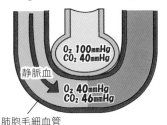

O_2 100mmHg
CO_2 40mmHg
静脈血
O_2 40mmHg
CO_2 46mmHg
肺胞毛細血管

4 したがって、O_2は肺胞から毛細血管へ、100mmHg − 40mmHg=60mmHgの分圧差によって拡散[※7]する。

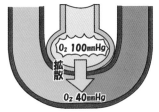

O_2 100mmHg
拡散
O_2 40mmHg

5 逆にCO_2は、毛細血管から肺胞へ、46mmHg − 40mmHg=6mmHgの分圧差によって拡散する。

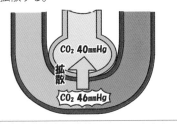

CO_2 40mmHg
拡散
CO_2 46mmHg

6 その結果、毛細血管内の血液はO_2分圧95mmHg、CO_2分圧40mmHgの動脈血となって肺から出ていく[※8]。

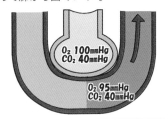

O_2 100mmHg
CO_2 40mmHg
O_2 95mmHg
CO_2 40mmHg

酸素分圧は以下の順で高い。

大気＞肺胞気＞動脈血＞静脈血＞間質液＞細胞内

＊身体で最もO_2分圧が高いのは肺胞気である。

◆2 血液によるガスの運搬

① O_2の運搬

1　O_2は水溶液に非常に溶けにくいため、動脈血の血漿中に溶解しているO_2は非常にわずかである[※9]。

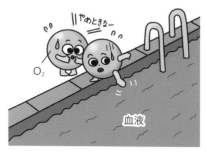

O_2

やめときな〜

血液

2　したがって、ほとんどのO_2はヘモグロビンに結合しており、これを酸素化ヘモグロビン（HbO_2）と呼ぶ。

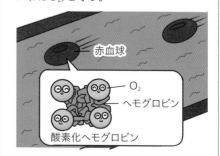

赤血球
O_2
ヘモグロビン
酸素化ヘモグロビン

3　ちなみにヘモグロビンはO_2分圧が高くなるとO_2結合能も高くなり、O_2分圧が低くなるとO_2結合能も低くなる。

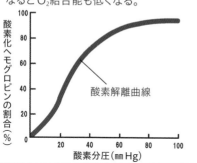

酸素化ヘモグロビンの割合（％）

酸素解離曲線

酸素分圧（mmHg）

4　通常の動脈血（O_2分圧95mmHg）では、ヘモグロビンの約97％が酸素化ヘモグロビンとなり、各組織へO_2が運ばれていく。

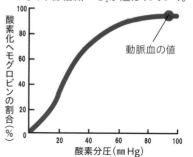

酸素化ヘモグロビンの割合（％）

動脈血の値

酸素分圧（mmHg）

5　一方、組織のO_2分圧は低いので、O_2はヘモグロビンから遊離し、拡散によって血液から組織へと移動する。

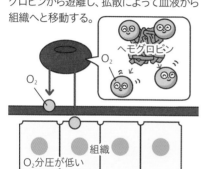

ヘモグロビン
O_2
O_2
組織
O_2分圧が低い

6　さらに、CO_2分圧上昇、pH低下、温度上昇はヘモグロビンから酸素の遊離を促進するため、CO_2上昇、体温上昇が起こる運動時には効率よくO_2が組織に供給される。

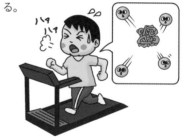

ハァ ハァ

② CO₂の運搬

組織はCO₂分圧が高いので、拡散によって血中にCO₂が移動する。動脈血中のCO₂はHCO₃⁻（約80%）、ヘモグロビンと結合したカルバミノ化合物（約10%）、遊離CO₂（約10%）として存在する。

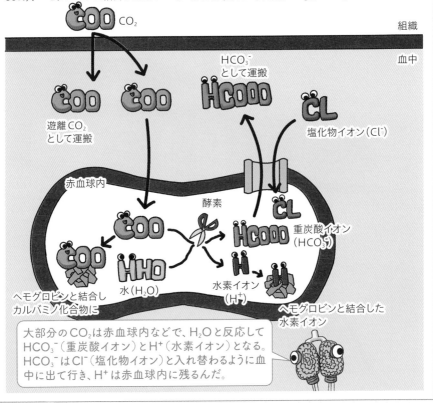

大部分のCO₂は赤血球内などで、H₂Oと反応してHCO₃⁻（重炭酸イオン）とH⁺（水素イオン）となる。HCO₃⁻はCl⁻（塩化物イオン）と入れ替わるように血中に出て行き、H⁺は赤血球内に残るんだ。

肺に辿りついたHCO₃⁻とカルバミノ化合物はCO₂に戻り、ガス分圧の差によって血中から肺胞内へ移動する。

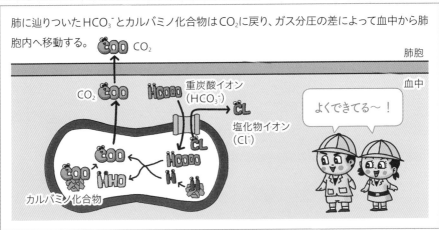

よくできてる〜！

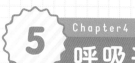

5 Chapter4
呼吸運動の反射性調節

◆1 呼吸中枢

脳幹には呼吸と同時に活動するニューロンが存在する。特に延髄には腹側呼吸ニューロン群と背側呼吸ニューロン群があり、これらを総称して呼吸中枢と呼ぶ。呼吸中枢で呼吸のリズムがつくられていると考えられている。

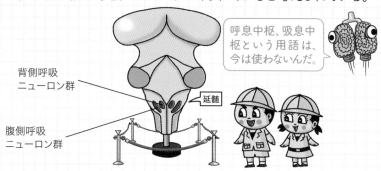

背側呼吸ニューロン群

延髄

腹側呼吸ニューロン群

呼息中枢、吸息中枢という用語は、今は使わないんだ。

◆2 呼吸運動の反射性調節

①ヘーリング-ブロイエル反射（肺迷走神経反射）

肺の伸展により、吸息が抑制され、呼息へ切り替わる反射である[※10]。

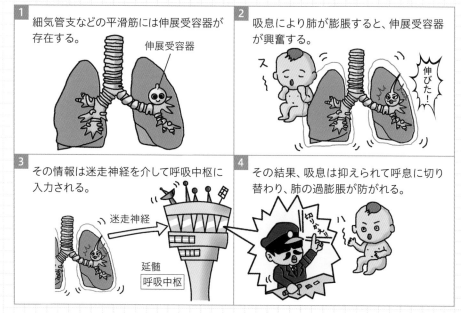

1 細気管支などの平滑筋には伸展受容器が存在する。

伸展受容器

2 吸息により肺が膨脹すると、伸展受容器が興奮する。

ス～

伸びた！

3 その情報は迷走神経を介して呼吸中枢に入力される。

迷走神経

延髄
呼吸中枢

4 その結果、吸息は抑えられて呼息に切り替わり、肺の過膨脹が防がれる。

② 咳嗽反射

1 咽頭や気管には刺激受容器があり、煙や異物の刺激で興奮し、その情報は迷走神経を介し呼吸中枢に伝わる。

2 その結果、咳を起こし異物などが喀出される。これを咳嗽反射という。

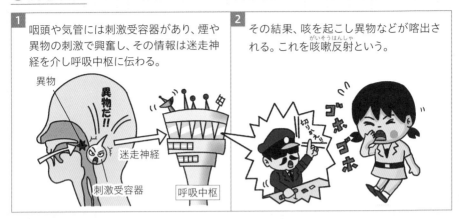

③ 末梢性化学受容器と呼吸反射

1 内・外頚動脈の分岐部には頚動脈小体、大動脈弓には大動脈小体という末梢性化学受容器[11]がある。

2 頚動脈小体は主にO_2分圧のセンサーであるが、CO_2分圧やpHも感受する[12]。

化学受容器は血液の化学的性状をモニターしているんだ。

3 例えば血中のO_2分圧減少、CO_2分圧増大、pH低下で、末梢性化学受容器が興奮し、その情報は迷走神経、舌咽神経を介して呼吸中枢に伝えられる。

4 その結果、呼吸運動は促進される。

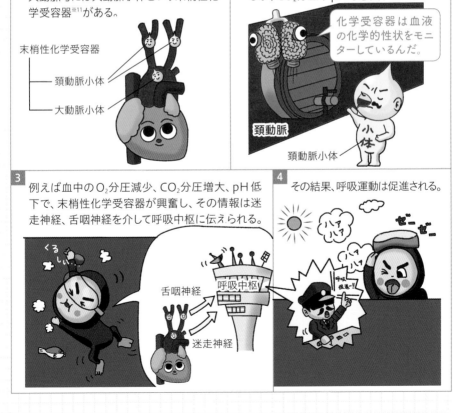

24時間泳げますか？ マグロの呼吸

　マグロは海中を泳いでいるとき、口から入ってくる海水をエラに送り込むことで呼吸をしている。したがって、泳ぐことをやめてしまうとエラに新鮮な海水が取り込まれずに窒息してしまう。このため、マグロは24時間、寝ているときも、常に泳いでいるのである。

新鮮な海水

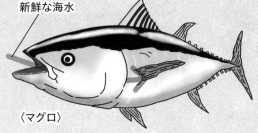

〈マグロ〉

MEMO

※1　気管支は気管から主気管支、葉気管支、区域気管支、細気管支、終末細気管支、呼吸細気管支、肺胞管と分枝して肺胞嚢に終わる。主気管支から終末細気管支まではガス交換に寄与しない。

※2　肺胞は両肺に合計で3〜5億個存在する。

※3　胸腔内で肺は自身の弾性（もとに戻ろうとする力）によって陰圧をつくり出している。

※4　胸腔内圧は呼吸運動によって変化する（呼気終末時で−5㎝水柱、吸気終末時で−8㎝水柱程度の内圧変化がみられる）。

※5　生理学的死腔とは、実際にガス交換に寄与しなかった空気の容積で、肺疾患があるときなどに増大することがある。これに対して解剖学的死腔とは、呼吸器でガス交換をしない部分の容積をいう。

※6　混合気体において、ある成分の気体が混合気体と同じ体積を単独で占めたときに示す圧力を、その成分の分圧という。

※7　拡散とは、物質の濃度差、もしくは圧力差が駆動力となり、濃い（高い）ほうから薄い（低い）ほうへ移動する現象である。

※8　正常なガス交換では、肺胞気−動脈血酸素分圧較差が0になることが望ましいが、換気血流不均等やシャントの存在によって、実際には5〜15になる。

※9　100mLの動脈血には、約20mLのO_2が溶解しているが、このうち血漿に遊離しているO_2はわずか0.3mL程度である。

※10　ヘーリング−ブロイエル反射は、運動時の一回換気量が多いときや新生児期の安静換気に関与すると考えられている。

※11 末梢性化学受容器に対して、中枢性化学受容器も存在する。中枢性化学受容器は、延髄腹側にあり、CO_2分圧に反応して、換気を促進すると考えられている。

※12 ヒトでは呼吸反射における大動脈小体の役割は少ないと考えられている。

☑ 呼吸ゾーンのポイント

1. 呼吸器系の解剖

□肺は胸腔内に収納されている。

2. 呼吸運動（吸息・呼息）

□肺は袋状の胸膜に覆われている。

□胸膜腔内は大気圧に対してわずかに陰圧なので、肺は常時膨らんだ状態にある。

□吸息時に起こることは、以下のとおりである。

- ・外肋間筋と横隔膜が収縮する。
- ・肋骨が挙上し、横隔膜は沈下する。
- ・胸郭が拡大する。
- ・胸腔内圧がさらに陰圧になる。
- ・肺が引き伸ばされ受動的に空気が流入する。

□呼息時に起こることは、以下のとおりである。

- ・外肋間筋と横隔膜が弛緩する。
- ・肋骨と横隔膜がもとの状態に戻る。
- ・胸郭がもとの大きさに戻る。
- ・胸腔内圧がもとの状態に戻る。
- ・肺が収縮し、肺内の空気が排出される。

□外肋間筋と横隔膜を主吸息筋と呼ぶ。

□深い吸息時に働く筋は、以下のとおりである。

斜角筋、胸鎖乳突筋、僧帽筋、肩甲挙筋、前鋸筋、大胸筋

□深い呼息時に働く筋は、以下のとおりである。

内肋間筋、内腹斜筋、外腹斜筋、腹直筋

□腹式呼吸：主に横隔膜の運動によって行われる呼吸。

□胸式呼吸：主に肋間筋の運動によって行われる呼吸。

3. 肺の機能

□呼吸器内にある空気の量を肺気量という。

□一回換気量：安静時に出入りする空気の量（約500mL）。

□予備吸気量：安静吸息の後に、さらに吸い込める空気の量（2〜3L）。

□機能的残気量：安静呼息の後、呼吸器内に残る空気の量（約2.5L）。

□予備呼気量：安静呼息の後、さらに吐き出すことのできる空気の量（約1L）。

□残気量：最大に呼息した後に、呼吸器内に残る空気の量（約1.5L）。

□肺活量：1回の呼吸で可能な最大換気量（3.5〜4.5L）。

□全肺気量：呼吸器内に収納できる空気の量（5〜6L）。

□肺気量分画

　・機能的残気量＝予備呼気量＋残気量

　・肺活量＝一回換気量＋予備吸気量＋予備呼気量

　・全肺気量＝肺活量＋残気量

□死腔：吸い込んだ空気のうち、実際にガス交換に寄与しなかった容積（約150mL）。

□肺胞換気量：吸い込んだ空気のうち、実際にガス交換に寄与した容積（一回換気量−死腔量）。

□安静時の成人における呼吸数は12〜20回/分である。

□分時換気量はおおよそ8Lになる（一回換気量×呼吸数/分）。

□分時肺胞換気量は1分間当たりの肺胞換気量をいう（肺胞換気量×呼吸数/分）。

□1秒量：肺活量において最大吸気位から呼出したとき、初めの1秒間に呼出できた呼気量。

□1秒率：肺活量に占める1秒量の割合。

□肺コンプライアンス：肺の膨らみやすさを表す指標。

4. 肺胞と組織でのガス交換

□ガス交換は、肺胞と肺胞毛細血管の間で拡散によって行われる。

□酸素分圧は以下の順で高い。

　大気＞肺胞気＞動脈血＞静脈血＞間質液＞細胞内

□O_2と結合したヘモグロビンを酸素化ヘモグロビンと呼ぶ。

□ヘモグロビンはO_2分圧が高いとO_2結合能が高くなる。

□CO_2分圧上昇、pH低下（H^+増加）、温度上昇でヘモグロビンからO_2の遊離が促進される。

□動脈中のCO_2は以下のような形で運搬される。

　・HCO_3^-（約80%）

　・ヘモグロビンと結合したカルバミノ化合物（約10%）

　・遊離CO_2（約10%）

5. 呼吸運動の反射性調節

□呼吸中枢は延髄などに存在し、呼吸リズムを形成する。

□ヘーリング‐ブロイエル反射（肺迷走神経反射）
- ・肺の伸展により、吸息が抑制され、呼息へと切り替わる反射。
- ・受容器は伸展受容器である。
- ・求心路は迷走神経である。
- ・中枢は延髄の呼吸中枢である。

□末梢性化学受容器と呼吸反射
- ・血液の化学的性状に応じて呼吸数を調節する反射。
- ・受容器は頚動脈小体、大動脈小体という化学受容器である。
- ・化学受容器は、O_2分圧低下、CO_2分圧上昇、pH低下で興奮する。
- ・求心路は舌咽神経、迷走神経である。
- ・中枢は延髄の呼吸中枢である。

第5章

消化・吸収ゾーン

▼

摂取した食物がどのように消化吸収されるのか、見て行こう。
消化酵素の名前はカタカナで覚えづらいけど、
何を分解する酵素なのかを理解すると覚えやすくなるよ。

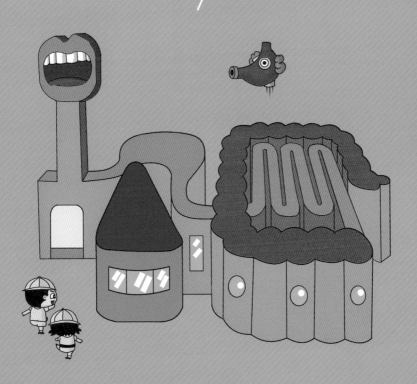

1 消化器系の構造

◆1 消化器系の構成

消化器系は「消化管」と「消化にかかわる付属の器官」からなる。

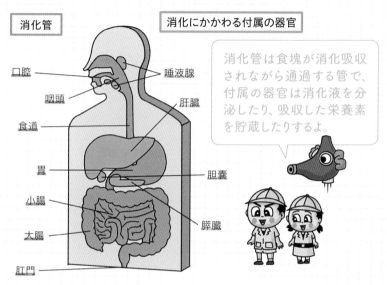

消化管

消化にかかわる付属の器官

口腔
咽頭
食道
胃
小腸
大腸
肛門

唾液腺
肝臓
胆嚢
膵臓

消化管は食塊が消化吸収されながら通過する管で、付属の器官は消化液を分泌したり、吸収した栄養素を貯蔵したりするよ。

◆2 消化管の基本的構造

消化管の基本的構造は、内腔から粘膜、粘膜下層、平滑筋層、漿膜の順に配列される。また、粘膜下神経叢（マイスネル神経叢）と筋層間神経叢（アウエルバッハ神経叢）と呼ばれる壁内神経叢がある。

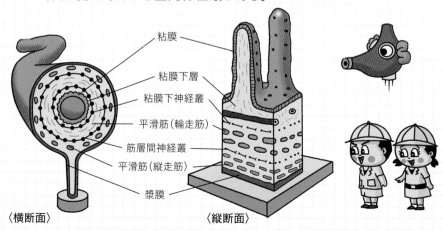

粘膜
粘膜下層
粘膜下神経叢
平滑筋（輪走筋）
筋層間神経叢
平滑筋（縦走筋）
漿膜

〈横断面〉　　〈縦断面〉

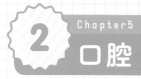

2 Chapter5 口腔

食物は口腔で咀嚼（そしゃく）され嚥下（えんげ）される。

◆1 咀嚼

口腔内で食物は歯で砕かれ、磨り潰され、唾液と混ざってやわらかい食塊となる。

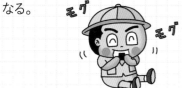

モグ モグ

咀嚼にかかわる筋は側頭筋、咬筋、外側・内側翼突筋で、合わせて咀嚼筋と呼ぶよ。

◆2 唾液

①唾液の成分と働き

唾液（だえき）中に含まれる成分と働きは以下のとおりである。

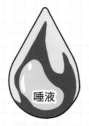

唾液

水
唾液アミラーゼ：デンプンやグリコーゲンをマルトースに分解。
ムチン：粘性の高い糖タンパク質で、食塊を嚥下しやすくする。
電解質[※1]：HCO_3^- や Ca^{2+}

②唾液腺

唾液腺は舌下腺、顎下腺、耳下腺からなる大唾液腺と、口腔内にある小唾液腺がある。

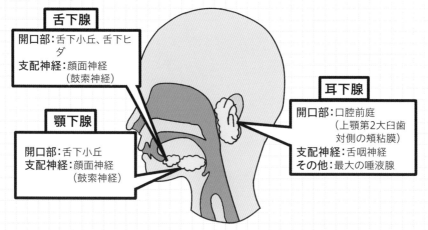

舌下腺
開口部：舌下小丘、舌下ヒダ
支配神経：顔面神経（鼓索神経）

顎下腺
開口部：舌下小丘
支配神経：顔面神経（鼓索神経）

耳下腺
開口部：口腔前庭（上顎第2大臼歯対側の頬粘膜）
支配神経：舌咽神経
その他：最大の唾液腺

③唾液腺の自律神経支配

　唾液分泌の中枢は延髄にある。また、唾液腺は副交感神経と交感神経の二重支配を受ける。

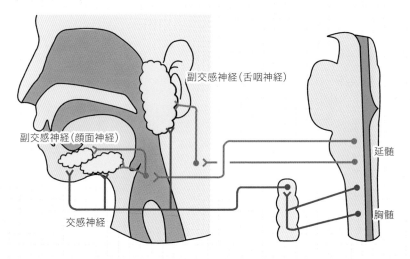

副交感神経(舌咽神経)

副交感神経(顔面神経)

延髄

交感神経

胸髄

副交感神経による分泌調節	交感神経による分泌調節
唾液の主要な分泌神経。舌咽神経は耳下腺を、顔面神経は顎下腺と舌下腺を支配する。食物による口腔内への刺激は唾液分泌中枢に伝わり、漿液性の唾液分泌を促進する。 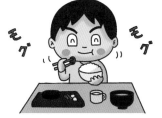	交感神経が興奮すると、粘稠な唾液を少量分泌する。 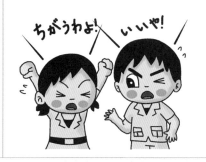

唾液には消化酵素であるアミラーゼが含まれているけど、食べ物が口の中にある時間は短いので、デンプンの分解にはあまり貢献していないんだ。

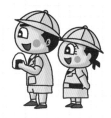

◆3 嚥下

　口腔内でやわらかくなった食塊は嚥下されて（飲み込まれて）胃に送られる。嚥下は第1〜3相に分けられる。第1相は随意運動であるが、第2相以降は延髄の嚥下中枢によって制御される反射運動[※2]である。

第1相（口腔相）	第2相（咽頭相）	第3相（食道相）
舌を使い、食塊を咽頭に送る。	食塊が咽頭に触れることで反射的に起こる。この間、1〜2秒呼吸は抑えられて、食塊は食道へ送られる。	食道の蠕動運動[※3]で、食塊は食道を移動する。食塊が胃の噴門に至ると噴門が開き胃に収納される。

3 `Chapter5`

胃

◆1 胃運動

①蠕動運動

　食道を通過した食塊は胃に入る。食塊は胃内で蠕動運動によって胃酸と混和され、幽門部へ向かう。

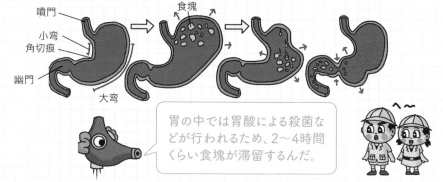

噴門
小弯
角切痕
幽門
大弯
食塊

胃の中では胃酸による殺菌などが行われるため、2〜4時間くらい食塊が滞留するんだ。

②胃運動の調節

胃運動は局所性、外因性に調節される。

局所性調節		外因性調節	
平滑筋の性質	壁内神経叢	自律神経	ホルモン
平滑筋は引き伸ばされると縮む。	粘膜下神経叢と筋層間神経叢による調節。	副交感神経→亢進 交感神経→抑制	胃抑制ペプチドによる胃運動抑制など。

③嘔吐

胃内容物を口から排出する反応を嘔吐といい、延髄の嘔吐中枢が刺激され起こる反射運動である。

1 毒物が胃粘膜の化学受容器やCTZ[※4]を刺激したり、過食により胃壁内の伸展受容器が刺激されたりすると、延髄の嘔吐中枢が興奮する。

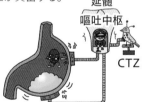

延髄
嘔吐中枢
CTZ

2 すると、悪心、唾液分泌亢進、顔面蒼白などの副交感神経亢進症状が現れる。

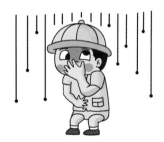

3 続いて、幽門は閉鎖、食道・胃が弛緩し、噴門が開く。

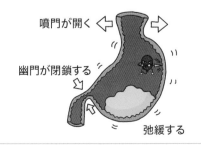

噴門が開く
幽門が閉鎖する
弛緩する

4 最後に横隔膜と腹筋群が収縮し、腹圧が高まる。その結果、胃内容物が口から排出される。このとき、咽頭蓋は閉鎖し、呼吸が停止する。

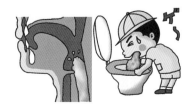

◆2 胃液

胃液は胃粘膜の胃腺から分泌される。

①胃腺を構成する細胞

胃腺は粘液細胞、主細胞（しゅさいぼう）、壁細胞（へきさいぼう）、内分泌細胞の4種類の細胞から構成される。また、胃腺は存在部位により、噴門腺、胃底腺、幽門腺に区分される。

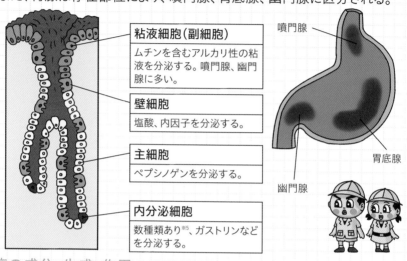

粘液細胞（副細胞）
ムチンを含むアルカリ性の粘液を分泌する。噴門腺、幽門腺に多い。

壁細胞
塩酸、内因子を分泌する。

主細胞
ペプシノゲンを分泌する。

内分泌細胞
数種類あり[5]、ガストリンなどを分泌する。

噴門腺

胃底腺

幽門腺

②胃液の成分・生成・作用

胃液は1日約2.5L分泌される無色透明、pH1〜2の強酸性の液体である。胃液中には塩酸、ペプシノゲン、ムチンなどが含まれる。

塩酸（胃酸）	ペプシノゲン[6]	ムチン
壁細胞からH$^+$とCl$^-$が別々に分泌され、HCl（塩酸）となる。ペプシノゲンをペプシンに変換したり、胃内の殺菌を行う。	主に主細胞から分泌される。塩酸等によってペプシンに変換され、タンパク質をポリペプチドに分解する。	粘液細胞（副細胞）から分泌されるムコタンパクで、胃粘膜を胃酸から保護する[7]。

塩酸
壁細胞
殺菌
ペプシノゲン
ペプシン

ペプシン
タンパク質

胃粘膜
ムチン
塩酸

③胃液の分泌調節

　胃液の分泌は自律神経とホルモンなどによって調節される。すなわち交感神経の興奮で分泌は低下し、副交感神経の興奮で分泌は亢進する。また、ガストリンは胃液（胃酸）分泌を促進し、セクレチンやGIP（胃抑制ペプチド）は胃液の分泌を抑制する。

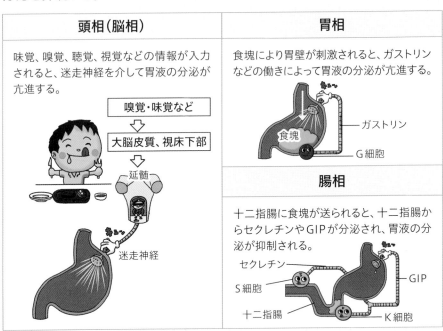

頭相（脳相）	胃相
味覚、嗅覚、聴覚、視覚などの情報が入力されると、迷走神経を介して胃液の分泌が亢進する。	食塊により胃壁が刺激されると、ガストリンなどの働きによって胃液の分泌が亢進する。

頭相（脳相）側：
嗅覚・味覚など
↓
大脳皮質、視床下部
延髄
迷走神経

胃相側：
ガストリン
食塊
G細胞

腸相

十二指腸に食塊が送られると、十二指腸からセクレチンやGIPが分泌され、胃液の分泌が抑制される。

セクレチン
S細胞
十二指腸
GIP
K細胞

雑学の部屋

反芻、反芻！ ウシの胃は4つある!?

　ウシやヒツジなどの反芻（はんすう）動物は4つの胃を持っている。食物はまず第1胃に入り、原虫や細菌によって発酵されて揮発性脂肪酸を生じる。これは第1胃と第2胃で一部吸収される。第2胃に入った食物は再び口腔に戻される。そこで2回目の咀嚼が行われ、嚥下される。再び嚥下された食物は第3胃に入り再び発酵され、最後に第4胃に運ばれる。第4胃では消化酵素による消化が行われ、小腸に送られる。

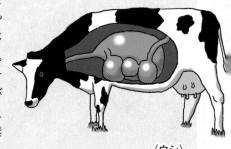

〈ウシ〉

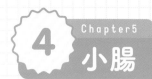

4 小腸

小腸は十二指腸、空腸、回腸からなり、食塊が消化され栄養素として吸収される。

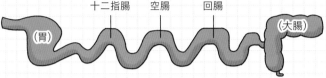

◆1 小腸運動

①小腸運動の種類

小腸運動には、分節運動、振子運動、蠕動運動がある。

分節運動	振子運動	蠕動運動
腸内容の混和に役立つ。輪走筋の働きによる。	腸内容の混和に役立つ。縦走筋の働きによる。	腸内容の輸送に役立つ。主に輪走筋の働きによる。

小腸運動は基本的には外来の神経（自律神経）によって調節されるんだけど、壁内神経や小腸平滑筋自体の性質によっても調節されているよ。

②胃－回腸反射

胃に食塊が入ると、反射的に回腸での蠕動運動が促進され、回盲弁が開く。この反射を胃-回腸反射という。

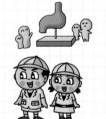

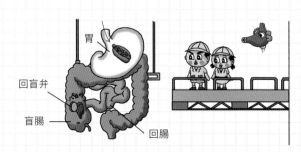

胃

回盲弁

盲腸

回腸

◆2 膵液

　膵臓でつくられた膵液は十二指腸に分泌される。さまざまな分解酵素を含み、1日あたり約1〜1.5L分泌される。また、多量のHCO_3^-（$NaHCO_3$）を含むため、アルカリ性を示す。

①膵液中の消化酵素

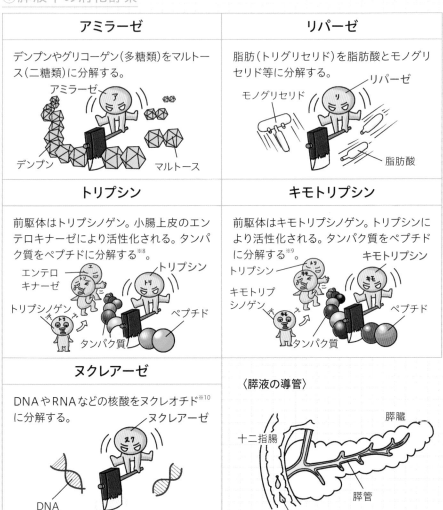

アミラーゼ	リパーゼ
デンプンやグリコーゲン（多糖類）をマルトース（二糖類）に分解する。	脂肪（トリグリセリド）を脂肪酸とモノグリセリド等に分解する。

アミラーゼ
デンプン
マルトース

リパーゼ
モノグリセリド
脂肪酸

トリプシン	キモトリプシン
前駆体はトリプシノゲン。小腸上皮のエンテロキナーゼにより活性化される。タンパク質をペプチドに分解する[8]。	前駆体はキモトリプシノゲン。トリプシンにより活性化される。タンパク質をペプチドに分解する[9]。

エンテロキナーゼ
トリプシノゲン
トリプシン
タンパク質
ペプチド

トリプシン
キモトリプシノゲン
キモトリプシン
タンパク質
ペプチド

ヌクレアーゼ

DNAやRNAなどの核酸をヌクレオチド[10]に分解する。

ヌクレアーゼ
DNA

〈膵液の導管〉

十二指腸
膵臓
膵管
膵液
酸性の内容物

②HCO_3^-（$NaHCO_3$）

　膵液中に含まれるHCO_3^-（$NaHCO_3$）は、胃から送られてきた酸性の内容物を中和する。

③膵液の分泌調節

膵液の分泌は自律神経（交感神経、副交感神経）、ホルモン（コレシストキニン、セクレチン）などによって調節される。

コレシストキニン	セクレチン
胃から十二指腸に内容物が入るとコレシストキニン[11]が分泌され、消化酵素に富んだ膵液が分泌される。 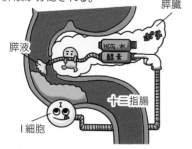	胃から十二指腸に内容物が入るとセクレチン[12]が分泌され、HCO_3^-や水に富んだ膵液が分泌される。 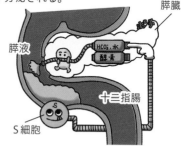

自律神経（交感神経、副交感神経）

膵液の分泌は副交感神経の興奮で促進し、交感神経の興奮で抑制される。

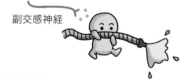 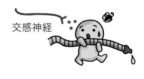

雑学の部屋

なが〜い なが〜い 草食動物の消化管！

植物中のセルロースという栄養素は、草食動物の消化管では分解不可能である。そこで草食動物は消化管の中に微生物を住まわせて、微生物にセルロースを分解させている。草食動物の腸管が非常に長いのは、植物を発酵させるためのスペースを確保した結果である。また、飛翔する鳥類に草食のものがほとんどいないのは、草食だと発酵のために食物が長時間留まって体重が重くなるので、進化の過程で肉食を選んだためである。

草食動物の消化管

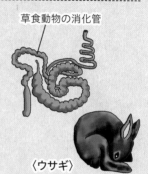

〈ウサギ〉

◆3 胆汁

　胆汁は肝臓でつくられ、胆嚢で濃縮されて、十二指腸内に分泌される。黄褐色の液体で、1日に約500mL分泌される。

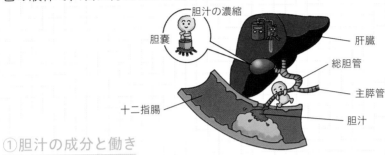

①胆汁の成分と働き

　胆汁には消化酵素が含まれないが、胆汁酸や胆汁色素、コレステロールが含まれ、腸管内での脂肪の消化吸収に重要な働きをする。

胆汁酸	
胆汁酸には界面活性作用※13があり、腸管内の脂肪を乳化する。 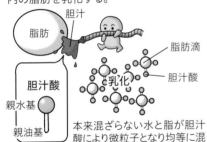 本来混ざらない水と脂が胆汁酸により微粒子となり均等に混ざり、乳濁液ができる（乳化）	乳化された脂肪は表面積が増大し、リパーゼが作用しやすくなる。 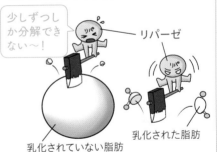
また、胆汁酸は脂肪の分解で生じた脂肪酸やモノグリセリド、リン脂質とともにミセルを形成する。ミセルは小腸粘膜へ移動する。 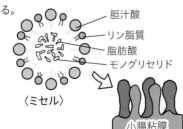	小腸粘膜で胆汁酸はミセルから離れ、腸肝循環を繰り返す。 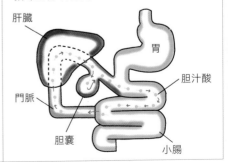

胆汁色素

破壊された赤血球由来のビリルビンなどからなる黄色い色素である。ほとんどが、糞便中に排泄される。

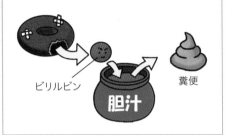

ビリルビン　　　　　糞便

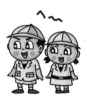

胆汁中のビリルビンやコレステロールが結晶化したものが胆石なんだよ!

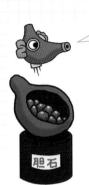

胆石

②胆汁の分泌調節

　胆汁酸やセクレチンは肝細胞からの胆汁分泌を促進する。また、コレシストキニンや副交感神経の興奮は胆嚢を収縮させる。

胆汁酸・セクレチン	コレシストキニン・副交感神経
腸肝循環で小腸から肝臓に戻された胆汁酸や、腸内容物に刺激されて分泌されたセクレチンは肝細胞での胆汁分泌を促進する。	腸内容物に刺激されて分泌されたコレシストキニンや副交感神経の興奮は胆嚢を収縮させ胆嚢内の胆汁を十二指腸に放出させる。

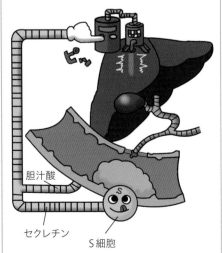

胆汁酸

セクレチン　　S細胞

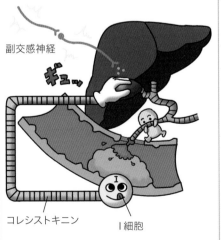

副交感神経

コレシストキニン　　I細胞

◆4 小腸での消化・吸収

　消化管内で膵液や胆汁の働きで消化された各種の栄養素は、空腸と回腸の刷子縁膜（P121参照）でさらに消化され、最終的に吸収される。

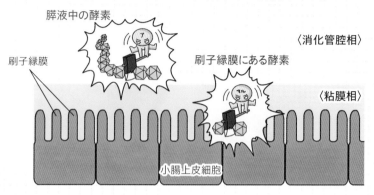

①腸液と刷子縁膜の消化酵素

　小腸から分泌される腸液にはエンテロキナーゼが含まれる。また、HCO_3^-（$NaHCO_3$）が含まれるので、胃酸を中和する働きもある。一方、刷子縁膜にはさまざまな消化酵素が存在し糖質[※14]などの分解が行われる。

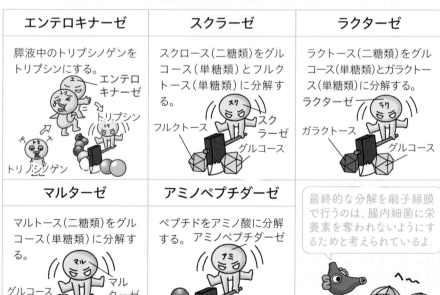

エンテロキナーゼ	スクラーゼ	ラクターゼ
膵液中のトリプシノゲンをトリプシンにする。	スクロース（二糖類）をグルコース（単糖類）とフルクトース（単糖類）に分解する。	ラクトース（二糖類）をグルコース（単糖類）とガラクトース（単糖類）に分解する。

マルターゼ	アミノペプチダーゼ	
マルトース（二糖類）をグルコース（単糖類）に分解する。	ペプチドをアミノ酸に分解する。	最終的な分解を刷子縁膜で行うのは、腸内細菌に栄養素を奪われないようにするためと考えられているよ。

②小腸での吸収機序

小腸粘膜は栄養素の吸収に非常に適した構造を持っている。

▶ 途方もない表面積

まず、小腸粘膜には輪状ヒダがあり、その表面には絨毛（じゅうもう）と呼ばれる突起がある。さらに絨毛には、小腸上皮細胞があり、この細胞にも微絨毛が並ぶ。このため、その表面積は200㎡にもなり、効率よく吸収が行われる。また、小腸上皮細胞膜は微絨毛が刷毛状に並ぶため、刷子縁膜（はけ）とも呼ばれる。

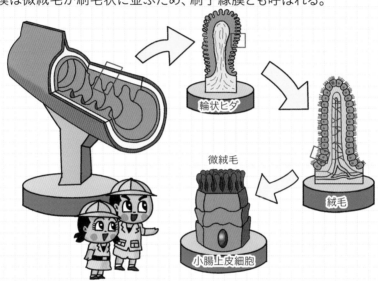

輪状ヒダ

微絨毛

絨毛

小腸上皮細胞

▶ 絨毛中の毛細血管とリンパ管

絨毛中には発達した毛細血管網とリンパ管があり、ここで各種の栄養素が血管内やリンパ管内に吸収される。

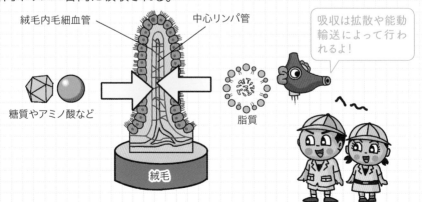

絨毛内毛細血管

中心リンパ管

糖質やアミノ酸など

脂質

絨毛

吸収は拡散や能動輸送によって行われるよ！

◆5 栄養素・水の吸収機序

①糖質

　糖質は単糖（グルコース、ガラクトース、フルクトース）に分解されて小腸壁の微絨毛から小腸上皮細胞内に吸収され[※15]、小腸内の血管を介して門脈に入る。

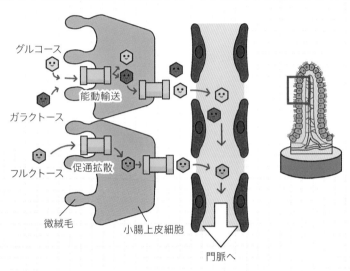

グルコース

能動輸送

ガラクトース

フルクトース

促通拡散

微絨毛

小腸上皮細胞

門脈へ

②タンパク質

　タンパク質は一般にアミノ酸に分解されて小腸壁の微絨毛から小腸上皮細胞内に吸収されるが、一部のジペプチド[※16]や未消化タンパク質も吸収[※17]される。

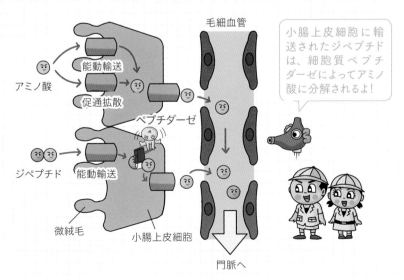

毛細血管

アミノ酸

能動輸送

促通拡散

ペプチダーゼ

ジペプチド

能動輸送

微絨毛

小腸上皮細胞

門脈へ

小腸上皮細胞に輸送されたジペプチドは、細胞質ペプチダーゼによってアミノ酸に分解されるよ！

③脂肪

1 胆汁酸によって乳化された脂肪小滴中のトリグリセリドはリパーゼによってモノグリセリドと脂肪酸に分解される。

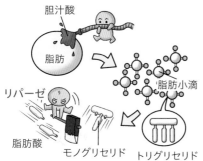

胆汁酸
脂肪
リパーゼ
脂肪酸
モノグリセリド
脂肪小滴
トリグリセリド

2 モノグリセリドと脂肪酸は胆汁酸などとミセルを形成し、ミセルは拡散によって小腸粘膜に達する。

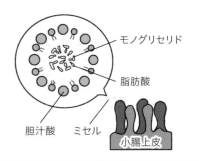

モノグリセリド
脂肪酸
胆汁酸　ミセル
小腸上皮

3 小腸粘膜付近でミセルは壊れ、モノグリセリドや脂肪酸は単純拡散によって小腸上皮細胞内に吸収される。

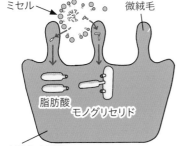

ミセル　微絨毛
脂肪酸
モノグリセリド
小腸上皮細胞

4 小腸上皮細胞内でモノグリセリドと脂肪酸は再びトリグリセリドになり、コレステロールやアポタンパク質[※18]とともにカイロミクロンを形成する。

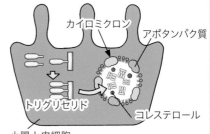

カイロミクロン
アポタンパク質
トリグリセリド
コレステロール
小腸上皮細胞

5 カイロミクロンはエクソサイトーシスによって小腸上皮細胞から出て、リンパ管に入る。

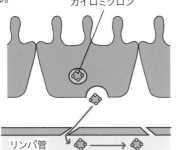

カイロミクロン
リンパ管

6 カイロミクロンはリンパ系を経て、左鎖骨静脈角から体循環系に入る。

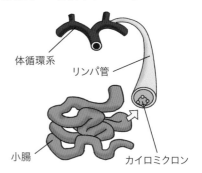

体循環系
リンパ管
小腸
カイロミクロン

④水

腸管内には1日当たり約9L（消化液7L、摂取した水2L）の水分が入る。これらの水分は、小腸で約83％、大腸で約16％吸収され、残りの約1％は糞便中に排出される。

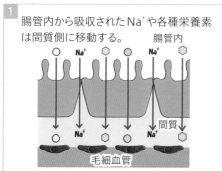

1 | 腸管内から吸収されたNa⁺や各種栄養素は間質側に移動する。

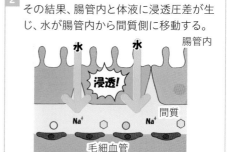

2 | その結果、腸管内と体液に浸透圧差が生じ、水が腸管内から間質側に移動する。

⑤ビタミン

脂溶性ビタミン（A、D、E、K）は食物中の脂肪とともに吸収される。水溶性ビタミン（B、C）は消化管から容易に吸収されるが、B_{12}は原則的に胃から分泌される内因子と結合することで吸収される。

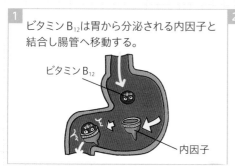

1 | ビタミンB_{12}は胃から分泌される内因子と結合し腸管へ移動する。

ビタミンB_{12}

内因子

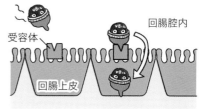

2 | ビタミンB_{12}と内因子の複合体は回腸上皮の受容体に結合し、吸収される。

回腸腔内

受容体

回腸上皮

⑥ミネラル

ミネラルは胃酸によってイオン化されて吸収される。このとき1価のイオン（Na^+、K^+、Cl^-など）は容易に吸収されるが、2価のイオン[※19]（Ca^{2+}、Mg^{2+}、Fe^{2+}など）は吸収されづらく、能動輸送、または受動輸送によって吸収される。

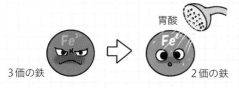

3価の鉄　　胃酸　　2価の鉄

食品中の鉄は3価のイオンだから、胃酸で2価にしないと吸収できないんだ。

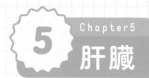

肝臓

肝臓の働きは多岐にわたる。

◆1 物質代謝

肝臓は三大栄養素（糖質、脂質、タンパク質）の代謝に深くかかわる。

①糖代謝

1 小腸から吸収されたフルクトース、ガラクトースを生体で利用可能なグルコースに変換する。

2 グルコースからグリコーゲンを合成、グリコーゲンをグルコースに分解し血糖値をコントロールする。

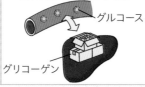

3 ピルビン酸やアミノ酸を糖に変換する（糖新生）。

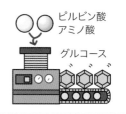

②脂質代謝

1 小腸から吸収された脂質をリポタンパク質に組み込む。

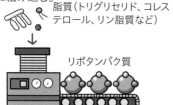

2 アセチルCoAからコレステロールを合成する。

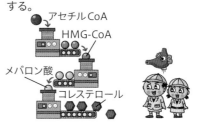

③タンパク質代謝

1 さまざまなタンパク質[20]が合成される。

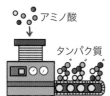

2 必須アミノ酸から非必須アミノ酸を生成する。

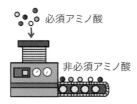

3 役割を終えたタンパク質を代謝し、尿素に変える。

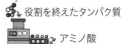

◆2 物質代謝以外の働き

胆汁の生成・分泌

胆汁中の胆汁酸はコレステロールから生成される。また、胆汁色素はヘモグロビン由来の抱合型ビリルビンである。

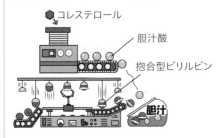

解毒作用

肝細胞にはさまざまな酵素が存在し、アルコールや薬物を代謝し解毒する。

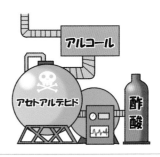

ビタミン・鉄の貯蔵

ビタミンA、B$_{12}$、Dや鉄は肝臓に貯蔵される。

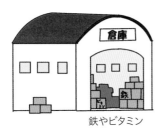

鉄やビタミン

血液凝固にかかわる働き

血液凝固にかかわるフィブリノゲンや多くの血液凝固因子、ヘパリンなどは肝臓で生成される。

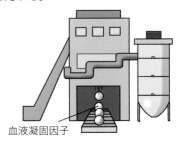

血液凝固因子

血液量の調節

肝臓は全血液の約10%を貯蔵し、循環血液量を調節している。

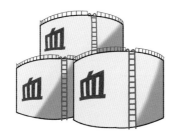

その他の働き

クッパー細胞による生体防御作用、ホルモンの前駆体生成、変換、不活性化などを行っている。

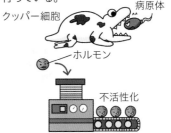

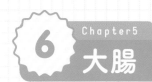

6 Chapter5 大腸

大腸は盲腸、結腸（上行結腸、横行結腸、下行結腸、S状結腸）、直腸に区分される。

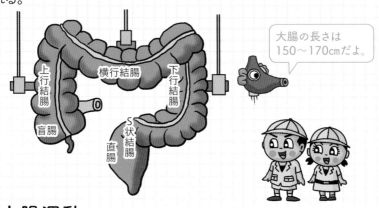

大腸の長さは150〜170cmだよ。

横行結腸

上行結腸

下行結腸

盲腸

S状結腸

直腸

◆1 大腸運動

大腸は、分節運動、蠕動運動を行う。また、逆蠕動や大蠕動もみられる。

逆蠕動	大蠕動
盲腸と上行結腸の間で起こる。この間に水の吸収と腸内細菌による内容物の分解が行われる。 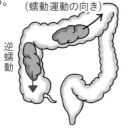 （蠕動運動の向き） 逆蠕動	1日に数回腸管内の内容物の輸送を一気に行う。また、摂食後数分で起こる大蠕動は、胃の充満による「胃-大腸反射」による。 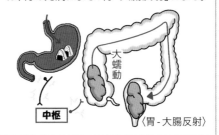 大蠕動 中枢 〈胃-大腸反射〉

◆2 大腸運動の調節

大腸運動は副交感神経（主に骨盤神経）の興奮で促進し、交感神経（主に下腹神経）の興奮で抑制される。

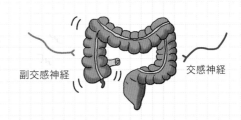

副交感神経

交感神経

◆3 大腸液

大腸液は粘液に富んだアルカリ性の液体である。消化酵素は含まず、糞塊の輸送をスムーズにしたり、大腸壁の保護に役立つ。

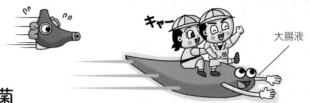

大腸液

◆4 腸内細菌

食物繊維（難消化性糖類）は大腸内の細菌によって短鎖脂肪酸[※21]に変えられて吸収される。また、ビタミンKの一部は腸内細菌によって生成される。

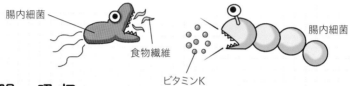

腸内細菌

食物繊維

ビタミンK

腸内細菌

◆5 大腸の吸収

大腸では水とNa^+の吸収が行われる。

7 Chapter5 排便

1	2	3

1 糞塊が直腸壁を伸展させると、その情報は骨盤神経の求心路を介して仙髄後根に入力する。

2 興奮は骨盤神経の遠心路を介して、直腸の蠕動運動亢進、内肛門括約筋を弛緩させる（排便反射）。このとき排便が不可能であれば、外肛門括約筋を収縮させ排便を保留する。

3 排便が可能な状態になると腹圧を上昇させ、陰部神経を介して外肛門括約筋の収縮を解除し排便が起こる（随意性排便）。

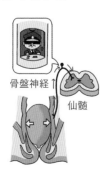

骨盤神経

仙髄

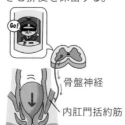

骨盤神経

内肛門括約筋

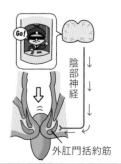

陰部神経

外肛門括約筋

MEMO

※1 唾液中のHCO₃⁻は齲歯（虫歯）の原因菌がつくる酸を中和し、Ca^{2+}は再石灰化に関与するため、これらの電解質は齲歯の予防に重要である。

※2 嚥下反射の求心路は三叉神経、舌咽神経、迷走神経で、中枢は延髄、遠心路は舌咽神経、迷走神経である。

※3 蠕動運動とは、連続する平滑筋の収縮により、管腔内の物質をある一定方向に移動させる運動のことである。

※4 CTZとは、化学受容器引き金帯ともいう。嘔吐中枢の背側にあり、嘔吐中枢にインパルスを送る。

※5 内分泌細胞には、EC細胞（セロトニン分泌）、ECL細胞（セロトニン、ヒスタミン分泌）、G細胞（ガストリン分泌）、D細胞（ソマトスタチン分泌）、A-like細胞（グレリン分泌）がある。

※6 ペプシノゲンは、主細胞や副細胞から分泌される。pH5.0以下でペプシンになる。また、ペプシンの至適pHは2.0である。

※7 胃粘膜の保護は、ムチンの他に胃液中のHCO₃⁻も関与する。

※8 トリプシンは塩基性アミノ酸を分解する。

※9 キモトリプシンは芳香族アミノ酸を分解する。

※10 ヌクレオチドとは、ヌクレオシド（糖にプリン塩基またはピリミジン塩基が結合したもの）にリン酸基が結合したものである。

※11 コレシストキニンは、脂肪酸、ペプチド、アミノ酸による刺激で分泌が促進される。

※12 セクレチンは、管腔内のpHが4.5以下になると、これが刺激となって分泌が促進される。

※13 界面活性作用とは、分子内に親水基と親油基の両方を持つ物質の作用。極性物質と非極性物質を均等に混合する作用のことである。

※14 マルトースは麦芽糖、グルコースはブドウ糖、スクロースはショ糖、フルクトースは果糖、ラクトースは乳糖、ガラクトースは脳糖とも呼ばれる。

※15 グルコース、ガラクトースはSGLT1を介して能動輸送で、フルクトースはGLUT5を介して受動輸送（促通拡散）により、小腸上皮細胞内に輸送される。一方、血管へは、GLUT2、GLUT5を介して受動輸送（促通拡散）される。

※16 ジペプチドとは、アミノ酸が二個結合した分子のことである。

※17 未消化タンパク質は、飲作用によって吸収される。

※18 アポタンパク質とは、リポタンパク質の表面に存在し、リポタンパク質の認識などにかかわるタンパク質のことである。

※19 2価のイオンは、不安定（他の物質と結合しやすい）なため、吸収が困難である。

※20 例えばアルブミンやフィブリノゲンなどの血漿タンパクは肝臓でつくられる。

※21 ヒトの消化管で腸内細菌によってつくられる短鎖脂肪酸には酢酸、プロピオン酸、酪酸がある。

☑消化・吸収ゾーンのポイント

1. 消化器系の構造
□消化管には筋層間神経叢（アウエルバッハ神経叢）と、粘膜下神経叢（マイスネル神経叢）がある。

2. 口腔
□唾液の成分：水
　　　　　　　唾液アミラーゼ（デンプンをマルトースに分解）
　　　　　　　ムチン
　　　　　　　電解質（HCO_3^-やCa^{2+}）
□唾液腺：舌下腺［舌下小丘、舌下ヒダに開口　顔面神経支配（鼓索神経）］
　　　　　顎下腺［舌下小丘に開口　顔面神経支配（鼓索神経）］
　　　　　耳下腺［口腔前庭に開口　舌咽神経支配］
□唾液分泌の中枢は延髄である。
□嚥下の第1相は随意運動であるが第2相、第3相は反射運動である。

3. 胃
□胃運動は平滑筋の性質や壁内神経叢、自律神経やホルモンによって調節される。
□嘔吐中枢は延髄にある。
□胃腺は粘液細胞（副細胞）、主細胞、壁細胞、内分泌細胞から構成される。
□粘液細胞（副細胞）：ムチンを分泌する。
□壁細胞：塩酸や内因子を分泌する。
□主細胞：ペプシノゲンを分泌する。
□内分泌細胞：ガストリンなどの消化管ホルモンを分泌する。
□胃液は無色透明、pH1〜2の強酸性の液体である。
□胃液には以下のものが含まれる。
　塩酸（胃酸）：ペプシノゲンをペプシンに変換する。
　ペプシノゲン：タンパク質をポリペプチドなどに分解する。
　ムチン：胃粘膜を胃酸から保護する。
□胃液の分泌調節
　・味覚、嗅覚などの情報入力で分泌亢進。
　・ガストリンにより分泌亢進。
　・セクレチンにより分泌抑制。
　・副交感神経興奮で分泌亢進、交感神経興奮で分泌抑制。

4.小腸

□小腸運動には分節運動、振子運動、蠕動運動がある。

□胃に食塊が入ると反射的に回腸が動き、回盲弁が開く。これを胃-回腸反射という。

□膵液はさまざまな分解酵素を含むアルカリ性（$NaHCO_3$を含むため）の液体である。

□膵液の分泌調節
- ・コレシストキニンは消化酵素に富んだ膵液を分泌させる。
- ・セクレチンはHCO_3^-や水に富んだ膵液を分泌させる。
- ・副交感神経の興奮で亢進、交感神経の興奮で抑制。

□胆汁の成分

　胆汁酸：脂肪を乳化し、リパーゼを作用しやすくする。
　　　　　　　脂肪酸やモノグリセリド、リン脂質などとともにミセルを形成する。

　胆汁色素：赤血球由来のビリルビン。

□胆汁の分泌調節
- ・セクレチンは肝細胞での胆汁分泌を促進する。
- ・コレシストキニンや副交感神経の興奮は胆嚢を収縮させる。

□小腸粘膜には微絨毛という構造があり、効率よく吸収が行われる。

□小腸での吸収機序

　糖質：単糖（グルコース、ガラクトース、フルクトース）に分解されて吸収される。
　　　　　グルコースは能動的に吸収される。

□タンパク質：一般にアミノ酸に分解されて吸収される。
　　　　　　　　　アミノ酸は能動輸送や促通拡散によって吸収される。

□脂肪：モノグリセリドと脂肪酸に分解され単純拡散によって吸収される。

□水：小腸で83%、大腸で16%受動的に吸収される。

□ビタミン：水溶性ビタミンは容易に吸収される。脂溶性ビタミンは食物中の脂肪とともに吸収される。ビタミンB_{12}は胃からの内因子と結合して吸収される。

□ミネラル：Na^+や、2価のイオン（Ca^{2+}、Mg^{2+} Fe^{2+}など）は能動的、または受動的に吸収される。

5.肝臓

□肝臓の働きは多岐にわたる。
- ・糖代謝：グルコースをグリコーゲンに、グリコーゲンをグルコースにする。
- ・脂質代謝：脂質をリポタンパク質へ組み込む。コレステロールの合成。
- ・タンパク質代謝：さまざまなタンパク質を生成する。
　　　　　　　　　　　　必須アミノ酸から非必須アミノ酸を生成する。
　　　　　　　　　　　　役割を終えたタンパク質から生じたアミノ酸を尿素に変える。

- ・胆汁の生成、分泌。
- ・解毒作用。
- ・ビタミンや鉄の貯蔵。
- ・血液凝固因子の生成。
- ・血液の貯蔵。
- ・クッパー細胞による生体防御。
- ・ホルモン代謝：ホルモンの前駆体生成、変換、不活性化などを行う。

(6.大腸)

□大腸運動

逆蠕動：盲腸と上行結腸の間で起こる。

大蠕動：1日に数回腸管内の内容物の輸送を一気に行う。

□大腸液は粘液に富んだアルカリ性の液体で、消化酵素は含まない。

□大腸では水やNa^+の吸収が行われる。

(7.排便)

□排便反射の求心路は骨盤神経である。

□随意性排便の遠心路は陰部神経である。

〈消化酵素まとめ〉

	消化酵素	基質	分解産物
唾液	アミラーゼ	デンプン	マルトース
胃液	ペプシン	タンパク質	ポリペプチド
膵液	アミラーゼ	デンプン	マルトース
	リパーゼ	トリグリセリド	モノグリセリド 脂肪酸など
	トリプシノゲン キモトリプシノゲン	タンパク質	ペプチド
	ヌクレアーゼ	核酸	ヌクレオチド
小腸上皮細胞 （刷子縁膜）	マルターゼ	マルトース	グルコース
	スクラーゼ	スクロース	グルコース フルクトース
	ラクターゼ	ラクトース	グルコース ガラクトース
	アミノペプチダーゼ	ペプチド	アミノ酸

第6章
栄養と代謝ゾーン

▼

ここでは各種栄養素の代謝と働きについて紹介するよ。
特に三大栄養素の代謝とその働きは重要だよ！

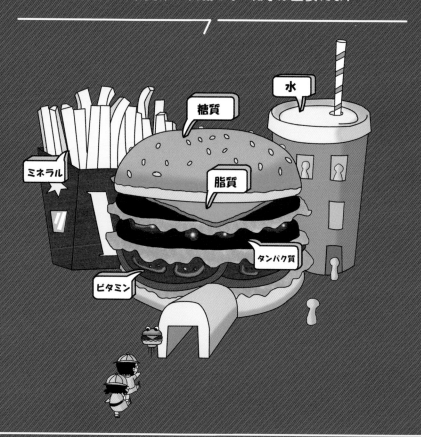

1 栄養素

◆1 栄養素とは

　通常、食品として摂取して消化管から吸収される物質のうち、生体が生命現象を営むために必要な物質群を、栄養素という。

◆2 三大栄養素

　栄養素のうち、糖質（炭水化物）、脂質、タンパク質はATP（アデノシン三リン酸）をつくり出せるので、三大栄養素という。それ以外のビタミンやミネラルはエネルギー源にはならないが、生体機能の維持に重要である。

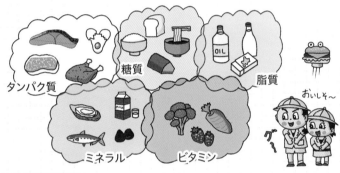

2 代謝

◆1 三大栄養素が持つエネルギー量

　生体内で三大栄養素が分解されるとき、エネルギーを放出する。1g当たりに放出されるエネルギー量は、糖質で4kcal[※1]、タンパク質も4kcal、脂質は9kcalである。

糖質：4kcal/g

タンパク質：4kcal/g

脂質：9kcal/g

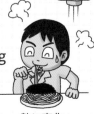
熱に変化

放出されたエネルギーは熱に変化したり、ATPに蓄えられたりするよ！

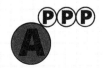
ATPに蓄えられる

◆2 エネルギー消費量

体内に吸収した栄養素が分解される際に放出されたエネルギーは、以下に挙げることに消費される。

①基礎代謝と基礎代謝量

安静覚醒時に生命維持（心拍動、呼吸、筋緊張など）に必要な最小限の代謝を基礎代謝という。また、単位時間（例えば1日）当たりの基礎代謝を基礎代謝量という（1日の総エネルギー消費量の約60％）。

1 基礎代謝量[※2]は覚醒直後の空腹時、室温は23～24℃、安静臥位で測定する。

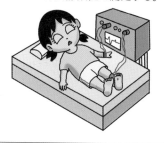

2 成人の基礎代謝量は男性で1500kcal/日、女性で1200kcal/日である。

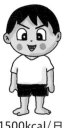
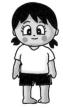

1500kcal/日　　　1200kcal/日

3 基礎代謝量の特徴は、以下のとおりである。

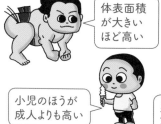

体表面積が大きいほど高い

小児のほうが成人よりも高い

男性のほうが女性よりも高い

加齢にともなって低下する

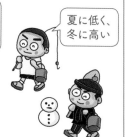

夏に低く、冬に高い

②特異動的作用（食事誘発性産熱反応）

食事摂取にともなって、体温が上昇する。この現象を特異動的作用という。これは栄養素が消化吸収され、代謝される過程でATPが消費される際に熱が産生されるためである（1日の総エネルギー消費量の約10％）。

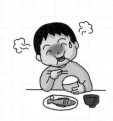

0.1～0.3℃上昇するんだ！

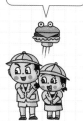

③身体活動とエネルギー消費量

　身体活動によるエネルギー消費は、運動によるものと生活活動によるものに分けられる（1日の総消費エネルギーの約30%）。身体活動によるエネルギー消費量は個人差が大きく、また、運動の強度によって大きく変化する。

〈エネルギー代謝率とMETs〉

1 身体活動に要するエネルギー量が基礎代謝量の何倍に当たるかを示したものをエネルギー代謝率（RMR）といい、以下の式で算出される。

$$RMR = \frac{活動時エネルギー消費量 - 安静時エネルギー消費量}{基礎代謝量}$$

2 また、安静時のエネルギー消費量[※3]を1とし、活動時エネルギー消費量が安静時の何倍に相当するかを数値化したものをMETs（メッツ）といい、以下の式で算出される。

$$METs = \frac{活動時エネルギー消費量}{安静時エネルギー消費量}$$

〈RMR[※4]〉

動作	RMR
読書	0.1
身じたく	0.4
食事	0.4
入浴	0.7
炊事	1.5
掃き掃除	3.0
歩行60m/分	1.8
歩行100m/分	4.7

〈METs〉

運動	METs
歩行20分	3
自転車15分	4
ジョギング10分	6
階段昇降10分	6
ランニング7〜8分	8
水泳7〜8分	8

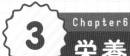

Chapter6
3 栄養素の働きと代謝

◆1 糖質（炭水化物）

糖質（炭水化物）は単糖と、単糖が数珠つなぎになった二糖や多糖がある。

①糖質の分類

単糖類	グルコース（ブドウ糖）	ガラクトース		フルクトース（果糖）
二糖類	スクロース（ショ糖） グルコース+フルクトース	ラクトース（乳糖） グルコース+ガラクトース		マルトース（麦芽糖） グルコース+グルコース
多糖類	デンプン グルコースが多数	グリコーゲン グルコースが多数		

単糖が10個以上結合したものが多糖類なんだ。二糖類と多糖類の間のものは少糖類または、オリゴ糖と呼ぶよ！

 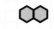 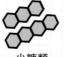

単糖類　　二糖類　　少糖類　　　　多糖類

②糖質の働き

糖質は主に生命活動のエネルギー源（ATPの原材料）となる。グルコースは血糖として血中に多くあり、すべての細胞においてATPの原材料となる。その他、糖鎖や核酸、脂質、アミノ酸の合成にも利用される。

1 糖質は細胞内で代謝され、ATPになる。ATPはさまざまな生命活動に利用される。

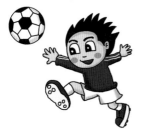

2 糖質はタンパク質や脂質などとともに、多様な分子をつくり出す。赤血球の膜上にある糖鎖

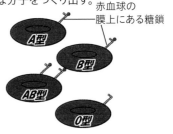

③糖質代謝

解糖・クエン酸回路・電子伝達系を合わせて内呼吸という[5]。

▶ 解糖（嫌気的代謝）

細胞質において、嫌気的[6]に1分子のグルコースが2分子のピルビン酸に分解される過程を解糖という。このとき、1分子のグルコース当たり2分子ずつのATP[7]とNADH[8]が合成される。

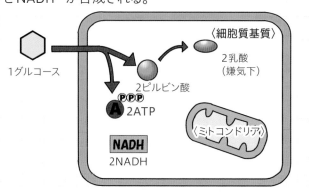

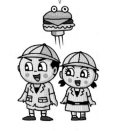

嫌気的条件が続いた場合、ピルビン酸は乳酸に変わるよ！

▶ クエン酸回路（TCAサイクル、クレブス回路）

解糖で得られたピルビン酸は好気的条件下では、ミトコンドリアのマトリックス[9]でアセチルCoAとなり、クエン酸回路[10]に入る。この回路はアセチルCoAを酸化するシステムで、2分子のATPと6分子のNADH、2分子の$FADH_2$[11]を生じる。

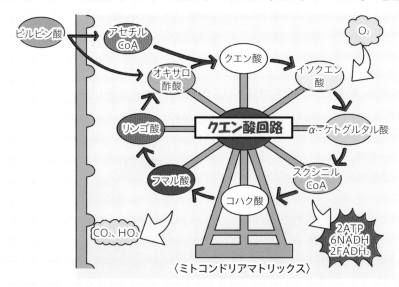

▶ 電子伝達系

解糖やクエン酸回路でつくられたNADHやFADH$_2$を使い、ミトコンドリア内膜にある電子伝達系でADP（アデノシン二リン酸）をリン酸化し34分子のATPをつくる。ATP産生にはO$_2$が必要で、その反応でCO$_2$が生じる。

1 NADHやFADH$_2$はミトコンドリア内膜に運ばれ、H$^+$（水素イオン）とe$^-$（電子）を切り離す。

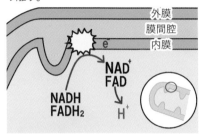

2 e$^-$が内膜の中を流れる際に発生したエネルギーによってH$^+$が膜間腔に移動し、膜間腔に大量のH$^+$が溜まってくる。

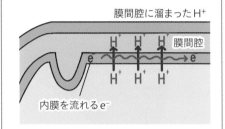

3 すると、膜間腔のH$^+$がマトリックス内に逆流※12する。

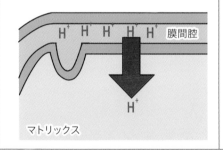

4 このときのエネルギーを使い、ADPをリン酸化して1分子当たり34分子ものATPが合成される。

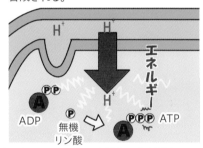

▶ グリコーゲンの合成と分解

グリコーゲンの合成	グリコーゲンの分解
小腸で吸収されたグルコースは、インスリンの作用で肝臓や骨格筋でグリコーゲンに合成※13され貯蔵される。	血糖値が低下した場合、グルカゴンやアドレナリンなどの作用でグリコーゲンはグルコースに分解されて血液中に放出される。
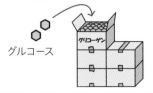	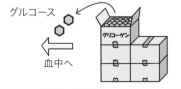

▶ 糖新生

糖新生[※14]とは、生体内でピルビン酸やアラニン（アミノ酸）、グリセロール、乳酸など、糖質以外の物質からグルコースをつくり出すことをいう。飢餓状態などでグルコースの供給が不足した際に起こる。

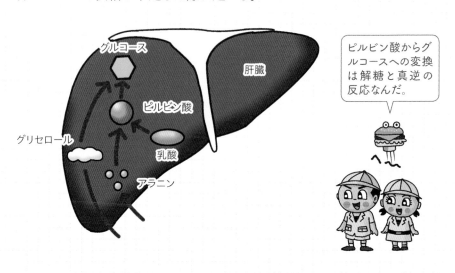

グルコース

肝臓

ピルビン酸

グリセロール

乳酸

アラニン

ピルビン酸からグルコースへの変換は解糖と真逆の反応なんだ。

雑学の部屋

お肉からグルコース!?
肉食動物の発達した糖新生システム

ライオンなどの肉食動物は、摂取栄養がタンパク質と脂肪に偏り、糖質の摂取が不足する。このため、これらの動物の糖新生の酵素活性は高い。タンパク質から分解されて得られた糖原性アミノ酸から糖新生を行って、体内で必要な糖分を生成し、補っている。

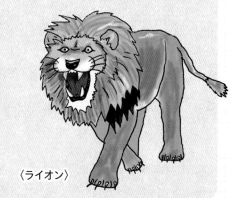

〈ライオン〉

◆2 脂質（脂肪）

脂質（脂肪）は主に炭素、酸素、水素からなる、水に不溶な物質である。単純脂質、複合脂質、誘導脂質などに分類される。

①脂質の分類

単純脂質	複合脂質	誘導脂質
中性脂肪 （トリグリセリドなど）	リン脂質、糖脂質、リポタンパク質	脂肪酸、ステロイド、脂溶性ビタミン
アルコールと脂肪酸がエステル結合[15]した化合物。食物中の単純脂質の大部分は中性脂肪である。	リン酸、糖、タンパク質などを含む脂質。	単純脂質や複合脂質が加水分解された物質のうち脂溶性のものなど。

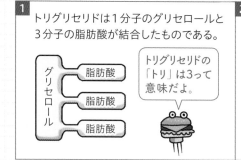

〈リン脂質〉　〈リポタンパク質〉

（単純脂質の図：グリセロール〈アルコール〉[16]、脂肪酸、脂肪酸、脂肪酸）

リン酸など　コレステロール　リン脂質　アポタンパク質　中性脂肪　脂質

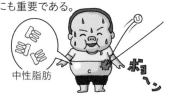

脂肪酸　ステロイド

②脂質の働き

▶中性脂肪（トリグリセリドなど）[17]

1 トリグリセリドは1分子のグリセロールと3分子の脂肪酸が結合したものである。

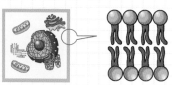

グリセロール　脂肪酸　脂肪酸　脂肪酸

> トリグリセリドの「トリ」は3って意味だよ。

2 脂肪細胞[18]は細胞質中に大量の中性脂肪を貯蔵エネルギーとして蓄えることができる。また脂肪細胞は体熱の保存や内臓の保護にも重要である。

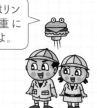

中性脂肪

▶リン脂質

リン脂質は細胞膜の構成成分などに利用される。

> 細胞の膜はリン脂質が二重になっているよ。

リン脂質

▶ リポタンパク質

リポタンパク質は、血漿中において脂質を運搬するための複合体粒子であり、脂質とアポタンパク質[19]が結合したものである。その密度によって、カイロミクロン、VLDL、LDL、HDLに分類される。

カイロミクロン（キロミクロン）	VLDL（超低密度リポタンパク質）
小腸で吸収されたトリグリセリドをさまざまな組織に輸送する。最も密度が低い（脂質の割合が高い）リポタンパク質である。 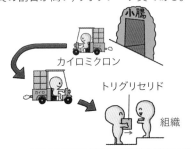	肝臓で生成され、さまざまな組織にトリグリセリドを供給する。トリグリセリドの比率が低くなると密度が増してLDLになる。 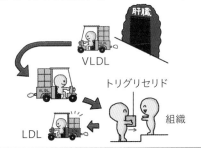
LDL（低密度リポタンパク質）	HDL（高密度リポタンパク質）
リポタンパク質中でコレステロールの[20]比率が最も高く、さまざまな組織にコレステロールを供給する。 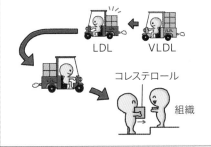	肝臓で生成される。血管内皮などの組織に蓄積したコレステロールを取り込むとIDL（中密度リポタンパク質）になり、肝臓にコレステロールを運搬する。 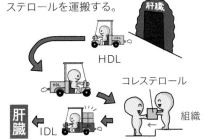

〈リポタンパク質に占める脂質の割合〉

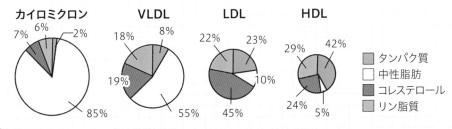

▶脂肪酸

　中性脂肪[※21]の構成成分となる物質で、ATP産生の原料に使われる。さまざまな種類があり、融点の高い飽和脂肪酸と融点の低い不飽和脂肪酸に分類される。

1 生体内で糖の利用効率が低下すると、脂肪細胞中のトリグリセリドがグリセロールと脂肪酸に分解される。	**2** 脂肪酸は血中に出て各細胞に取り込まれ、補酵素Aが結合してアシルCoAとなる。

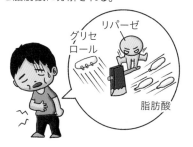

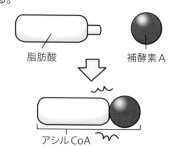

3 アシルCoAはミトコンドリア内で切断(酸化)されアセチルCoAとFADH$_2$、NADHがつくられる。この脂肪酸からアセチルCoAを取り出す過程をβ酸化という。	**4** ちなみにアシルCoAの切断(酸化)は、アシルCoAのβ位の炭素(C)で起こるのでβ酸化という。

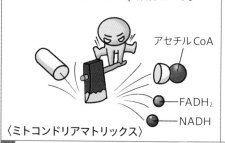

〈ミトコンドリアマトリックス〉

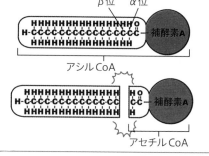

5 β酸化で得られたアセチルCoAはクエン酸回路、FADH$_2$とNADHは電子伝達系に入る。
このとき、1分子の脂肪酸(パルミチン酸の場合)から正味129分子のATPが産生される。

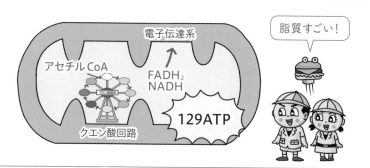

▶ ステロイド

　ステロイドとは、分子中にステロイド核[22]を持つ脂質の総称である。コレステロールはステロイドの一種であり、食品から摂取する一方、ほとんどの細胞でアセチルCoAから合成している。コレステロールの働きは以下のとおりである。

胆汁酸の原料	細胞膜の構成要素	ホルモンの前駆物質
胆汁酸は肝細胞でコレステロールからつくられる。	細胞膜の安定性[23]に寄与する。	コレステロールからステロイドホルモンがつくられる。

◆3 タンパク質

　タンパク質[24]は多数のアミノ酸がペプチド結合[25]により数珠状につながり立体構造を取る物質である。

①アミノ酸

　タンパク質を構成するアミノ酸は20種類あり、生体内で合成可能な非必須アミノ酸と合成不可能な必須アミノ酸に分けられる。

必須アミノ酸	トリプトファン、ロイシン、リシン、バリン、トレオニン（スレオニン）、フェニルアラニン、メチオニン、イソロイシン、ヒスチジン
非必須アミノ酸	グリシン、アラニン、セリン、アスパラギン酸、アスパラギン、グルタミン酸、グルタミン、プロリン、チロシン、システイン、アルギニン[26]

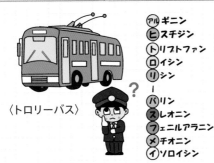

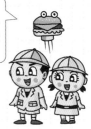

必須アミノ酸は「ある日、トロリーバス不明」って覚えるといいよ！

②タンパク質の働き

タンパク質は生物に固有の物質であり、さまざまな組織の構成材料となったり、酵素になったりして、生命現象の発現に重要な働きをする。

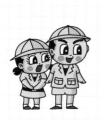

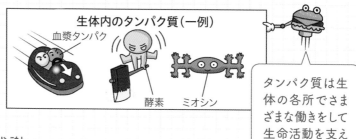

生体内のタンパク質（一例）

血漿タンパク

酵素　　ミオシン

タンパク質は生体の各所でさまざまな働きをして生命活動を支えているんだよ！

③タンパク質代謝

▶タンパク質の合成

生体内に存在するタンパク質は10万種にも及ぶと言われている。タンパク質はDNAの遺伝情報にしたがって、アミノ酸が配列され合成される（P21参照）。

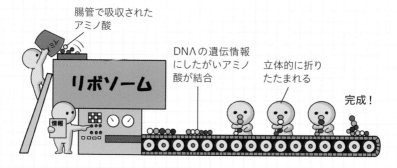

腸管で吸収されたアミノ酸

DNAの遺伝情報にしたがいアミノ酸が結合

立体的に折りたたまれる

完成！

リボソーム

情報

▶アミノ酸の合成

生体内では非必須アミノ酸を合成することができる。新たなアミノ酸の合成には他のアミノ酸や解糖系でグルコースから生じた中間代謝物が利用される。

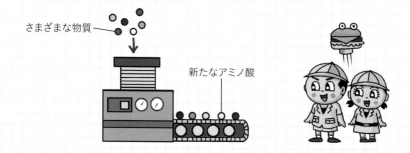

さまざまな物質

新たなアミノ酸

▶ タンパク質の分解

1 まず、タンパク質はアミノ酸に分解される。 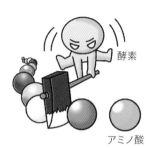 酵素 アミノ酸	**2** アミノ酸からアミノ基転移反応によって新たなアミノ酸(ほとんどの場合グルタミン酸)が生成される。 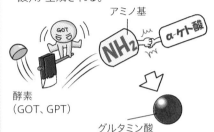 酵素 (GOT、GPT) アミノ基 NH₂ α-ケト酸 グルタミン酸
3 グルタミン酸は、脱アミノ反応によってアンモニアを生じる。 酵素 (グルタミン酸デヒドロゲナーゼ) 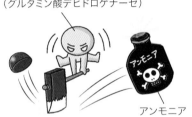 アンモニア	**4** 毒性の強いアンモニアは肝臓で尿素回路によって尿素に変換され腎臓から尿中に排泄される。 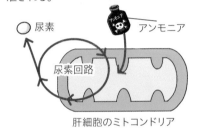 尿素 アンモニア 尿素回路 肝細胞のミトコンドリア

▶ アミノ酸からのATP合成

　アミノ酸からATPの合成過程はアミノ酸の種類によってさまざまである。例えば、筋肉から放出されるアラニンはピルビン酸に変換されクエン酸回路に入ったり、糖新生によってグルコースになってATPの材料として利用されたりする。

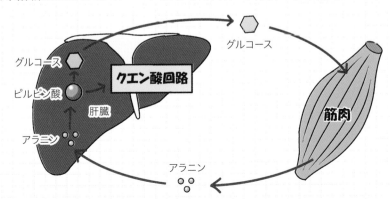

グルコース
グルコース
ピルビン酸
クエン酸回路
肝臓
アラニン
筋肉
アラニン

◆4 呼吸商

1 呼吸商とは、単位時間当たりのO_2消費量とCO_2産生量の比であり、以下の式で求められる。

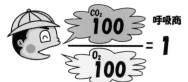

$$呼吸商 = \frac{二酸化炭素産生量}{酸素消費量}$$

2 仮にエネルギー基質として糖質のみを利用した場合、O_2消費量とCO_2産生量は同量となるため、呼吸商は1になる。

$$\frac{CO_2\ 100}{O_2\ 100} = 1 \quad 呼吸商$$

3 脂質の場合はO_2消費量がCO_2産生量よりも多いので、呼吸商は約0.7になる。

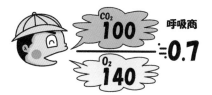

$$呼吸商 ≒ 0.7$$

CO_2 100
O_2 140

4 これは、脂質は糖質に比べて酸素原子含有量が相対的に少ないため、代謝の際、糖質に比べて酸素消費量が多くなるからである。

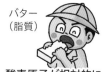

バター（脂質）
酸素原子が相対的に少ないから、代謝にたくさんO_2が必要

キャンディー（糖質）
酸素原子が相対的に多いから、代謝に比較的O_2が少なくてすむ

＊タンパク質の場合、呼吸商は約0.8になる。

◆5 ビタミン

　ビタミンとは、ヒトの生理機能維持に微量ながらも必要な栄養素のうち、生体内で十分な量を合成できない有機化合物の総称である。

①ビタミンの分類

　ビタミンには水溶性（B、C）のものと、脂溶性（A、D、E、K）のものがある。

水溶性ビタミン	脂溶性ビタミン
尿中に排泄されやすく、常時摂取する必要がある。摂取不足で欠乏症になりやすい。	体内の脂肪組織に蓄積しやすく、摂取過剰でさまざまな障害が起こる。
ビタミンC　摂取／排泄されやすい	ビタミンA　レバー　摂取／排泄されにくい

②ビタミンの欠乏症と過剰症

〈水溶性ビタミン〉

ビタミンの種類	生体内での機能	欠乏症
ビタミン B_1 （チアミン）	神経線維の髄鞘の生成に関与。	脚気
ビタミン B_2 （リボフラミン）	エネルギー産生に関与する酸化還元酵素の補酵素として働く。皮膚の再生に関与。	口角炎、皮膚炎
ビタミン B_3 （ナイアシン、ニコチン酸）	栄養素の代謝に関与。	ペラグラ
ビタミン B_6	アミノ酸代謝に関与。	皮膚炎
ビタミン B_9 （葉酸）	DNA合成に関与。赤血球新生に必須。	巨赤芽球性貧血
ビタミン B_{12}	DNA合成に関与。赤血球新生に必須。	巨赤芽球性貧血
ビタミンC	コラーゲンの生成に関与。	壊血病、 メラー・バロウ病

〈脂溶性ビタミン〉

ビタミンの種類	生体内での機能	欠乏症・過剰症
ビタミンA	杆体細胞のロドプシン合成に関与。 上皮細胞、軟骨の機能維持に関与。	欠乏：夜盲症、 　　　角膜乾燥症
ビタミンD	小腸や骨組織でのリン酸カルシウムのカルシウム代謝に関与。	欠乏：骨軟化症、くる病 過剰：腎障害
ビタミンE	抗酸化作用。	
ビタミンK	血液凝固因子の合成に必須。	欠乏：乳児突発性ビタミン、 　　　K欠乏性出血症

◆6 ミネラル

食物中には少量しか含まれないが、生命維持活動にとって必要な無機成分。

ミネラルの種類	生体内での機能	欠乏症・過剰症
ナトリウム	細胞外液の主要な陽イオン。神経や筋の活動に不可欠。	過剰：高血圧症
カリウム	細胞内液の主要な陽イオン。	欠乏：テタニー
カルシウム	骨の成分、筋収縮などに関与。	欠乏：骨粗鬆症
リン	核酸やATPの構成成分。	
鉄	ヘモグロビンの構成要素。	欠乏：鉄欠乏性貧血
亜鉛	細胞分裂に関与。	欠乏：味覚障害、 　　　ミネラルの過剰摂取

MEMO

※1 cal（カロリー）とは、1gの水の温度を14.5℃から15.5℃に上げる熱量である。kcalは その1000倍である。

※2 基礎代謝量は、除脂肪体重に相関するため、筋肉量の多いヒトほど高くなる。年齢的に は10代が最大となる。

※3 安静時エネルギー消費量とは、椅子に座っている状態のエネルギー消費量のことであ る。基礎代謝量のおおよそ1.2倍である。

※4 RMRとMETsの間には以下の関係が成り立つ。RMR = 1.2 x (METs − 1) METs = RMR ÷ 1.2 + 1

※5 解糖・クエン酸回路・電子伝達系を通じて、血液と細胞の間でガス交換が行われる。こ れを内呼吸と呼ぶ。一方、血液と肺胞気の間のガス交換を外呼吸と呼ぶ。

※6 嫌気的とは、酸素を用いないこと。

※7 解糖系では2分子のATPを消費し4分子のATPを得るため、差し引き2分子のATPが得 られる。

※8 NADHとは、還元型ニコチンアミドアデニンジヌクレオチドのことである。電子伝達体 で、さまざまな脱水素酵素の補酵素として機能する。

※9 マトリックスとは、ミトコンドリアの内膜に囲まれた内側部分をいう。

※10 クエン酸回路では、原則、アセチルCoAがオキサロ酢酸と反応してクエン酸になること を起点に順次反応が起こり、最終的にオキサロ酢酸に戻る。この間にGTPなどがつくら れる（GTPは、ADPにリン酸基をわたしてATPになる）。

※11 $FADH_2$とは、還元型フラビンアデニンジヌクレオチドのことで、酸化還元反応の補酵素 である。

※12 膜間腔の濃度が高まることで、膜間腔とマトリックスの間に電位差が生じる。この電気 化学ポテンシャルを使ってH^+の逆流が起こる。

※13 グリコーゲンの合成はすべての細胞で起こるが、肝臓と骨格筋は特にこの能力が高い。

※14 糖新生の代謝経路は肝臓や腎臓の近位尿細管で発達している。

※15 エステル結合とは、酸（− COOH）とアルコール（− OH）から水の分子（H_2O）が 外れて− COO^-という構造で結合することである。

※16 グリセロールは、無色透明の液体で、甘味を持つ3価のアルコールである。

※17 中性脂肪とは、トリグリセリド、ジグリセリド、モノグリセリドのことであるが、生体内 の中性脂肪のほとんどはトリグリセリドである。

※18 脂肪細胞から分泌されるレプチンは摂食の抑制などに働く。

※19 アポタンパク質とは、リポタンパク質の表面に存在するタンパク質の総称である。

※20 LDLと複合したコレステロールをLDLコレステロール、HDLと複合したコレステロール をHDLコレステロールという。

※21 動物の中性脂肪はステアリン酸、パルミチン酸など融点の高い飽和脂肪酸が主であるの に対し、植物ではオレイン酸、リノール酸、リノレン酸のような融点の低い不飽和脂肪 酸を多く含む。

※22 ステロイド核とは、3つのイス型六員環と1つの五員環がつながった構造をいう。

※23 細胞膜には流動性があり、コレステロールの割合が大きい細胞膜は流動性が低くなり安定する。

※24 アミノ酸が2〜10個のものをペプチド、10〜100個のものをポリペプチド、1000個程度になるとタンパク質と呼ばれる。

※25 ペプチド結合とは、アミノ酸分子のアミノ基と、他のアミノ酸のカルボキシル基から、水1分子が外れ縮合してできる結合のことである。

※26 アルギニンは成人では非必須アミノ酸であるが、幼児では生体内での合成能力が充分でなく必須アミノ酸となる。このためアルギニンは準必須アミノ酸とも呼ばれる。

☑栄養と代謝ゾーンのポイント

1. 栄養素

□三大栄養素とは、糖質（炭水化物）、脂質（脂肪）、タンパク質のことである。

□三大栄養素はATP（アデノシン三リン酸）の原料となる。

□ビタミンやミネラルはATPの原料とならないが生体機能の維持に重要である。

2. 代謝

□三大栄養素が1g当たりに放出されるエネルギー量は以下のとおり。

糖質：4kcal　脂質：9kcal　タンパク質：4kcal

□安静覚醒時に生命維持に必要な最小限の代謝を基礎代謝という。

□基礎代謝量は、成人男性が1500kcal/日、成人女性が1200kcal/日である。

□基礎代謝量の特徴は以下のとおりである。

・体表面積が大きいほど高くなる。

・小児のほうが成人よりも高い。

・加齢にともなって低下する（10代で最大）。

・夏に低く、冬に高い。

・筋肉量が多いほど高い。

・男性のほうが女性よりも高い。

□基礎代謝量は覚醒直後の空腹時、快適な室温（23〜24℃）、安静臥位で測定する。

□特異動的作用（食事誘発性産熱反応）は、摂食にともなう体温上昇である。

□エネルギー代謝率（RMR）は身体活動に要するエネルギー量が基礎代謝量の何倍に当たるかを示したものである。

□METs（メッツ）とは、安静時のエネルギー消費量を1とし、活動時のエネルギー消費量が安静時の何倍に相当するかを数値化したものである。

3. 栄養素の働きと代謝

□単糖類には、グルコース、ガラクトース、フルクトースがある。

□二糖類には、スクロース、ラクトース、マルトースがある。

□多糖類には、デンプン、グリコーゲンがある。

□解糖系の特徴は以下のとおりである。

- ・細胞質で嫌気的に行われる。
- ・グルコースがピルビン酸に分解される過程である。
- ・2分子のATPが合成される。

□クエン酸回路の特徴は以下のとおりである。

- ・ミトコンドリアのマトリックスで好気的に行われる。
- ・アセチルCoAを酸化するシステムである。
- ・2分子のATPが合成される。

□電子伝達系の特徴は以下のとおりである。

- ・ミトコンドリア内膜で行われる。
- ・好気的に行われる。
- ・34分子のATPが合成される。

□グルコースは肝臓や骨格筋でグリコーゲンに合成され貯蔵される。

□糖新生とはピルビン酸、アラニン（アミノ酸）、グリセロール、乳酸など糖質以外の物質からグルコースをつくり出すことである。

□トリグリセリドは1分子のグリセロールに3分子の脂肪酸が結合したものである。

□リン脂質は細胞膜の構成成分となる。

□リポタンパク質は血漿中、脂質を運搬するための複合粒子で、脂質とアポタンパク質が結合したものである。

□カイロミクロンは小腸で吸収された脂質を輸送する。

□LDLは組織にコレステロールを供給する。

□HDLは組織に蓄積したコレステロールを回収する。

□脂肪酸からアセチルCoAを取り出す過程をβ酸化という。

□ステロイドは胆汁酸の原料、細胞膜の構成要素、ホルモンの前駆物質として利用される。

□タンパク質はアミノ酸がペプチド結合によってつながっている。

□必須アミノ酸は体内で合成できないアミノ酸であり、以下のものが含まれる。

トリプトファン、ロイシン、リシン、バリン、トレオニン（スレオニン）、フェニルアラニン、メチオニン、イソロイシン、ヒスチジン

□不要のアミノ酸は肝臓で尿素に変えられ、腎臓に送られて排泄される。

〈呼吸商〉

□呼吸商とは単位時間当たりのO_2消費量とCO_2産生量の比である。

□エネルギー基質として糖質のみ利用した場合、呼吸商は1になる。

□エネルギー基質として脂質のみ利用した場合、呼吸商は約0.7になる。

□エネルギー基質としてタンパク質のみを利用した場合、呼吸商は約0.8になる。

□平均的な日本人の食事摂取の場合、呼吸商は0.8になる。

〈ビタミン〉

□ビタミンB、Cは水溶性ビタミンである。

□ビタミンA、D、E、Kは脂溶性ビタミンである。

□ビタミンB$_1$欠乏で脚気になる。

□ビタミンB$_2$欠乏で口角炎、皮膚炎になる。

□ビタミンB$_3$（ナイアシン、ニコチン酸）欠乏でペラグラになる。

□ビタミンB$_6$欠乏で皮膚炎になる。

□ビタミンB$_{12}$、ビタミンB$_9$（葉酸）の欠乏で巨赤芽球性貧血になる。

□ビタミンC欠乏で壊血病になる。

□ビタミンA欠乏で夜盲症になる。

□ビタミンD欠乏で骨軟化症、くる病になる。

□ビタミンK欠乏で乳児突発性ビタミンK欠乏性出血症になる。

〈ミネラル〉

□ナトリウムの慢性的な過剰で高血圧になる。

□カリウムの欠乏でテタニーになる。

□鉄の欠乏で鉄欠乏性貧血になる。

□亜鉛の欠乏で味覚障害になる。

Chapter 7
UROLOGY
ZONE

第7章
泌尿ゾーン

▼

尿の生成・排泄、体液の調節機構である泌尿器。
腎臓による体液の調節がちょっと難しいけど頑張ろう。

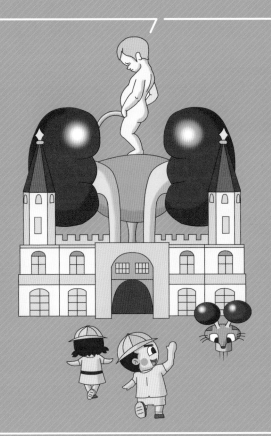

1 泌尿器系の構造

泌尿器系は尿を生成し、体液の組成、量、pHなどを一定に保つとともに、体内で生じた不要物質を体外へ排泄する器官系である。

◆1 泌尿器系の構成

泌尿器系は尿を生成する腎臓、尿を体外に排泄する尿路から構成される。

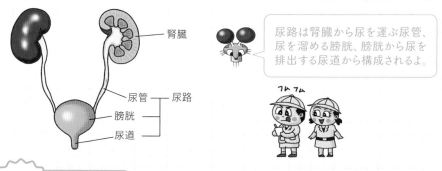

尿路は腎臓から尿を運ぶ尿管、尿を溜める膀胱、膀胱から尿を排出する尿道から構成されるよ。

2 腎臓の構造と働き

腎臓は100〜150gのソラマメ状の臓器で、腎門には腎動静脈と尿管が出入りする。表層の皮質と深層の髄質に分けられ、実質にはネフロン（後述）がある。

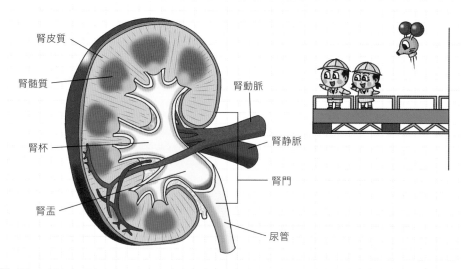

◆1 ネフロン

ネフロンは濾過を行う腎小体と、それにつらなる尿細管からなる。

①腎小体

腎小体は糸球体（しきゅうたい）とボーマン嚢（のう）からなる。糸球体は輸入細動脈が分枝して毛玉状の毛細血管網を形成したものである。ボーマン嚢は糸球体をつつむ球状の袋であり、ここで原尿が濾過される。

②尿細管

尿細管は近位尿細管、ヘンレループ、遠位尿細管からなる。

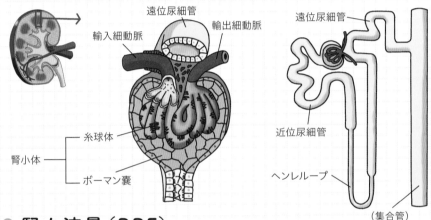

◆2 腎血流量（RBF）

左右の腎臓に流入する血液量を腎血流量という。安静時の腎血流量は約1.2〜1.3L/分であり、これは心拍出量の約25%に相当する。また、輸入細動脈の平滑筋が収縮することで、仮に血圧が変動[※1]しても腎血流量は一定に保たれる。これを腎血流量の自己調節という。

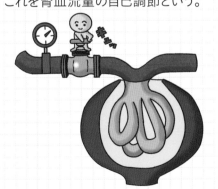

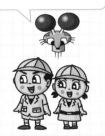

このシステムがないと、血圧の上昇にともなって尿量も増えてしまうんだ。

◆3 糸球体濾過

①糸球体濾過量

　糸球体に入った血液は糸球体で濾過される。正常なヒトの糸球体濾過量（GFR）は140〜170L/日で、腎血漿流量の約20%が濾過される。これは腎血流量と同様に血圧の変動に影響されない。

②糸球体濾過の仕組み

1 糸球体内の血液は、3層の糸球体濾過膜によって濾過される。

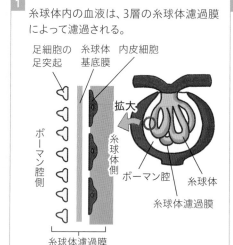

2 このとき、糸球体濾過膜により分子量の大きな血球や脂肪球、血漿タンパク[※2]は通過できない。

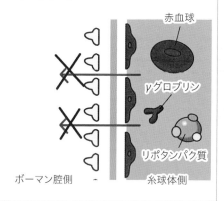

3 さらに糸球体基底膜には陰性荷電が存在するために、同じく陰性荷電を持つ分子は通過しにくい[※3]。

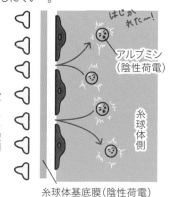

4 一方、水、Na^+、Cl^-、HCO_3^-、尿素、グルコース、アミノ酸、クレアチニンなどの小さな分子成分は濾過され、ボーマン嚢に入る。

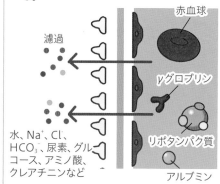

③有効濾過圧

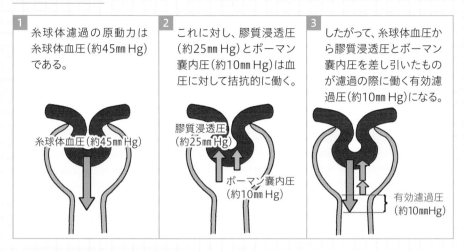

1 糸球体濾過の原動力は糸球体血圧（約45mmHg）である。	**2** これに対し、膠質浸透圧（約25mmHg）とボーマン嚢内圧（約10mmHg）は血圧に対して拮抗的に働く。	**3** したがって、糸球体血圧から膠質浸透圧とボーマン嚢内圧を差し引いたものが濾過の際に働く有効濾過圧（約10mmHg）になる。

糸球体血圧（約45mmHg）

膠質浸透圧（約25mmHg）

ボーマン嚢内圧（約10mmHg）

有効濾過圧（約10mmHg）

◆4 尿細管の再吸収と分泌

　糸球体で濾過された濾液を原尿と呼ぶ。原尿は1日約150Lつくられ、血球や大きなタンパク質こそ含まれないが、それ以外の有用な血漿成分がすべて含まれる。したがって原尿中の水や有用な血漿成分のほとんどは尿細管において再吸収される。また、逆に不要な物質は積極的に尿細管に分泌される。

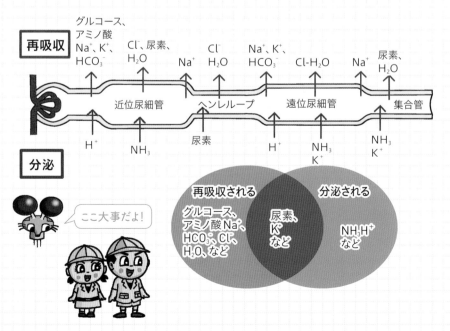

再吸収

グルコース、アミノ酸 Na^+、K^+、HCO_3^-　　Cl^-、尿素、H_2O　　Na^+　　Cl^- H_2O　　Na^+、K^+、HCO_3^-　　Cl-H_2O　　Na^+　　尿素、H_2O

近位尿細管　　ヘンレループ　　遠位尿細管　　集合管

H^+　　NH_3　　尿素　　H^+　　NH_3 K^+　　NH_3 H^+ K^+

分泌

ここ大事だよ！

再吸収される グルコース、アミノ酸 Na^+、HCO_3^-、Cl^-、H_2O、など

尿素、K^+ など

分泌される NH_3、H^+ など

157

①電解質の再吸収

1 Na⁺は尿細管と集合管で能動的に99.5％再吸収され、0.5％が尿中に排泄される。この際、集合管でのNa⁺再吸収はアルドステロンの調節を受ける[※4]。

2 大半のK⁺は近位尿細管で再吸収される。集合管などでは、状況に応じて再吸収と分泌が行われ、血漿中のK⁺濃度が調節される。

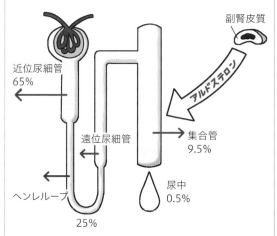

副腎皮質

近位尿細管
65％

アルドステロン

遠位尿細管

集合管
9.5％

ヘンレループ
25％

尿中
0.5％

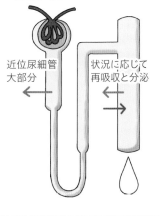

近位尿細管
大部分

状況に応じて
再吸収と分泌

②水の再吸収

1 水の再吸収は、Na⁺など電解質の再吸収により生じた浸透圧差によって受動的に起こる。

2 水は尿細管で水チャネル[※5]を介し、その99％が受動的に再吸収され、1％が尿中に排泄される。この際、集合管での水の再吸収はバゾプレッシンの調節を受ける。

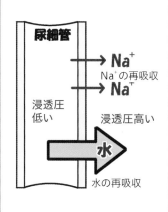

尿細管

Na⁺
Na⁺の再吸収
Na⁺

浸透圧
低い

浸透圧高い

水

水の再吸収

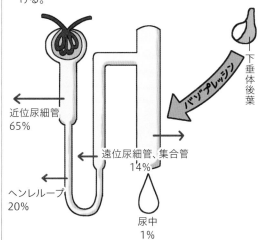

バゾプレッシン

下垂体後葉

近位尿細管
65％

遠位尿細管、集合管
14％

ヘンレループ
20％

尿中
1％

③グルコース、アミノ酸の再吸収

近位尿細管において、グルコースやアミノ酸はほぼ100％再吸収される。

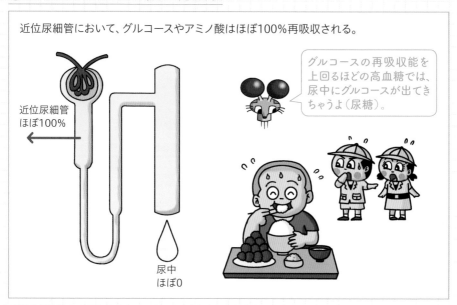

グルコースの再吸収能を上回るほどの高血糖では、尿中にグルコースが出てきちゃうよ（尿糖）。

近位尿細管
ほぼ100％

尿中
ほぼ0

④尿細管における分泌

生体内で産生されたH⁺やNH₃（アンモニア）は尿細管に分泌され、尿中に排泄される。また、パラアミノ馬尿酸※6など外来物質も尿細管に分泌され排泄される。尿素や尿酸、K⁺などは再吸収も分泌も行われる。

H⁺の分泌で酸性になった濾液は、尿細管でアミノ酸からつくられたNH₃によって緩衝されるんだ。

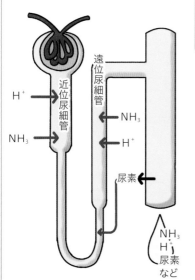
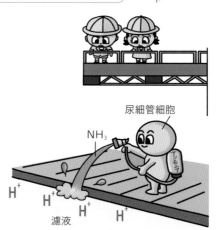

近位尿細管　遠位尿細管

H⁺　NH₃　H⁺　尿素

NH₃ H⁺ 尿素など

尿細管細胞

NH₃　H⁺　濾液

159

◆5 腎クリアランス

①腎クリアランスとは

1 腎クリアランスとは、血漿中のある物質が腎臓において、1分間にどれだけ尿中に排泄され、毎分何mLの血漿がクリアになったのかを示す数値である。

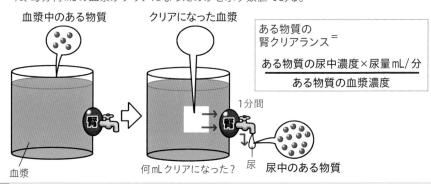

血漿中のある物質　　　クリアになった血漿

$$\text{ある物質の腎クリアランス} = \frac{\text{ある物質の尿中濃度} \times \text{尿量mL/分}}{\text{ある物質の血漿濃度}}$$

1分間

血漿

何mLクリアになった？　尿　尿中のある物質

2 例えば、尿中濃度が2000mg/100mL、血漿中濃度が30mg/100mLの尿素の場合、尿量が1.0mL/分であれば、腎クリアランスは約66.7mL/分となる。つまり、1分間に血漿、約66.7mL中の尿素（20mg）がすっかり尿中に出ていくことを意味する。

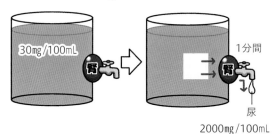

30mg/100mL

1分間

尿
2000mg/100mL

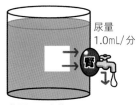

尿量
1.0mL/分

1分間につき約66.7mLの
血漿中の尿素がクリアに

②さまざまな物質のクリアランス

- グルコースは尿中にほぼ出てこないので、腎クリアランスは0になる。
- クレアチニンは糸球体で濾過された後、再吸収も分泌もされないので、腎クリアランスが糸球体濾過量を判定する指標となる[※7]。
- パラアミノ馬尿酸は血漿からほとんど除去される物質なので、腎クリアランスが腎血漿量とほぼ等しくなる。

グルコースは尿中に出てこないので腎クリアランスは0だよ。

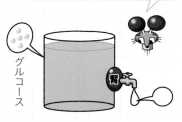

グルコース

◆6 尿の組成

　糸球体で濾過された濾液の約1%が尿となる。尿は95%が水で、残りは固形成分である。

　固形成分はNaCl、K、Ca、Mg、窒素代謝産物（NH_3、クレアチニン、尿素、尿酸）などである。

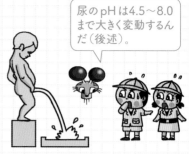

尿のpHは4.5〜8.0まで大きく変動するんだ（後述）。

3 Chapter7

腎臓における体液の恒常性維持

腎臓の主な働きは体液の恒常性を維持することである。

◆1 体液のpHの調節

1
栄養素が代謝される過程で、生体内では酸性物質が生じる。このため体液は酸性に傾きやすい。

放っておいたらアシドーシスになっちゃうよ！

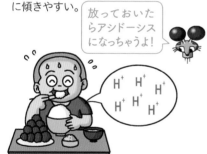

H^+ H^+ H^+ H^+ H^+ H^+

2
近位尿細管では体液中の過剰なH^+を分泌し、かわりに糸球体で濾過されたHCO_3^-を再吸収する[※8]。

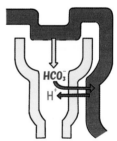

HCO_3^-
H^+

3
この結果、体液中のH^+は排泄され、H^+の緩衝に重要なHCO_3^-が血中に戻る。このため尿は排泄されたH^+の量に応じてpHが大きく変動する。

生体内のH^+の量に応じて、排泄されるH^+の量が決定する

H^+ H^+ H^+ H^+ H^+ H^+ H^+ H^+

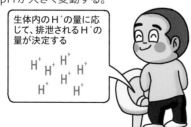

4
なお、濾液中に分泌されたH^+は、尿細管で産生されたNH_3などによって中和されるため、尿のpHは容易には酸性の限界には達せず、多量のH^+を排泄することができる。

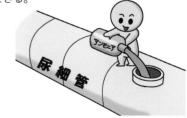

アンモニア
尿細管

◆2 体液量の調節

　体液の喪失（大量出血や激しい下痢など）によって細胞外液量が減少すると、以下のような機構によって体液量減少を補う。

①心肺部圧受容器反射による調節

　循環ゾーンP77参照。

②レニン-アンジオテンシン-アルドステロン系による調節

1
細胞外液量が減少すると傍糸球体細胞[※9]からレニン分泌が起こり、これが最終的に副腎皮質からアルドステロン分泌につながる（P184参照）。

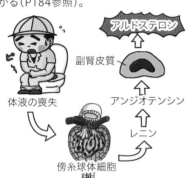

2
アルドステロンは集合管でのNa$^+$の再吸収を促し、それにともなってH$_2$Oも再吸収される。その結果減少した体液量がもとに戻る。

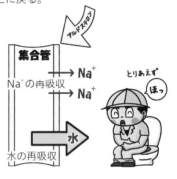

◆3 体液の浸透圧調節

1
大量の発汗などで血漿の浸透圧が上昇すると、視床下部の浸透圧受容器が興奮する。すると下垂体後葉からバゾプレッシンが分泌される。

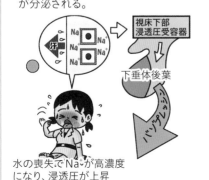

2
バゾプレッシンは集合管におけるH$_2$Oの再吸収を促進する。その結果、血漿浸透圧は下がり、同時に尿量は減少する。

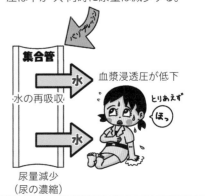

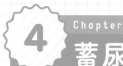

4 Chapter7 蓄尿と排尿

◆1 尿路の構造

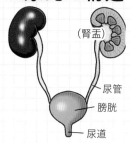

(腎盂)

尿管

膀胱

尿道

尿管	腎盂から膀胱へ尿を運ぶ管。平滑筋からなり、蠕動運動によって尿を運ぶ。
膀胱	3層の平滑筋(排尿筋)からなる。伸縮性があり、尿を300～500mL蓄えることができる。
尿道	尿を体外に排出する管。平滑筋よりなる内尿道括約筋と横紋筋よりなる外尿道括約筋がある。

◆2 蓄尿

1 尿が膀胱壁を伸展させると、その情報は骨盤神経の求心路を介して仙髄の排尿中枢に入力する。

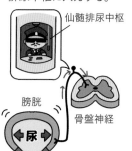

仙髄排尿中枢

膀胱

骨盤神経

2 その結果、反射性に下腹神経を介し膀胱の排尿筋は弛緩し、内尿道括約筋は収縮する。

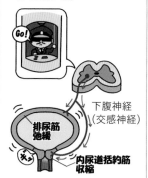

Go!

下腹神経(交感神経)

排尿筋弛緩

内尿道括約筋収縮

3 これと同時に陰部神経を介して外尿道括約筋も収縮し、膀胱内に尿が溜められる。これを蓄尿という。

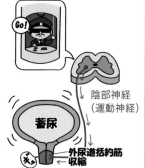

Go!

陰部神経(運動神経)

蓄尿

外尿道括約筋収縮

〈蓄尿と排尿における筋肉の働き〉

	蓄尿	排尿
膀胱の排尿筋	弛緩 下腹神経(交感神経)↑	収縮 骨盤神経(副交感神経)↑
内尿道括約筋	収縮 下腹神経(交感神経)↑	弛緩 下腹神経(交感神経)↓
外尿道括約筋	収縮 陰部神経(体性運動神経)↑	弛緩 陰部神経(体性運動神経)↓

◆3 排尿

1 膀胱内の尿が400mL程度になると、骨盤神経内の求心路を介して脳幹の排尿中枢を活動させる。

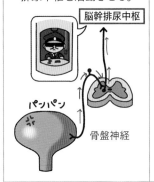

2 その結果、骨盤神経が興奮して排尿筋が収縮し、下腹神経の活動の低下で内尿道括約筋は弛緩する。

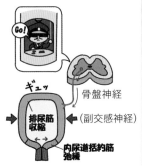

3 さらに、陰部神経の活動低下によって外尿道括約筋が弛緩し、尿が排出される。これを排尿という。

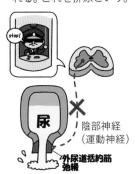

雑学の部屋

鳥類は空を飛ぶために膀胱を捨てた!?

鳥類は飛翔するために身体をなるべく軽量化する必要があるので、尿を貯める膀胱を持っていない。ただし、空を飛ばないダチョウは例外で、鳥類であるにもかかわらず膀胱を持っている。

〈鳥類の総排泄腔〉

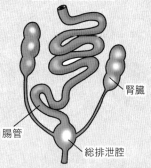

腎臓

腸管

総排泄腔

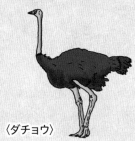

〈ダチョウ〉

ダチョウ科以外の鳥類の尿は、糞と一緒に総排泄腔から排泄される。

MEMO

※1　血圧が90～180mmHgの間で腎血流量は一定に保たれる。

※2　分子量7万以上のタンパク質、例えばグロブリンなどは通過できない。

※3　分子量68000のアルブミンは陰性に荷電しているため、濾過フィルターの荷電選択的障壁によって通過しにくくなっている。

※4　アルドステロンはNa^+の再吸収を促進する一方で、K^+の分泌を促進する。

※5　水チャネルはアクアポリンとも呼ばれる。細胞膜に存在する細孔を持った膜内在タンパク質で、水分子のみを選択的に通過させる。

※6　パラアミノ馬尿酸は糸球体で濾過された後、尿細管で再吸収はされず、分泌のみされる物質である。血液が腎臓を通過する際に尿細管に分泌され、約90%が尿中に排出される。

※7　重篤な腎機能の低下（腎不全）では、糸球体濾過が障害されるため尿中にクレアチニンが出てこない。そのため、クレアチニンクリアランスは低下する。

※8　近位尿細管からH^+が分泌され、濾液中のHCO_3^-と反応しH_2CO_3（炭酸）ができる。H_2CO_3は尿細管細胞に発現している酵素によってH_2OとCO_2に分解され、CO_2は尿細管細胞へ拡散する。CO_2は再びH_2Oと反応しH_2CO_3となり、直ちにH^+とHCO_3^-に分解される。H^+は管腔内に分泌され、HCO_3^-は、血管に輸送される。また、これとは別に集合管ではHCO_3^-の新生も行われる。

※9　傍糸球体細胞は顆粒細胞とも呼ばれる。糸球体に入る輸入細動脈の内壁にある細胞で、レニン（酵素）を分泌する。緻密斑細胞、輸入・輸出細動脈の平滑筋細胞、糸球体外メサンギウム細胞と傍糸球体装置を構成する。

☑泌尿ゾーンのポイント

1. 泌尿器系の構造

□泌尿器系は尿を生成し、体液の組成、量、pHなどを一定に保つとともに、体内で生じた不要物質を体外へ排泄する器官系である。

2. 腎臓の構造と働き

□血圧が変動しても腎血流量は一定に保たれる（腎血流量の自己調節）。

□腎臓には心拍出量の約25%が流入する。

□糸球体濾過量は140～170L/日である。

□糸球体では腎血漿流量の約20%が濾過される。

□糸球体では分子量の大きい血漿タンパクや脂肪球、血球などは濾過されない。

□糸球体では分子量の小さい水、Na^+、Cl^-、HCO_3^-、尿素、グルコース、アミノ酸、クレアチニンなどは濾過される。

□糸球体濾過の原動力は糸球体における血圧である。

□有効濾過圧は、糸球体血圧－（膠質浸透圧＋ボーマン嚢内圧）で求められる。

□尿細管での再吸収・分泌は以下のように行われる。

再吸収される物質：グルコース、アミノ酸、Na^+、HCO_3^-、Cl^-、H_2Oなど。

分泌される物質　　：NH_3、H^+など。

再吸収も分泌もされる物質：尿素、K^+など。

□Na^+の再吸収は以下のとおり行われる。

近位尿細管約65%　ヘンレループ・遠位尿細管約25%　集合管約9.5%

□Na^+の再吸収はアルドステロンの調節を受ける。

□水の再吸収は以下のとおり行われる。

近位尿細管約65%　ヘンレループ約20%　遠位尿細管・集合管約14%

□水の再吸収はバゾプレッシンの影響を受ける。

□グルコースの再吸収は近位尿細管でほぼ100%行われる。

□腎クリアランスとは、血漿中のある物質が腎臓において、1分間にどれだけ尿中に排泄され、毎分何mLの血漿がクリアになったのかを示す数値である。

□腎クリアランスは以下のように求められる。

ある物質のクリアランス＝（ある物質の尿中濃度×尿量mL/分）÷ある物質の血漿濃度

□グルコースの腎クリアランスは、ほぼ0である。

□クレアチニンは糸球体で濾過された後、再吸収も分泌もされないので、腎クリアランスが糸球体濾過量を判定する指標となる。

□パラアミノ馬尿酸は血漿からほとんど除去される物質なので、腎クリアランスが腎血漿量とほぼ等しくなる。

□糸球体で濾過された濾液の約1%が尿となり排泄される。

□尿には窒素代謝産物が含まれる。

□尿のpHは4.5〜8.0まで大きく変動する。

□体液のpH維持に重要なことはHCO_3^-の再吸収である。

□レニン-アンジオテンシン-アルドステロン系の働きによって、Na^+の再吸収にともなう水の再吸収によって体液の喪失が解消される。

□バゾプレッシンの働きによって集合管での水の再吸収が起こり、血漿浸透圧が下がり尿量は減少する。

4. 蓄尿と排尿

□蓄尿では以下のような働きが起こる。

　膀胱の排尿筋 - 弛緩（下腹神経↑）

　内尿道括約筋 - 収縮（下腹神経↑）

　外尿道括約筋 - 収縮（陰部神経↑）

□排尿では以下のような働きが起こる。

　膀胱の排尿筋 - 収縮（骨盤神経神経↑）

　内尿道括約筋 - 弛緩（下腹神経↓）

　外尿道括約筋 - 弛緩（陰部神経↓）

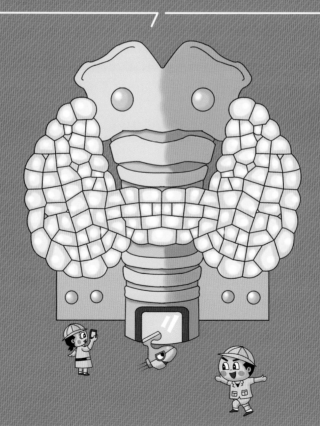

第8章

内分泌ゾーン

▼

各種ホルモンの働きを紹介していくよ！ホルモンは、
どこの細胞で分泌されて、どこの細胞に作用し、
どんな影響を及ぼすのかをセットにして覚えよう。

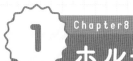

1 ホルモン総論

◆1 ホルモンとは

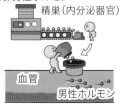

1 ホルモンは、内分泌器官※1で産生され、直接血管内に分泌される。

例)男性ホルモン
精巣(内分泌器官)
血管
男性ホルモン

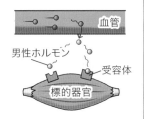

2 循環系を介してそのホルモンに対する受容体を持つ細胞(標的細胞)に結合し……。

血管
男性ホルモン
受容体
標的器官

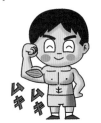

3 ごく微量で細胞や組織、器官の活動に影響を及ぼす化学物質の総称である。

ムキムキ

◆2 内分泌と外分泌

唾液腺や胃腺からの分泌物は外部環境に放出されるため外分泌と呼ばれる。一方、内分泌腺からの分泌物(ホルモン)は内部環境(体液中)に分泌されるため内分泌と呼ばれる。

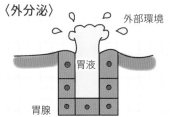

〈外分泌〉
外部環境
胃液
胃腺

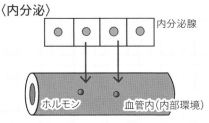

〈内分泌〉
内分泌腺
ホルモン
血管内(内部環境)

◆3 ホルモンの分類

ホルモンは化学的構造の違いにより以下の3種に分類される。

分類	例	性質
アミン類	カテコールアミン	水溶性
	甲状腺ホルモン	脂溶性
ステロイドホルモン	副腎皮質ホルモン 性ホルモン	脂溶性
ペプチドホルモン	その他大多数のホルモン	水溶性

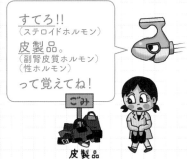

すてろ!!
(ステロイドホルモン)
皮製品。
(副腎皮質ホルモン)
(性ホルモン)
って覚えてね!

ごみ

皮製品

◆4 ホルモンの受容体と作用機序

　ホルモンには水溶性のものと、脂溶性のものがあり、それぞれホルモンに対する受容体が存在する場所が異なる。

①水溶性ホルモンの場合

1 細胞膜は脂質でできているので、水溶性のホルモンは細胞内に入り込めない。そのため、受容体は細胞膜上にある。

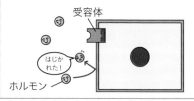

2 水溶性ホルモンは細胞膜上にある受容体に結合し、セカンドメッセンジャーを介して[※2]生理作用を発現させる。

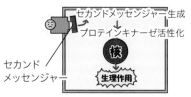

②脂溶性ホルモンの場合

1 細胞膜は脂質でできているので、脂溶性のホルモンは細胞内に容易に入り込む。そのため、受容体は細胞の内部にある。

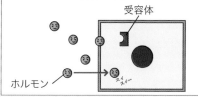

2 脂溶性のホルモンは細胞内にある受容体に結合し、ホルモンと受容体の複合体になり生理作用を発現させる。

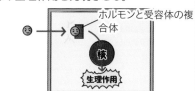

◆5 ホルモン分泌の特徴

①階層支配

　多くの場合、下位ホルモンの分泌は、上位ホルモンによる調節を受ける。これをホルモン分泌の階層支配（かいそうしはい）という。

例えば甲状腺ホルモンの分泌は、甲状腺刺激ホルモン放出ホルモン、甲状腺刺激ホルモンによって階層的に調節されているんだ。

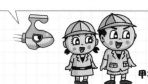

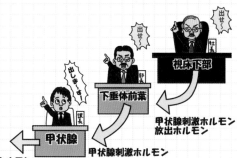

視床下部

下垂体前葉

甲状腺刺激ホルモン放出ホルモン

甲状腺刺激ホルモン

甲状腺

甲状腺ホルモン

②フィードバック制御

　下位ホルモンの血中濃度は、それ自体が上位ホルモンの分泌を制御し、結果的に下位ホルモンの分泌量が調節される。これをフィードバック制御といい、負のフィードバック制御と正のフィードバック制御がある。

▶ 負のフィードバック制御

下位ホルモンの増加が、上位ホルモンの分泌を阻害する。

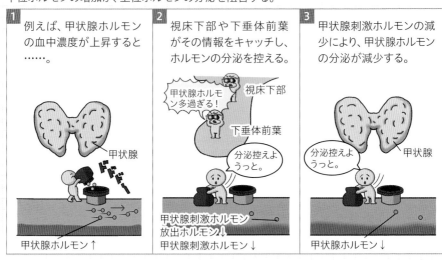

▶ 正のフィードバック制御

下位ホルモンの増加が、上位ホルモンの分泌を促進する。

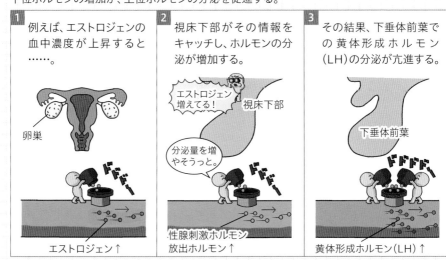

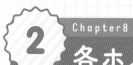

Chapter8 2 各ホルモンの働き

◆1 視床下部ホルモン

視床下部は下垂体前葉ホルモンの放出ホルモン・抑制ホルモンを下垂体門脈に分泌し、下垂体前葉ホルモンの分泌を調節する。

①放出ホルモン

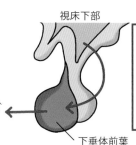

〈下垂体前葉ホルモン〉
・成長ホルモン↑
・プロラクチン↑
・甲状腺刺激ホルモン↑
・副腎皮質刺激ホルモン↑
・卵胞刺激ホルモン↑
・黄体形成ホルモン↑

視床下部

放出ホルモン
・成長ホルモン放出ホルモン
・プロラクチン放出ホルモン
・甲状腺刺激ホルモン放出ホルモン
・副腎皮質刺激ホルモン放出ホルモン
・性腺刺激ホルモン放出ホルモン

下垂体前葉

②抑制ホルモン

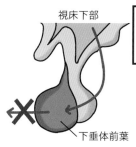

視床下部

抑制ホルモン
・成長ホルモン抑制ホルモン
・プロラクチン抑制ホルモン

〈下垂体前葉ホルモン〉
・成長ホルモン↓
・プロラクチン↓

下垂体前葉

視床下部ホルモン	働き
成長ホルモン放出ホルモン	成長ホルモン分泌促進
成長ホルモン抑制ホルモン（ソマトスタチン[※3]）	成長ホルモン分泌抑制
プロラクチン放出ホルモン	プロラクチン分泌促進
プロラクチン抑制ホルモン	プロラクチン分泌抑制
甲状腺刺激ホルモン放出ホルモン	甲状腺刺激ホルモン分泌促進
副腎皮質刺激ホルモン放出ホルモン	副腎皮質刺激ホルモン分泌促進
性腺刺激ホルモン放出ホルモン	卵胞刺激ホルモン、黄体形成ホルモン分泌促進

◆2 下垂体前葉ホルモン

下垂体前葉ホルモンは視床下部からの調節を受けて分泌される。成長ホルモン、プロラクチン、甲状腺刺激ホルモン、副腎皮質刺激ホルモン、性腺刺激ホルモンがある。

①成長ホルモン

成長ホルモンは睡眠、運動、低血糖などが引き金となり分泌され、直接的、もしくは間接的[※4]に成長促進と代謝促進などに働く。

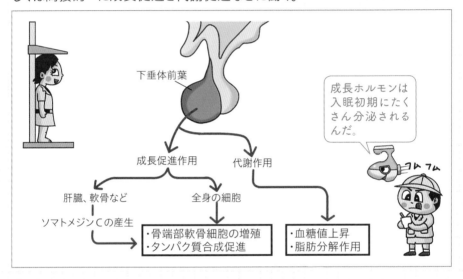

②プロラクチン

プロラクチンは哺乳刺激などが引き金となり分泌され、乳腺や性腺に作用する。

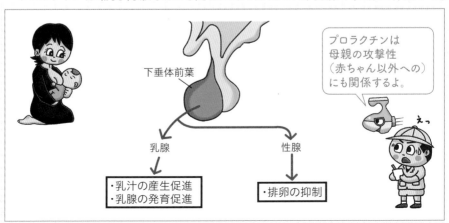

③甲状腺刺激ホルモン（TSH）、副腎皮質刺激ホルモン（ACTH）

　甲状腺刺激ホルモンは甲状腺に作用し、甲状腺ホルモンの合成と分泌を促進する。副腎皮質刺激ホルモンは副腎皮質に作用し、副腎皮質ホルモンの合成と分泌を促進する[※5]。

④性腺刺激ホルモン（ゴナドトロピン）

　性腺刺激ホルモンには、卵胞刺激ホルモン（FSH）と黄体形成ホルモン（LH）がある。

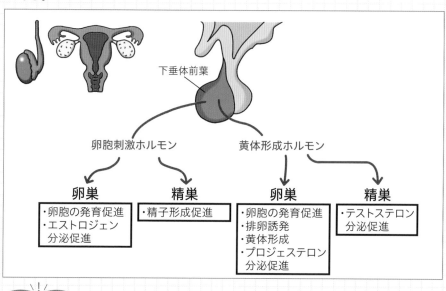

下垂体前葉

卵胞刺激ホルモン　　　　　　黄体形成ホルモン

卵巣	精巣	卵巣	精巣
・卵胞の発育促進 ・エストロジェン 　分泌促進	・精子形成促進	・卵胞の発育促進 ・排卵誘発 ・黄体形成 ・プロジェステロン 　分泌促進	・テストステロン 　分泌促進

雑学の部屋

シミの原因はストレスだった!?

　動物がストレスを感じると分泌される副腎皮質刺激ホルモン（ACTH）は、副腎皮質からのホルモン分泌を促す一方で、メラニン細胞の受容体にも結合し、メラニンの合成を促進する。このため、例えば淡水魚を海水に入れると、高浸透圧のストレスで黒くなる。ヒトの場合も同じように過剰なストレスにさらされると、メラニン細胞が活性化してシミができることがある。

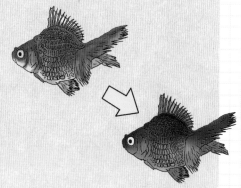

◆3 下垂体後葉ホルモン

　視床下部の神経細胞で合成されたホルモン（バゾプレッシンとオキシトシン）は、下垂体後葉まで伸びる神経終末まで軸索輸送され分泌される。

①バゾプレッシン

1 脱水状態などで血漿浸透圧が上昇すると、視床下部の浸透圧受容器が興奮し、下垂体後葉からバゾプレッシンが放出される。

2 バゾプレッシンは腎臓の集合管に作用し、水チャネルを増やしたりして[※6]、水の再吸収を促進する。その結果、尿量は減少し、尿は濃縮される[※7]。

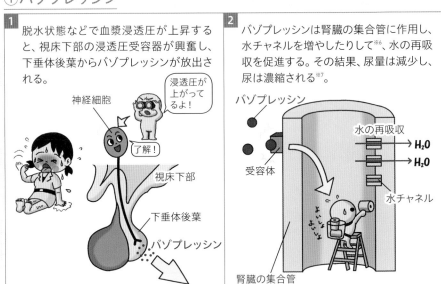

②オキシトシン

1 哺乳刺激[※8]や胎児の産道通過により、下垂体後葉からオキシトシンが放出される。

2 オキシトシンは乳管の筋上皮細胞を収縮させ、腺房内の乳汁は圧出される。これを射乳反射という。また、分娩時には子宮平滑筋の収縮力を強める。

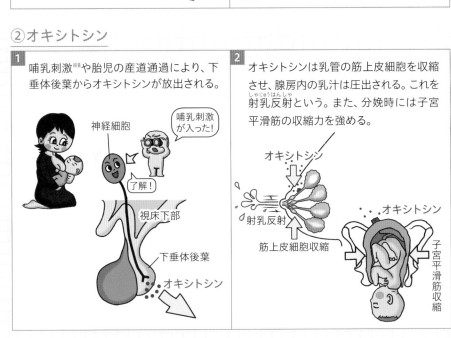

◆4 甲状腺・副甲状腺（上皮小体）のホルモン

甲状腺は気管を取り囲む内分泌腺で、内部には甲状腺ホルモンを分泌する濾胞細胞と、カルシトニンを分泌する傍濾胞細胞がある。また、甲状腺の背面にはパラソルモンを分泌する副甲状腺（上皮小体）が2対認められる。

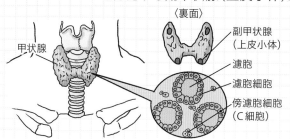

甲状腺

〈裏面〉

副甲状腺
（上皮小体）

濾胞

濾胞細胞

傍濾胞細胞
（C細胞）

濾胞の中にはサイログロブリンという、甲状腺ホルモンの原料が入っているんだ。

① 甲状腺ホルモン T_3（トリヨードサイロニン）、T_4（サイロキシン）

1 甲状腺刺激ホルモンの作用で、濾胞細胞からヨウ素を3個持つ T_3 と、ヨウ素を4個持つ T_4 が分泌される。

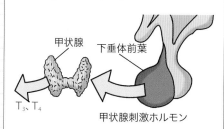

甲状腺

下垂体前葉

T_3、T_4

甲状腺刺激ホルモン

2 T_3 はホルモンとして強い生理作用を持つが、T_4 の生理活性は低いので末梢の細胞で T_3 に代謝される[9]。

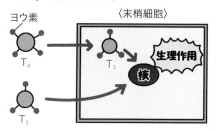

ヨウ素

〈末梢細胞〉

T_4

T_3

生理作用

核

T_3

3 甲状腺ホルモンの標的組織は全身にあり、以下のように作用する。

代謝亢進、熱産生

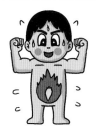

酸素消費量（エネルギー消費量）が増大し、代謝率が上がり、体温が上昇する。

発育促進

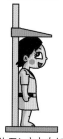

成長ホルモンとともに正常な発育に必須。特に脳の発達に重要である。

心臓、血管への作用

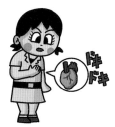

心臓のアドレナリン β_1 受容体を増やし、カテコールアミンの作用を増強させる。

②カルシトニンとパラソルモンによる血漿 Ca^{2+} 濃度の調節

　血漿 Ca^{2+} 濃度は、副甲状腺から分泌されるパラソルモンによって増大し、甲状腺から分泌されるカルシトニンによって低下する。

1　血漿 Ca^{2+} 濃度が正常値（10 mg/dL）を下回ると副甲状腺の主細胞からパラソルモンが分泌される。

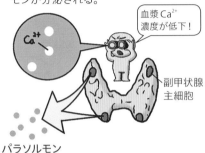

血漿 Ca^{2+} 濃度が低下！

副甲状腺主細胞

パラソルモン

2　パラソルモンは骨と腎臓に作用し、破骨細胞[※10]による骨破壊（骨吸収）を促進するとともに腎臓での Ca^{2+} の再吸収を促進する。

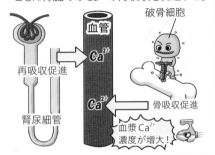

破骨細胞

血管

再吸収促進

腎尿細管

骨吸収促進

血漿 Ca^{2+} 濃度が増大！

3　また、パラソルモンは腎臓の遠位尿細管で活性型ビタミン D_3 の産生を促す。

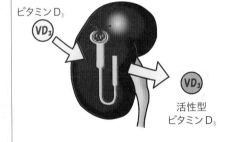

ビタミン D_3

活性型ビタミン D_3

4　活性型ビタミン D_3 はパラソルモンの作用を増強したり、十二指腸での Ca^{2+} の吸収を促進する。

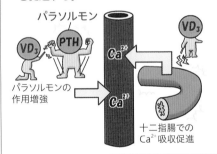

パラソルモン

パラソルモンの作用増強

十二指腸での Ca^{2+} 吸収促進

5　一方、血漿 Ca^{2+} 濃度が正常値（10 mg/dL）を上回ると甲状腺の傍濾胞細胞（C細胞）からカルシトニンが分泌される。

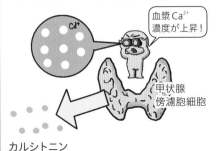

血漿 Ca^{2+} 濃度が上昇！

甲状腺傍濾胞細胞

カルシトニン

6　カルシトニンは骨と腎臓に作用し、破骨細胞による骨破壊（骨吸収）を抑制して骨形成するとともに、腎臓での Ca^{2+} の排泄を促進する。

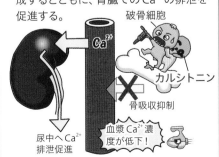

破骨細胞

カルシトニン

骨吸収抑制

尿中へ Ca^{2+} 排泄促進

血漿 Ca^{2+} 濃度が低下！

◆5 膵臓のホルモン

膵臓は胃の後方にある臓器で、膵液を分泌する外分泌腺組織の他に内分泌細胞からなるランゲルハンス島[※11]が散在する。

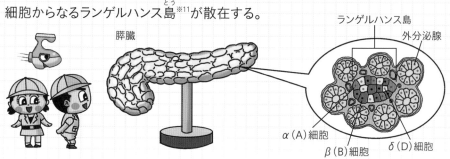

膵臓

ランゲルハンス島
外分泌腺
α（A）細胞
β（B）細胞
δ（D）細胞

〈ランゲルハンス島とホルモン〉

ランゲルハンス島を構成する細胞と、その細胞が分泌する
ホルモンは以下のとおりである。

α（A）細胞	グルカゴン
β（B）細胞	インスリン
δ（D）細胞	ソマトスタチン

①グルカゴン

1 グルカゴンは低血糖で分泌が亢進する（血糖値上昇で分泌は減少する）。

血糖値が下がってる！

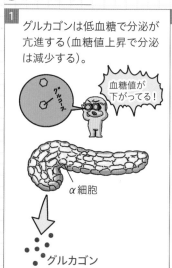

α細胞

グルカゴン

2 グルカゴンは肝臓に作用し、グリコーゲンを分解したり、糖新生を促進することで血糖値を上昇させる。

グルカゴン

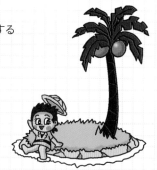

アミノ酸

グリコーゲンの分解促進

グルコース

糖新生の促進

血糖値上昇！

179

②インスリン

1 インスリンは血糖上昇で分泌が亢進する（自律神経調節も受ける[※12]）。

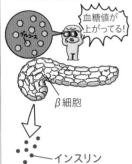

血糖値が上がってる！

β細胞

インスリン

2 インスリンの作用で最も重要な作用は、糖代謝である。インスリンは骨格筋細胞や脂肪細胞内へグルコースの取り込み[※13]、骨格筋細胞や肝細胞でのグリコーゲンへ変換を促進する[※14]。

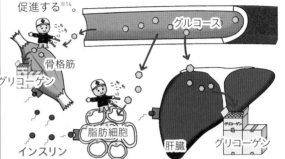

グルコース

骨格筋

グリコーゲン

脂肪細胞

インスリン

肝臓

グリコーゲン

3 また、肝細胞ではインスリンの作用によって余剰なグルコースを脂肪酸に転化する。

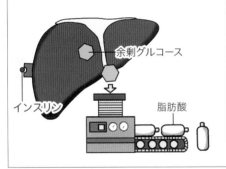

余剰グルコース

インスリン

脂肪酸

4 さらにインスリンは、タンパク質合成促進とともにその分解を抑制する。肝臓ではアミノ酸からの糖新生も抑制される。

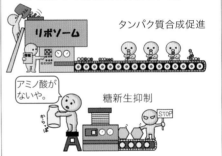

リボソーム

タンパク質合成促進

アミノ酸がないや。

糖新生抑制

STOP

③ソマトスタチン

δ（D）細胞から分泌されるソマトスタチンはα（A）細胞やβ（B）細胞に作用し、インスリンやグルカゴンの分泌を抑制する。

④血糖の調節

血糖値はさまざまな機構により恒常性が保たれる[※15]。血糖値を上げるホルモンは多数あるが、下げるのはインスリンのみである。なお、血糖調節中枢は視床下部にある。

〈血糖値を上げる〉

グルカゴン
アドレナリン
甲状腺ホルモン
糖質コルチコイド
成長ホルモン

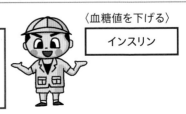

〈血糖値を下げる〉

インスリン

◆6 副腎のホルモン

副腎は腎臓の上部に乗る1対の器官である。表層を副腎皮質、中心部を副腎髄質という。

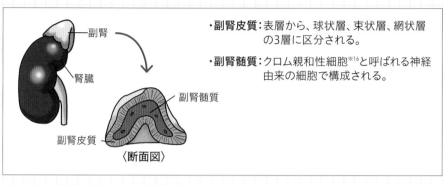

・**副腎皮質**：表層から、球状層、束状層、網状層の3層に区分される。

・**副腎髄質**：クロム親和性細胞[※16]と呼ばれる神経由来の細胞で構成される。

①副腎髄質のホルモン

副腎髄質のクロム親和性細胞は軸索を持たない特殊な神経細胞の一種で、カテコールアミン（アドレナリン、ノルアドレナリン など）を分泌する。

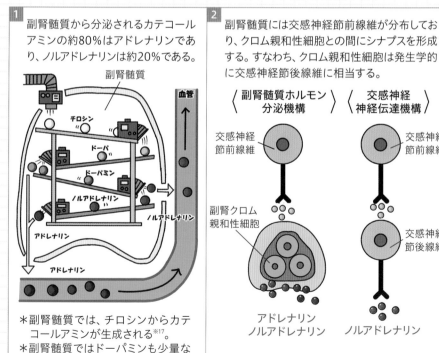

1 副腎髄質から分泌されるカテコールアミンの約80％はアドレナリンであり、ノルアドレナリンは約20％である。

*副腎髄質では、チロシンからカテコールアミンが生成される[※17]。
*副腎髄質ではドーパミンも少量ながら生成、分泌されている。

2 副腎髄質には交感神経節前線維が分布しており、クロム親和性細胞との間にシナプスを形成する。すなわち、クロム親和性細胞は発生学的に交感神経節後線維に相当する。

〈副腎髄質ホルモン分泌機構〉

〈交感神経神経伝達機構〉

②カテコールアミンの作用

1 カテコールアミンは肉体的、精神的なストレスで交感神経の活動が亢進すると分泌が増加する。

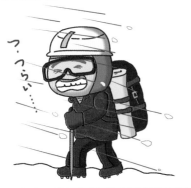

2 循環系に対して、アドレナリン※18は心拍数と心収縮力を高める。ノルアドレナリンはほとんどの血管を収縮させ血圧を上げる。

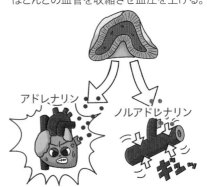

アドレナリン　　　ノルアドレナリン

3 代謝に及ぼす作用として、肝臓でのグリコーゲン分解、脂肪細胞での脂肪分解を促進し、血糖と血中遊離脂肪酸が増加する。また、それにともない熱産生も増加する。

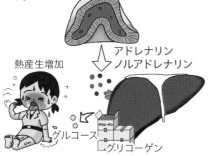

熱産生増加　　アドレナリン　　ノルアドレナリン

グルコース　グリコーゲン

4 血管以外の平滑筋に対する作用として、胃腸運動抑制や、気管支拡張がある。

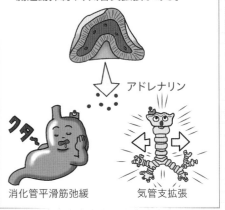

アドレナリン

消化管平滑筋弛緩　　　気管支拡張

③緊急反応

　各種のストレスに対して交感神経の活動亢進と、副腎髄質からのホルモン分泌が起こり、生体が闘争や逃走に適した状態になる。これを緊急反応という。

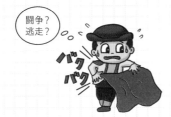

闘争？
逃走？

バク
バク

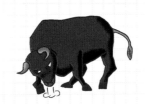

④副腎皮質のホルモン

　副腎皮質は、外側から球状層、束状層、網状層の3層に区分され、各層ではコレステロールを材料に、3種類のステロイドホルモンが生成される。

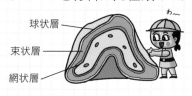

球状層	電解質コルチコイド
束状層	糖質コルチコイド
網状層	副腎アンドロジェン

⑤糖質コルチコイド

　主な糖質コルチコイドには、コルチゾルとコルチコステロンがある。

1 種々のストレスは副腎皮質刺激ホルモン放出ホルモンを分泌させ、副腎皮質での糖質コルチコイドの分泌が促進する。

ストレス⇨視床下部
下垂体前葉
副腎皮質刺激ホルモン放出ホルモン
副腎皮質刺激ホルモン
副腎皮質
糖質コルチコイド

2 糖質コルチコイドは、血中へのアミノ酸や脂肪酸の放出を増やし、肝臓での糖新生を促進するなどして、血糖値を上げる。

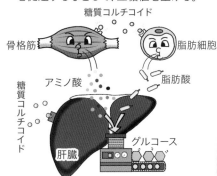

糖質コルチコイド
骨格筋
脂肪細胞
アミノ酸
脂肪酸
糖質コルチコイド
グルコース
肝臓

3 血糖値の上昇は、生体をストレスから回復させる（抗ストレス作用）。

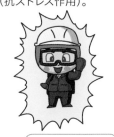

飢餓や外傷、寒冷、消耗などのストレスで分泌は激増するよ！

4 その他、カテコールアミンに対する許容作用[19]、胃に対する作用がある。

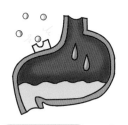

胃酸とペプシノゲンの分泌を亢進するよ[20]

5 また、大量のコルチゾル投与は炎症を抑える働きがある。

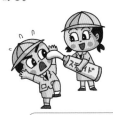

ステロイド系抗炎症薬には糖質コルチコイドが薬効成分として使われてるんだ。

⑥電解質コルチコイド

主な電解質コルチコイドはアルドステロンである。

1 アルドステロンは、アンジオテンシンⅡや、血漿K^+濃度の上昇によって分泌される。

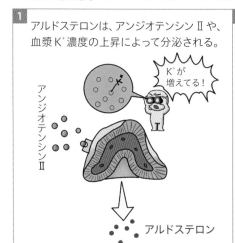

2 アルドステロンは腎集合管の主細胞に作用し、Na^+の再吸収とK^+の排泄を促進する。またNa^+の再吸収促進にともないH_2Oも再吸収され、細胞外液量が増加する。

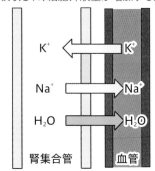

⑦レニン-アンジオテンシン-アルドステロン系（R-A-A系）

アルドステロンの分泌は、R-A-A系によって調節される。

1 腎臓の傍糸球体細胞は、糸球体血圧の低下に反応しレニン[※21]を分泌する。

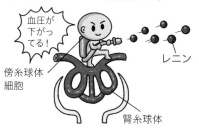

2 レニンは、循環血中のアンジオテンシノジェンをアンジオテンシンⅠに変える。

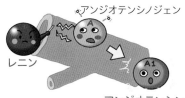

3 アンジオテンシンⅠは、肺毛細血管などにあるアンジオテンシン変換酵素（ACE）によって、アンジオテンシンⅡ[※22]に変えられる。

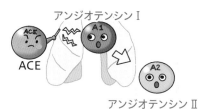

4 アンジオテンシンⅡは副腎皮質球状層に作用し、アルドステロンの分泌を促進する。

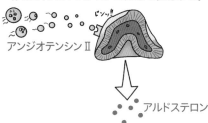

⑧副腎アンドロジェン

副腎皮質刺激ホルモンによって分泌が促進され、身体を男性化させる。

◆7 精巣のホルモン

精巣からはアンドロジェン（男性ホルモン）が分泌されるが、エストロジェン（女性ホルモン）もわずかながら分泌される。精巣から分泌される主なアンドロジェン[23]はテストステロンである。

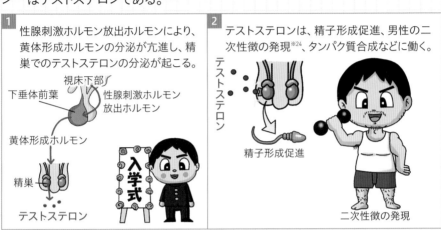

1 性腺刺激ホルモン放出ホルモンにより、黄体形成ホルモンの分泌が亢進し、精巣でのテストステロンの分泌が起こる。

視床下部
下垂体前葉　性腺刺激ホルモン放出ホルモン
黄体形成ホルモン
精巣
テストステロン
入学式

2 テストステロンは、精子形成促進、男性の二次性徴の発現[24]、タンパク質合成などに働く。

テストステロン
精子形成促進
二次性徴の発現

◆8 卵巣のホルモン

卵巣からは女性ホルモンであるエストロジェン（卵胞ホルモン[25]）とプロジェステロン（黄体ホルモン）が分泌される。

①エストロジェン（卵胞ホルモン）

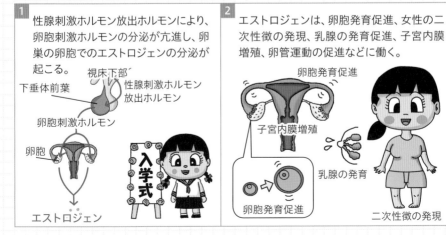

1 性腺刺激ホルモン放出ホルモンにより、卵胞刺激ホルモンの分泌が亢進し、卵巣の卵胞でのエストロジェンの分泌が起こる。

視床下部
下垂体前葉　性腺刺激ホルモン放出ホルモン
卵胞刺激ホルモン
卵胞
エストロジェン
入学式

2 エストロジェンは、卵胞発育促進、女性の二次性徴の発現、乳腺の発育促進、子宮内膜増殖、卵管運動の促進などに働く。

卵胞発育促進
子宮内膜増殖
乳腺の発育
卵胞発育促進
二次性徴の発現

②プロジェステロン（黄体ホルモン）

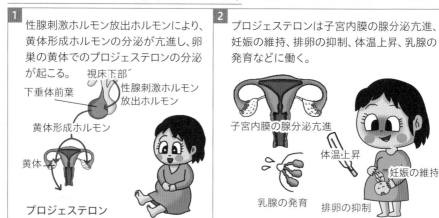

1 性腺刺激ホルモン放出ホルモンにより、黄体形成ホルモンの分泌が亢進し、卵巣の黄体でのプロジェステロンの分泌が起こる。

視床下部
下垂体前葉
性腺刺激ホルモン放出ホルモン
黄体形成ホルモン
黄体
プロジェステロン

2 プロジェステロンは子宮内膜の腺分泌亢進、妊娠の維持、排卵の抑制、体温上昇、乳腺の発育などに働く。

子宮内膜の腺分泌亢進
体温上昇
妊娠の維持
乳腺の発育
排卵の抑制

◆9 その他のホルモン

①メラトニン

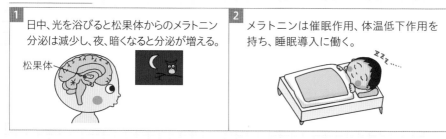

1 日中、光を浴びると松果体からのメラトニン分泌は減少し、夜、暗くなると分泌が増える。

松果体

2 メラトニンは催眠作用、体温低下作用を持ち、睡眠導入に働く。

zzz……

②心房性ナトリウム利尿ペプチド

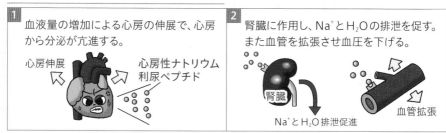

1 血液量の増加による心房の伸展で、心房から分泌が亢進する。

心房伸展
心房性ナトリウム利尿ペプチド

2 腎臓に作用し、Na^+とH_2Oの排泄を促す。また血管を拡張させ血圧を下げる。

腎臓
Na^+とH_2O排泄促進
血管拡張

③腎臓のホルモン

エリスロポエチンが分泌され、赤血球の新生を促す（P36参照）。

④消化管ホルモン

ガストリン、セクレチン、コレシストキニンなどがある（第5章参照）。

〈ホルモン一覧表〉

内分泌器官	主なホルモン	主な標的細胞	主な作用
視床下部	放出ホルモン	下垂体前葉	下垂体前葉ホルモン分泌促進
	抑制ホルモン		下垂体前葉ホルモン分泌抑制
下垂体前葉	成長ホルモン	全身の細胞	成長促進、代謝促進
	プロラクチン	乳腺や性腺	乳腺発育促進、乳汁産生促進、排卵抑制
	甲状腺刺激ホルモン	甲状腺	甲状腺ホルモン合成・分泌促進
	副腎皮質刺激ホルモン	副腎皮質	副腎皮質ホルモン合成・分泌促進
	性腺刺激ホルモン	性腺	性腺機能促進
下垂体後葉	バゾプレッシン	腎集合管	水の再吸収促進
	オキシトシン	乳管筋上皮細胞、子宮平滑筋	射乳反射、子宮平滑筋収縮
松果体	メラトニン		催眠作用
甲状腺	甲状腺ホルモン	全身の細胞	代謝亢進、熱産生、発育促進
	カルシトニン	骨、腎臓	血漿 Ca^{2+} 濃度低下、骨形成
副甲状腺	パラソルモン	骨、腎臓	血漿 Ca^{2+} 濃度増加、骨吸収
心臓	心房性ナトリウム利尿ペプチド	腎臓、血管	Na^+ と H_2O の排泄促進、血管拡張
胃	ガストリン	胃	胃酸分泌促進
小腸	セクレチン	膵臓、肝臓、胃	HCO_3^- に富んだ膵液の分泌亢進、胆汁分泌促進、胃液分泌抑制
	コレシストキニン	膵臓、胆囊	消化酵素に富んだ膵液の分泌亢進、胆囊収縮
	GIP	胃	胃液分泌抑制
	VIP	膵臓	膵液分泌促進
膵臓	グルカゴン	肝臓	血糖値上昇
	インスリン	骨格筋、脂肪細胞、肝臓など	血糖値低下
	ソマトスタチン	ランゲルハンス島 α、β 細胞	インスリン、グルカゴンの分泌抑制
副腎髄質	カテコールアミン	心臓、血管、肝臓、脂肪細胞	心拍数増加、血圧・代謝・血糖値上昇
副腎皮質	糖質コルチコイド	肝臓、骨格筋、脂肪細胞	血糖値上昇、抗炎症、胃酸分泌亢進
	電解質コルチコイド	腎集合管	Na^+ 再吸収促進、K^+ 排泄促進
	副腎アンドロジェン		身体の男性化
腎臓	エリスロポエチン	骨髄	赤血球産生促進
精巣	アンドロジェン	生殖器、多くの組織	精子形成促進、男性の二次性徴発現
卵巣	卵胞ホルモン（エストロジェン）	生殖器、多くの組織	卵胞発育促進、子宮内膜増殖、女性の二次性徴発現
	黄体ホルモン（プロジェステロン）	子宮、乳腺	子宮内膜腺分泌亢進、妊娠の維持、体温上昇、乳腺発育
胎盤	ヒト絨毛性性腺刺激ホルモン(hCG)		妊娠黄体の維持
脂肪細胞	レプチン		食欲抑制、代謝亢進
	アディポネクチン		インスリン作用増強

MEMO

※1 代表的な内分泌器官は、視床下部、下垂体、甲状腺、副甲状腺、膵臓、副腎、卵巣、精巣、松果体などである。

※2 受容体にホルモンが結合すると、受容体に共役したGタンパク質やチロシンキナーゼが細胞内シグナル伝達機構を発動させ、生理機能が発現する。

※3 成長ホルモン抑制ホルモン（ソマトスタチン）は、膵臓のランゲルハンス島δ細胞から分泌されるソマトスタチンと同じホルモンである。

※4 成長ホルモンは肝臓や軟骨の細胞に作用し、インスリン様成長因子Ⅰ（ソマトメジンC）の産生を促す。ソマトメジンCは成長ホルモンの仲介役として、軟骨細胞の増殖やタンパク質合成促進などの成長促進に働く。

※5 副腎皮質刺激ホルモンは主に副腎皮質の束状層と網状層に作用して、糖質コルチコイドとアンドロゲンの合成と分泌を促進する。一方、球状層からの電解質コルチコイドの分泌に対しての作用は弱く、かつ一過性である。

※6 バゾプレッシンは集合管の水チャネルを増やしたり、水チャネルをリン酸化することによって集合管の水透過性を上げる。

※7 大量のバゾプレッシンは血管平滑筋を収縮させ、血圧上昇させるのでバゾプレッシン［Vaso（管）＋press（圧迫）＋in］と名付けられた。

※8 乳頭に入力された哺乳刺激は肋間神経から脊髄、視床下部へと伝わり、下垂体後葉からオキシトシンを分泌させる。

※9 身体の状態に応じて、T_4からT_3への代謝量を変化させることで甲状腺ホルモンの作用が調節される。

※10 破骨細胞とは単球マクロファージ系の前駆細胞が分化・融合した細胞。骨リモデリングで、酵素を使い骨を破壊（骨吸収）する。

※11 ランゲルハンス島は膵臓に100～200万個存在する。その重量は膵臓全体の1～2%になる。

※12 膵臓に分布する交感神経の興奮でインスリンの分泌は低下し、副交感神経の興奮でインスリンの分泌は増大する。

※13 骨格筋と脂肪細胞にはインスリン依存性のグルコーストランスポーターであるGLUT4があり、インスリンにより細胞膜発現量が増加してグルコースの取り込みが促進する。なお、肝臓やその他の細胞ではインスリン非依存性のグルコーストランスポーターが発現しているため、インスリンによって直接的にはグルコースの取り込み量は影響を受けない。

※14 肝細胞でのグリコーゲン合成促進と、それにともなう肝細胞へのグルコース流入増大は、食後の高血糖に対処するための機構である。脂肪細胞ではインスリンの作用により、取り込んだグルコースからグリセロールを生成し、トリグリセリドとして細胞内に貯蔵する。

※15 血糖の正常値は、空腹時で100㎎/dL未満である。

※16 重クロム酸カリで茶褐色に染まるためクロム親和性細胞と呼ばれる。

※17 副腎髄質に存在するクロム親和性細胞であるＡ細胞からアドレナリンが、NA細胞からノルアドレナリンが分泌される。カテコールアミンはチロシンから複数の酵素の働きによって、ドーパ、ドーパミン、ノルアドレナリン、アドレナリンの順に変換されてゆく。

※18 アドレナリンはノルアドレナリン同様、さまざまな血管を収縮させるが、一方で骨格筋や腹部内臓の血管を拡張させるため、運動時であっても全体的に血圧上昇作用は軽微になる。

※19 許容作用とは他のホルモンの効果を増強させる作用のことで、カテコールアミンによる脂肪分解や気管支拡張、グルカゴンによる糖新生にはコルチゾルが必要である。

※20 胃潰瘍や十二指腸潰瘍を引き起こす原因となる。

※21 レニンはアンジオテンシノゲンのペプチド結合を分解し、アンジオテンシノジェンをアンジオテンシンⅠに変えるタンパク質分解酵素である。

※22 アンジオテンシンⅡには強力な血管収縮作用があり、全身の細動脈を収縮させることにより血圧を上昇させる。アンジオテンシンⅡはさらに脳室周囲器官に作用し、飲水行動を促すとともに、バゾプレッシンの分泌も促し体液量を増加させる。

※23 アンドロジェンには生理活性の強い順に、テストステロン、DHEA（デヒドロエピアンドロステロン）、アンドロステンジオンがある。副腎皮質から分泌されるアンドロジェンの主体はDHEAであるが、精巣では主にテストステロンが分泌される。

※24 二次性徴の発現は、テストステロンが5α-リダクターゼという酵素によって変換されたジヒドロテストステロンの働きによる。ジヒドロテストステロンはテストステロンの2～5倍の活性を持っている。

※25 エストロジェンには生理活性の強い順に、エストラジオール、エストロン、エストリオールがある。

☑内分泌ゾーンのポイント

1. ホルモン総論

□ホルモンは内分泌細胞から直接血液内に分泌され、標的細胞に結合する。
□ホルモンはごく微量で作用を及ぼす。
□ホルモンの化学的構造による分類は以下のとおりである。
　・アミン類：カテコールアミン、甲状腺ホルモン
　・ステロイドホルモン：副腎皮質ホルモン、性ホルモン
　・ペプチドホルモン：その他大多数のホルモン
□ホルモンの化学的性状による分類は以下のとおりである。
　・脂溶性：甲状腺ホルモン、副腎皮質ホルモン、性ホルモン
　・水溶性：上記以外のホルモン
□水溶性ホルモンの受容体は細胞膜上にある。

□脂溶性ホルモンの受容体は細胞の内部にある。

□多くのホルモンの分泌は階層的に支配されている。

□下位ホルモンの血中濃度は、それ自体が上位ホルモンの分泌を制御し、結果的に下位ホルモンの分泌量が調節される（フィードバック制御）。

2. 各ホルモンの働き

〈視床下部〉

□視床下部は下垂体前葉ホルモンの放出・抑制ホルモンを分泌し、下垂体前葉ホルモンの分泌を調節する。

〈下垂体前葉〉

□下垂体前葉から分泌されるホルモンは以下のとおりである。

　成長ホルモン、プロラクチン、甲状腺刺激ホルモン（TSH）、副腎皮質刺激ホルモン（ACTH）、性腺刺激ホルモン（ゴナドトロピン）

□成長ホルモンは、骨端部軟骨細胞の増殖やタンパク質合成促進に働き、成長を促進する。また、血糖値上昇、脂肪分解促進にも働く。

□プロラクチンは、乳腺の発育促進、乳汁の産生促進に働く。また、排卵を抑制する。

□甲状腺刺激ホルモン（TSH）は甲状腺ホルモン（T_3やT_4のことで、カルシトニンは別）の分泌を促進する。

□性腺刺激ホルモンには、卵胞刺激ホルモン（FSH）と、黄体形成ホルモン（LH）がある。

□卵胞刺激ホルモン（FSH）の働きは以下のとおりである。

　・女性：卵胞の発育促進、エストロジェン（卵胞ホルモン）の分泌促進

　・男性：精子形成促進

□黄体形成ホルモン（LH）の働きは以下のとおりである。

　・女性：卵胞の発育促進、排卵誘発、黄体形成、プロジェステロン（黄体ホルモン）の分泌促進

　・男性：テストステロンの分泌促進

〈下垂体後葉〉

□下垂体後葉ホルモンは神経終末から分泌される。

□バゾプレッシンは脱水などによる血漿浸透圧の上昇により分泌され、腎臓の集合管に作用し水の再吸収に働くため、体液量は増え、尿量は減少する。

□オキシトシンは射乳反射、分娩時の子宮平滑筋の収縮に働く。

〈甲状腺〉

□甲状腺からは甲状腺ホルモンであるT_3（トリヨードサイロニン）やT_4（サイロキシン）とカルシトニンが分泌される。

□甲状腺ホルモン（T_3やT_4）はヨウ素を含むホルモンで、代謝亢進、熱産生、発育促進などに働く。

□カルシトニンは骨や腎臓に作用し、骨形成、Ca^{2+}の排泄に働き、血漿Ca^{2+}濃度を減少させる。

〈副甲状腺〉

□パラソルモンは骨や腎臓に作用し、骨破壊（骨吸収）、Ca^{2+}の再吸収に働き、血漿Ca^{2+}濃度を増加させる。

〈膵臓〉

□グルカゴンはランゲルハンス島α（A）細胞から分泌され、血糖値を上昇させる。

□インスリンはランゲルハンス島β（B）細胞から分泌され、血糖値を下げる。

□インスリンは細胞へのグルコース取り込みを促進し、グリコーゲンを合成する。

□インスリンはタンパク質の合成を促進する。

□血糖値を上げるホルモンは、グルカゴン、アドレナリン、甲状腺ホルモン、糖質コルチコイド、成長ホルモンである。

□血糖値を下げるホルモンは、インスリンただ1つである。

〈副腎髄質〉

□カテコールアミンは交感神経の活動が亢進すると分泌が増加する。

□カテコールアミンの作用は以下のとおりである。
  ・循環系：心拍数と心収縮力上昇（アドレナリン）
       血管収縮による血圧上昇（ノルアドレナリン）
  ・代謝：肝臓でのグリコーゲン分解、脂肪細胞での脂肪分解促進
       血糖値上昇、熱産生増加
  ・その他：胃腸運動抑制、気管支拡張

〈副腎皮質〉

□副腎皮質からは、糖質コルチコイド、電解質コルチコイド、副腎アンドロジェンが分泌される。

□主な糖質コルチコイドは、コルチゾルとコルチコステロンである。

□種々のストレスは糖質コルチコイドの分泌を促進する。

□糖質コルチコイドの作用は以下のとおりである。
  ・糖新生を促進し、血糖値を上昇させる
  ・抗ストレス作用
  ・胃酸の分泌亢進
  ・カテコールアミンに対する許容作用
  ・抗炎症作用

□主な電解質コルチコイドはアルドステロンである。

□アルドステロンは腎臓の集合管に作用し、Na^+の再吸収と水の再吸収に関与する。

□アルドステロンの分泌は、レニン-アンジオテンシン系や血漿K^+の上昇によって亢進する。

〈精巣〉

□精巣から分泌される主なアンドロジェンはテストステロンである。

□テストステロンは精子形成促進、男性の二次性徴発現、タンパク質合成などに働く。

〈卵巣〉

□卵巣からはエストロジェン（卵胞ホルモン）と、プロジェステロン（黄体ホルモン）が分泌される。

□エストロジェン（卵胞ホルモン）の作用は以下のとおりである。

　卵胞発育促進、卵管運動促進、子宮内膜増殖、乳腺の発育、女性の二次性徴発現

□プロジェステロン（黄体ホルモン）の作用は以下のとおりである。

　妊娠の維持、排卵の抑制、乳腺の発育、体温上昇、子宮内膜の腺分泌亢進

〈その他〉

□松果体からメラトニンが分泌され、睡眠導入に働く。

□心房性ナトリウム利尿ペプチドは腎臓に作用し、Na^+と水の排泄を促進する。また、血管を拡張させ血圧を下げる。

第9章
生殖・成長・老化ゾーン

▼

生殖器の働き、そして成長と老化について紹介するよ。
女性の性周期は複雑だけど、
女性ホルモンの働きを頭に入れると理解しやすくなるよ！

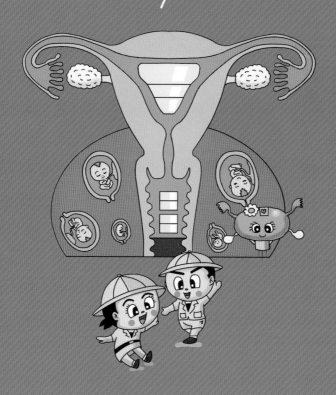

1 男性生殖器

◆1 男性生殖器の構造

〈男性生殖器　矢状断〉

〈精巣の構造〉

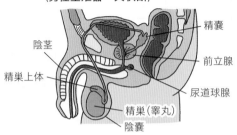

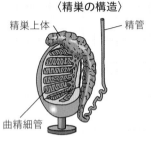

◆2 精子形成

精子は精巣(睾丸)の曲精細管でつくられる。

1 精巣を構成する細胞には、精祖細胞、セルトリ細胞、ライジッヒ細胞がある。

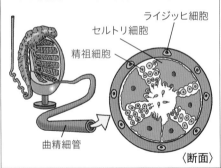

2 男性が思春期を迎えると、ライジッヒ細胞からテストステロンが分泌され、曲精細管内の精祖細胞が成熟し、精子となる。

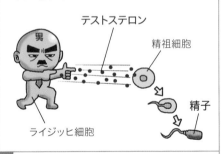

3 このとき、曲精細管内のセルトリ細胞は精子細胞を支持し、栄養を供給する。こうして精子細胞は成熟して精子になる。

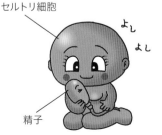

4 曲精細管内では1日に約3000万個もの精子がつくられる。精子は精巣上体に蓄えられ、射精が起こるまで数週間生き延びる[※1]。

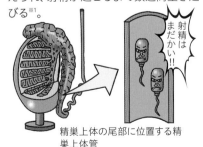

精巣上体の尾部に位置する精巣上体管

◆3 精液

　精液[※2]は精巣でつくられた精子と、前立腺、精囊、尿道球腺（カウパー腺）からの分泌液などが混合したものである。

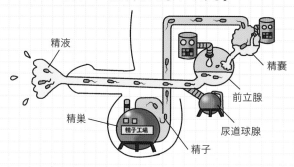

精液

精巣

精囊

前立腺

尿道球腺

精子

精子工場

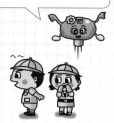

精液の全容量に占める精子の割合は1%に過ぎないのよ！

◆4 性反射

　男性の性反射は勃起と射精に区分される。

1 性的な刺激が勃起中枢[※3]に伝わると、副交感神経遠心路の活動が亢進する。

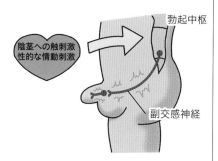

陰茎への触刺激
性的な情動刺激

勃起中枢

副交感神経

2 すると、陰茎の細動脈が拡張し、陰茎の海綿体[※4]が充血することによって陰茎が硬くなる（勃起）。

充血した陰茎の海綿体

拡張した細動脈

副交感神経

3 さらに性的な刺激が加わると、交感神経遠心路が活動する。

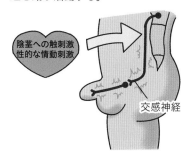

陰茎への触刺激
性的な情動刺激

交感神経

4 すると、精管や前立腺の平滑筋が収縮する。さらに体性神経遠心路も活動し、陰茎の横紋筋が収縮する。その結果、精液が体外に排出される（射精）。

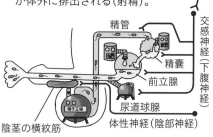

精管

精囊

前立腺

尿道球腺

陰茎の横紋筋

体性神経（陰部神経）

交感神経（下腹神経）

2 女性生殖器

◆1 女性生殖器の構造

〈女性生殖器　矢状断〉

卵管
子宮
膣
卵巣

〈子宮と卵巣の構造〉

卵管
子宮底
子宮体
卵管采
卵巣
子宮頸
膣

卵子
卵胞

◆2 卵子形成

卵子は卵胞に包まれ、卵巣の皮質部分で育っていく。

<table>
<tr><td>

1 胎生期の卵巣内には約700万個の原始卵胞[※5]が存在するが、出生時までにアポトーシスにより約100万個まで減少する。

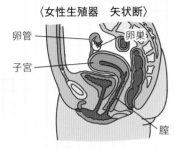

</td><td>

2 出生後、原始卵胞はさらに数を減らして行き、思春期には数万個程度になる[※6]。

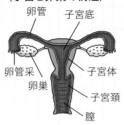
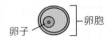

</td></tr>
<tr><td>

3 思春期以降、排卵が開始される。1回の月経周期ごとに排卵される卵子は原則1個だけである。

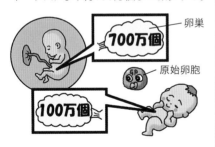

</td><td>

4 したがって、生殖年齢の間に排卵される卵子の数は400〜500個程度であり、ほとんどの卵子は排卵されずに消滅してしまう。

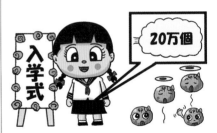

</td></tr>
</table>

◆3 排卵と月経出血

1
思春期以降、1回の性周期ごとに10個程度の卵胞が、卵胞刺激ホルモン（FSH）の作用で成熟する[※7]。

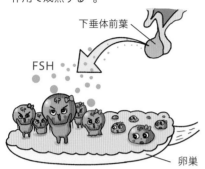

下垂体前葉

FSH

卵巣

2
このとき、完全に成熟する卵胞（主席卵胞）は1個で、他は途中で成長を止め退縮する（閉鎖卵胞）[※8]。

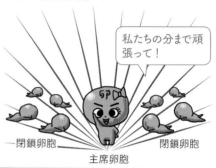

私たちの分まで頑張って！

閉鎖卵胞　　閉鎖卵胞
主席卵胞

3
卵胞の発育により、エストロジェン（卵胞ホルモン）の分泌量が増え、子宮内膜の肥厚が始まる。卵胞は最終的に直径2cmにもなるグラーフ卵胞となる。

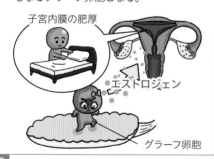

子宮内膜の肥厚

エストロジェン

グラーフ卵胞

4
また、エストロジェンは下垂体前葉から黄体形成ホルモン（LH）の一過性の大量分泌（LHサージ）を起こし、排卵を誘発する。

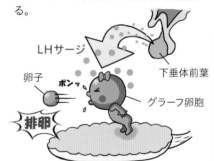

LHサージ

下垂体前葉

卵子

ポンッ

グラーフ卵胞

排卵

5
排卵後もLHの分泌は続き、卵胞は黄体となる。黄体からのプロジェステロンにより、子宮内膜の分泌が活発になる。また、基礎体温も上昇する。

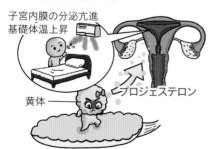

子宮内膜の分泌亢進
基礎体温上昇

プロジェステロン

黄体

6
卵管内の卵子が受精しなかった場合、黄体は白体になり消滅し、体温は低下する。また、肥厚していた子宮内膜は、体外に捨てられる（月経出血）。

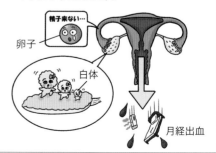

精子来ない…

卵子

白体

月経出血

◆4 性周期

　女性生殖器は男性生殖器と異なり、約28日ごとに周期的な変化を示す。これを性周期という。このとき、卵巣の変化に着目したものを卵巣周期、子宮内膜の変化に着目したものを月経周期という。

性周期 ┬ 卵巣周期（卵胞期・排卵・黄体期に区分される）
　　　　└ 月経周期（月経期・増殖期・分泌期に区分される）

	卵胞期（1〜14日）	排卵	黄体期（14〜28日）
卵巣周期	下垂体前葉からのFSHにより、10個程度の卵胞が成熟。5〜6日目に1つの卵胞を残し、他は退縮。卵胞からエストロジェンが分泌され、LHの分泌亢進と、子宮内膜の肥厚に作用する。	LHサージで排卵	LHの作用で排卵後の卵胞から黄体が形成され、プロジェステロンが分泌される。プロジェステロンの作用で、子宮内膜の分泌は亢進し、基礎体温は上昇する。

〈FSH・LHの分泌消長〉
—— FSH
—— LH
LHサージ

〈エストロジェン・プロジェステロンの分泌消長〉
—— エストロジェン
…… プロジェステロン

	月経期	増殖期	分泌期
月経周期	子宮内膜の脱落により、膣から出血。	卵胞からのエストロジェンの作用により、子宮内膜が増殖する。	黄体からのプロジェステロンで、子宮内膜の分泌腺が活発になり、受精卵が着床しやすい環境になる。また基礎体温も上昇する。

◆5 妊娠

1
卵巣から腹腔内に放出された卵子は卵管采（らんかんさい）に捕捉され、卵管内に入る。排卵後の卵子の寿命は約1日で、通常は卵管膨大部で受精する。

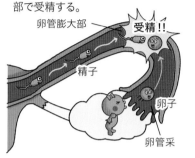

2
ちなみに、卵子も精子も形成段階で減数分裂[9]を行うため、染色体の数はそれぞれ半数である。卵子が受精し、受精卵になることで染色体の数が揃う[10]。

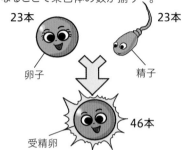

3
受精卵は約5.5日かけて子宮に移動[11]し、子宮内膜に深く侵入、接着する。この現象を着床といい、妊娠が開始する。

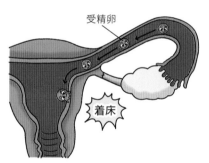

4
妊娠が成立すると、卵巣内の黄体は肥大して妊娠黄体となる。妊娠黄体はプロジェステロンを活発に分泌する。

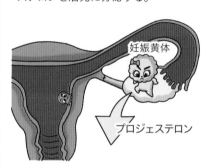

5
妊娠6週後、胎盤が妊娠黄体に代わって十分なプロジェステロンを分泌するようになると、妊娠黄体は退縮し機能が低下する。

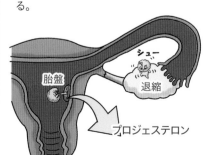

6
プロジェステロン分泌の継続は、LHの分泌を抑制する（負のフィードバック機構による）。その結果、妊娠期間中は新たな排卵は起こらず、月経は停止する（妊娠の維持）。

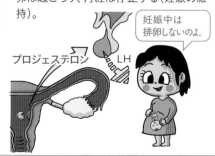

◆6 分娩

1 子宮の中で胎児は胎盤を通して、ガス交換や栄養素の摂取、老廃物の排泄を行う。胎児は子宮内で約38週間発育する[※12]。

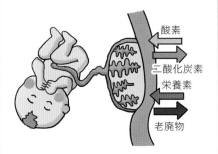

酸素

二酸化炭素

栄養素

老廃物

2 出産が近づくと、下垂体後葉からオキシトシンの分泌が増加し、子宮が収縮する。また、胎児が産道を通過することでもオキシトシンは分泌され、子宮はいっそう収縮する。

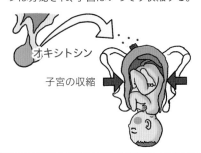

オキシトシン

子宮の収縮

3 オキシトシンはさらに、子宮内膜でのプロスタグランジン[※13]生成を促進する。プロスタグランジンもまた、子宮を収縮させる。

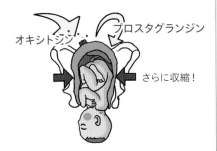

オキシトシン

プロスタグランジン

さらに収縮！

4 その結果、子宮の周期的な収縮（陣痛）が起こり、胎児とその付属物が排出される。この現象を分娩という。

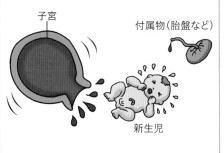

子宮

付属物（胎盤など）

新生児

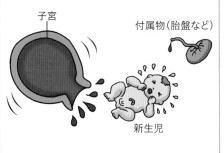

雑学の部屋

意外!? ニワトリの卵巣は1つだけ？

　ニワトリを含む多くの鳥類の卵巣と卵管は左側1つしかなく、右側は発生途中で退化してなくなる。その理由は明らかになっていないが、飛翔する際に身体を軽くするためではないかと考えられている。

〈ニワトリ〉

◆7 乳汁分泌・射乳反射

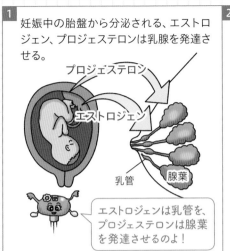

1 妊娠中の胎盤から分泌される、エストロジェン、プロジェステロンは乳腺を発達させる。

プロジェステロン

エストロジェン

乳管

腺葉

エストロジェンは乳管を、プロジェステロンは腺葉を発達させるのよ！

2 分娩後、プロラクチンにより乳汁の産生が開始する。また、乳児の哺乳刺激は、プロラクチンとオキシトシンの分泌を促す。オキシトシンは乳汁を乳房外へ圧出させる（射乳反射）。

前葉　後葉

プロラクチン　オキシトシン

乳汁産生　射乳反射

＊授乳中は性腺刺激ホルモン（FSH、LH）の分泌が抑制されるので、排卵が抑えられ、妊娠が起こりづらい。

3 Chapter9 成長

◆1 各器官の成長率

　出生後の各組織の成長は一律ではない。例えば脳の重量は、出生後数年で成人のレベルに達する。また、生殖器の成長は幼児期にはほとんどみられないが、思春期に急激に高まる。一方、胸腺の成長は思春期に最大になり、成人になると退縮して、脂肪組織に置き換わる。

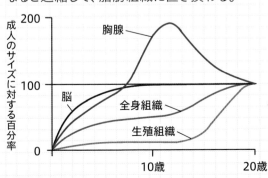

脳の重量は早い時期に成人のレベルに達するけど、脳内のシナプス結合は青年期が終わるころまでに、ゆっくり発達するのよ。

成人のサイズに対する百分率

200

100

0

胸腺

脳

全身組織

生殖組織

10歳　20歳

4 Chapter9 老化

老化とは、加齢にともない身体機能が衰えること、通常の新陳代謝が衰えることである。また、老化は「細胞の老化」と「個体の老化」に分けられる。

◆1 細胞の寿命

生体を構成する細胞の寿命は一律ではない。例えば腸管の上皮細胞の寿命はわずか2〜5日、赤血球は120日程度、神経細胞の寿命は個体の寿命と同じである。

神経細胞、心筋細胞、骨格筋細胞などは、一生のうちに新しい細胞に生まれ変わることがないのよ。

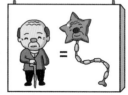

すご〜い

◆2 各器官の老化現象

高次神経機能	運動機能	感覚機能	循環機能
柔軟性や対処能力が低下する。またエピソード記憶[14]が低下しやすい。	歩行程度では変化は少ないが、瞬発力は著しく低下する。	視力、聴力などが低下する。また口渇感や空腹感が低下することもある。	血管抵抗増加により血圧が上昇する。また、腎血流量が低下する[15]。
呼吸機能	**排尿機能**	**内分泌機能**	**その他**
一回換気量に変化はみられないが、肺活量は減少する。	男性では排尿困難、女性では尿失禁が起こりやすい。	加齢によりホルモンの分泌量に変化がみられる。 加齢で減少 　性ホルモン 加齢で増加 　カテコールアミン 　副甲状腺ホルモン 加齢で変化なし 　インスリン 　甲状腺ホルモン 　副腎皮質ホルモン	免疫力低下、消化機能低下、皮膚のたるみなどが起こる。

◆3 生理的老化の特徴

高齢者の生理的老化の特徴は、以下のとおりである。

1 加齢による生理機能の低下は、各器官によって異なるスピードで進む。

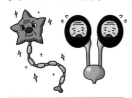

神経の伝導速度は15％ほどしか低下しないけど、腎血流量や肺活量は半分以下に低下するのよ。

2 生理的老化の個体差は、高齢者になるほど増大する。

70歳

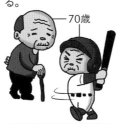

同じ70歳でも全然違うでしょ？

3 ホメオスタシス機構は低下する。

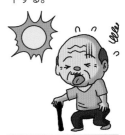

平常時の血糖値やpHなどはよく保たれるけど、急激な環境変化には対応できないの。

MEMO

※1 貯蔵中の精子は休止状態で数週間生きるが、射精に至らないと老化して死ぬ。死んだ精子は精管の上皮細胞によって貪食される。

※2 精液はpH7.2〜7.8のアルカリ性の液体で、1回の射精で2〜6mL排出される。精液特有の臭気（栗の花のような臭い）は前立腺液中のポリアミンによる。

※3 勃起中枢は仙髄（S2〜S4）にある。

※4 海綿体は、スポンジ状の勃起性組織である。勃起は陰茎の海綿体が血液で占められ硬化する現象である。

※5 原始卵胞は未熟な卵子を含む卵胞のことで、一次卵胞、二次卵胞、成熟卵胞（グラーフ卵胞）へと成長していく。

※6 思春期における原始卵胞の数は文献によってまちまちである（1万個〜30万個）。

※7 左右の卵巣同時に合計10〜20個の卵胞が成熟する。

※8 主席卵胞が分泌するインヒビンという糖タンパク質などによって、主席卵胞以外の未熟な卵胞は成長が止まる。一方、主席卵胞は自身が分泌するエストロジェンによっても成熟する。

※9 減数分裂とは、細胞分裂の際、染色体数が分裂前の細胞と同数になる有糸分裂（体細胞分裂）と異なり、染色体数が分裂前の細胞の半数になる細胞分裂のことである。

※10 精子は、性染色体がXのものと、Yのものが半数ずつ存在する。一方、卵子の性染色体はすべてXである。したがって、卵子がY染色体を持つ精子と受精すると、受精卵の性染色体はXYとなって男児になり、X染色体を持つ精子と受精すると、受精卵の性染色体はXXとなって女児になる。

※11 受精卵は卵管を移動中に細胞分裂を繰り返し、子宮に到達する頃には数十個の細胞のかたまりになっている。

※12 臨床的に、妊娠期間は最終月経の初日から起算する。この期間は約40週（280日）である。

※13 プロスタグランジンは分娩時だけでなく、月経の前後に分泌が盛んになる。過度なプロスタグランジンの分泌は子宮の収縮を強く促し生理痛の原因となる。

※14 長期記憶の1つで、個人が体験した日々の出来事に関する記憶であり、時間や情景、具体的な感情をともなう記憶である。

※15 加齢により腎臓内小動脈に狭小化が起こり、腎血流量が減少する。

☑生殖・成長・老化ゾーンのポイント

1．男性生殖器

□精子は精巣（睾丸）の曲精細管でつくられる。
□精祖細胞はライジッヒ細胞が分泌するテストステロンによって成熟する。
□曲精細管にあるセルトリ細胞は精子細胞を支持し、栄養を供給する。
□つくられた精子は精巣上体に運ばれ、射精が起こるまで数週間生きる。
□精液は精子と前立腺、精嚢、尿道球腺（カウパー腺）からの分泌液が混合したものである。
□勃起は副交感神経の活動亢進によって起こる。
□射精は交感神経の活動亢進によって起こる。

2．女性生殖器

□胎生期の卵巣内には約700万個の原始卵胞が存在する。
□出生後、原始卵胞は100万個程度になり、思春期には数万個程度になる。
□1回の月経周期ごとに排卵される卵子は原則1個である。
□卵胞は卵胞刺激ホルモン（FSH）の働きで成熟するが、卵胞自身が分泌するエストロジェン（卵胞ホルモン）の働きによっても成熟する。
□成長段階に入った卵胞のうち、最もよく成熟したもの（主席卵胞）を残し、他の卵胞は退縮する（閉鎖卵胞）。
□成熟した卵胞からエストロジェン（卵胞ホルモン）が盛んに分泌され、子宮内膜を肥厚させる。

□排卵は黄体形成ホルモン（LH）の一過性の大量分泌（LHサージ）によって誘発される。

□排卵後に残された卵胞は黄体形成ホルモン（LH）の働きで黄体になり、プロジェステロン（黄体ホルモン）を分泌する。

□プロジェステロン（黄体ホルモン）は子宮内膜の分泌を活発にし、基礎体温を上昇させ妊娠が起こりやすい環境にする。

□女性の性周期には卵巣周期（卵巣の変化に着目）と月経周期（子宮内膜の変化に着目）がある。

〈卵巣周期〉

①卵胞期：下垂体前葉からの卵胞刺激ホルモン（FSH）の作用で卵胞が成熟する。成熟した卵胞からエストロジェン（卵胞ホルモン）が分泌される。

②排卵　：下垂体前葉からの黄体形成ホルモン（LH）の大量分泌（LHサージ）により排卵が起こる。

③黄体期：黄体形成ホルモン（LH）の作用で黄体が形成される。黄体からプロジェステロン（黄体ホルモン）が分泌され基礎体温が上昇する。

〈月経周期〉

①月経期：子宮内膜の脱落（月経出血）。

②増殖期：卵胞からのエストロジェン（卵胞ホルモン）によって子宮内膜が肥厚する。

③分泌期：黄体からのプロジェステロン（黄体ホルモン）によって子宮内膜の分泌が活発になり、受精卵が着床しやすくなる。また、基礎体温が上昇する。

□排卵後、卵子は卵管采によって捕捉される。

□排卵後の卵子の寿命は約1日である。

□受精は卵管膨大部で起こる。

□受精卵が子宮内膜に侵入し接着することを着床という。

□妊娠が成立すると、卵巣内の黄体は妊娠黄体となりプロジェステロン（黄体ホルモン）を活発に分泌する。

□妊娠中のプロジェステロン（黄体ホルモン）分泌の継続は黄体形成ホルモン（LH）の分泌を抑制するため、排卵が抑制される。

□このため、プロジェステロン（黄体ホルモン）は妊娠の維持に重要である。

□下垂体後葉からのオキシトシンは子宮を収縮させ、分娩が起こる。

□妊娠中に胎盤から分泌されるエストロジェン（卵胞ホルモン）とプロジェステロン（黄体ホルモン）は乳腺を発達させる。

□分娩後、下垂体前葉からのプロラクチンによって乳汁の産生が起こる。

□乳児の哺乳刺激は下垂体後葉からオキシトシンを分泌させ、射乳反射が起こる。

□授乳中は性腺刺激ホルモンの分泌が抑えられるため、排卵が起こりにくい。

□脳は、出生後数年で成人レベルの重量に達する。

□胸腺は思春期に最大となり、成人になると退縮する。

4. 老化

□神経細胞の寿命は個体の寿命と同じである。

□加齢による変化は以下のとおりである。

- ・聴覚、視覚などの感覚が鈍くなる。
- ・血圧が上昇する。
- ・腎血流量が減少する。
- ・肺活量が減少する。
- ・性ホルモンの分泌が低下する。カテコールアミンや副甲状腺ホルモンの分泌は増加する。インスリン、甲状腺ホルモン、副腎皮質ホルモンの分泌量は変化しない。

□高齢者の生理的老化の特徴は以下のとおりである。

- ・各器官によって老化のスピードは異なる。
- ・個体差が大きい（特に高齢になると）。
- ・ホメオスタシス機構が低下する（ただし平常時の血糖値やpHはよく保たれる）。

第10章

神経ゾーン

▼

神経系の基本、末梢神経、中枢神経の
働きなどについて紹介していくよ。
特に複雑な活動電位のパートは難しいけど、頑張ろう！

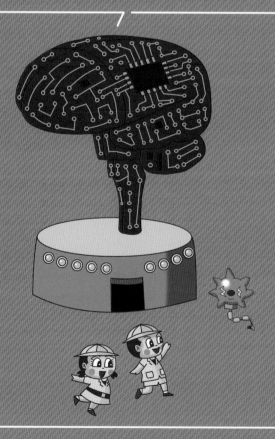

1 神経系とは

◆1 神経系とは

　神経系は、中枢神経系と末梢神経系に区分される。中枢神経系は脳と脊髄に区分される。末梢神経系は解剖学的には脳神経と脊髄神経に区分され、機能的には体性神経系と自律神経系に区分される。

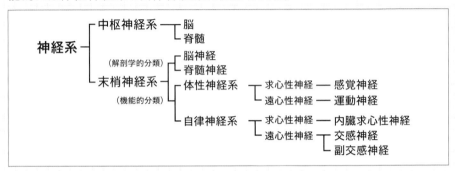

2 神経組織とニューロン

　神経組織は神経細胞（ニューロン）と、これを支持・栄養するグリア細胞[※1]から構成される。

◆1 ニューロンの基本的構造

　ニューロンは細胞体、突起（樹状突起、軸索）、神経終末から構成され、処理する情報によって形態が異なる。

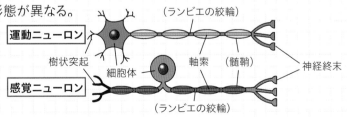

細胞体	核周囲部とも呼ばれ、タンパク質の合成が盛んに行われる。
樹状突起	外部からの刺激や他のニューロンから情報を受け取る。
軸索	細胞体の興奮をニューロン末端に伝える。
神経終末	軸索の終末部であり、他のニューロンなどとシナプスを形成する。

◆2 グリア細胞（神経膠細胞^{しんけいこうさいぼう}）

神経組織でニューロン以外の細胞はグリア細胞と総称される。グリア細胞は、ニューロンとニューロンの間を埋め、ニューロンを支持・栄養する。

①末梢神経系のグリア細胞

末梢神経のグリア細胞で重要なのは軸索を取り巻くシュワン細胞である。軸索とシュワン細胞をまとめて神経線維といい、有髄線維と無髄線維に大別される。また、神経節には外套細胞^{がいとうさいぼう}[※2]が存在する。

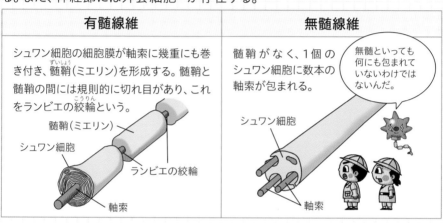

有髄線維	無髄線維
シュワン細胞の細胞膜が軸索に幾重にも巻き付き、髄鞘（ミエリン）を形成する。髄鞘と髄鞘の間には規則的に切れ目があり、これをランビエの絞輪という。	髄鞘がなく、1個のシュワン細胞に数本の軸索が包まれる。

髄鞘^{ずいしょう}（ミエリン）
シュワン細胞
ランビエの絞輪^{こうりん}
軸索

シュワン細胞
軸索

無髄といっても何にも包まれていないわけではないんだ。

②中枢神経系のグリア細胞

中枢神経系のグリア細胞には、希突起膠細胞^{きとっきこうさいぼう}、星状膠細胞^{せいじょうこうさいぼう}、小膠細胞^{しょうこうさいぼう}、上衣^{じょうい}細胞^{さいぼう}がある。中枢神経系内にはニューロンよりも多数のグリア細胞が存在する。

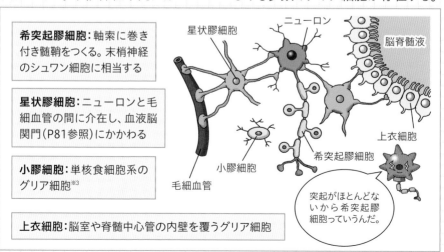

希突起膠細胞：軸索に巻き付き髄鞘をつくる。末梢神経のシュワン細胞に相当する

星状膠細胞：ニューロンと毛細血管の間に介在し、血液脳関門（P81参照）にかかわる

小膠細胞：単核食細胞系のグリア細胞[※3]

上衣細胞：脳室や脊髄中心管の内壁を覆うグリア細胞

星状膠細胞
ニューロン
脳脊髄液
上衣細胞
希突起膠細胞
小膠細胞
毛細血管

突起がほとんどないから希突起膠細胞っていうんだ。

209

◆3 軸索輸送

　軸索内では細胞体と神経終末の間で物質の輸送が行われており、これを軸索輸送という。細胞体から神経終末への輸送を順行性軸索輸送、神経終末から細胞体への輸送を逆行性軸索輸送という。

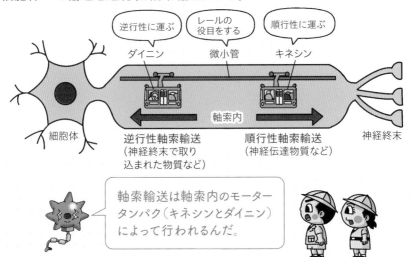

◆4 軸索の変性

　末梢神経の神経線維が切断されると軸索輸送が断たれるため、切断部より末梢側の神経線維に変性が起こる。これを順行性変性といい、神経線維の再生が可能である。これとは逆に切断部から細胞体側に向かって起こる変性を逆行性変性といい、この場合ニューロン自体消失する。

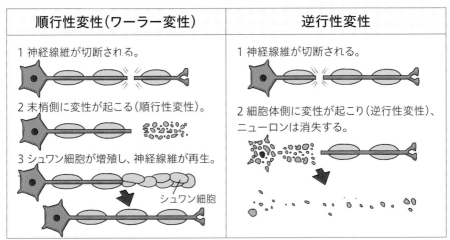

Chapter10

3 ニューロンの興奮

◆1 静止電位（静止膜電位）と脱分極・過分極

1 すべての細胞において、細胞内外のイオン分布は異なり、細胞内は細胞外に対して負電位を示す。これを静止電位といい、ニューロンでは−60〜−90mVである。

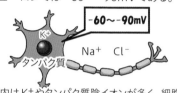

細胞内はK⁺やタンパク質陰イオンが多く、細胞外にはNa⁺とCl⁻が多い

2 この静止電位がプラス方向に変化することを脱分極、マイナス方向に変化することを過分極という。

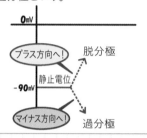

◆2 活動電位（インパルスまたはスパイク電位）

ニューロンでは、膜電位が一過性に急上昇することがある。これを活動電位（インパルスまたはスパイク電位）という。活動電位の発生過程は以下のとおりである。

1 静止時のニューロン内は、細胞外に対して−60〜−90mVの電位差があり、分極した状態にある。

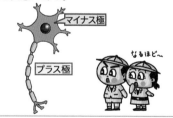

2 ところが、何らかの刺激がニューロンに入力されると脱分極が起こる[4]。

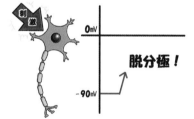

脱分極！

3 この脱分極によって細胞膜のNa⁺チャネル[5]が開き、細胞外からNa⁺が流入する。

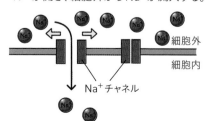

4 すると、膜電位が徐々に上昇していき脱分極がさらに亢進する。

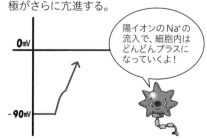

陽イオンのNa⁺の流入で、細胞内はどんどんプラスになっていくよ！

5 継続する Na+ の流入はやがて細胞内外の膜電位の逆転を引き起こし、細胞内が細胞外に対して正電位を示す（オーバーシュート）。

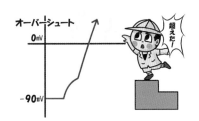

6 膜電位が0を超えるにつれ、Na+ チャネルは不活性化し、今度は K+ チャネルが開き K+ が細胞外に流出する。

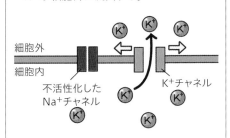

7 K+ の流出によって膜電位は低下し、やがて静止電位よりさらにマイナスの電位になり（後過分極）、最終的にもとの静止電位に戻る（再分極）。

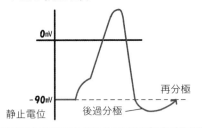

8 活動電位の発生中に移動した Na+ と K+ は、ナトリウム・カリウムポンプにより能動的にそれぞれもとの状態に戻される。

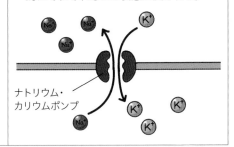

〈活動電位の時間経過〉

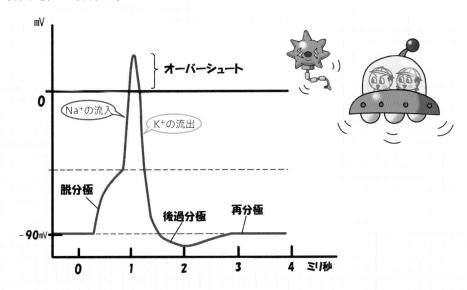

◆3 活動電位の性質

①閾値（閾膜電位）

1 活動電位が生じるための最低限の電位（−60〜−50mV）を閾値といい、閾値に達するとニューロンは自動的に活動電位を発生する。

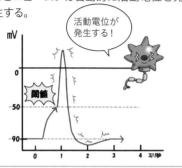

2 逆に閾値に達しなかった場合、活動電位は発生せず静止電位に戻る。

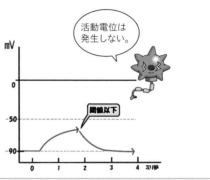

②全か無の法則

1 ニューロンに閾値以上の電位変化を起こす刺激であれば、刺激量はどんなに大きくなっても活動電位の大きさと形は一定である[6]。

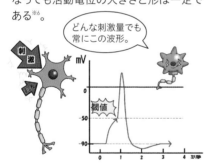

2 逆に閾値以上の電位変化が起こらなければ活動電位は発生しない。このような活動電位の性質を「全か無の法則」という。

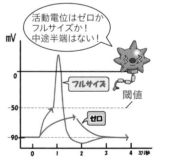

③不応期

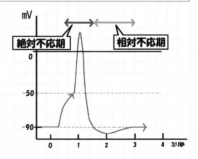

▶絶対不応期

活動電位の発生中、次の活動電位は発生しない。この期間を絶対不応期という。

▶相対不応期

活動電位の発生直後は閾値が上昇しているため、次の活動電位が発生しづらい[7]。この期間を相対不応期という。

4 ニューロン内の興奮伝導

　ニューロンの一部で発生した活動電位が軸索を電気信号として伝わることを興奮伝導という。

◆1 興奮伝導のメカニズム

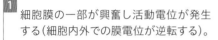

1 細胞膜の一部が興奮し活動電位が発生する（細胞内外での膜電位が逆転する）。

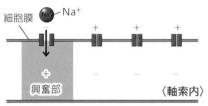

2 すると、興奮した場所の隣接部との間に電位差が生じて局所電流が流れる。

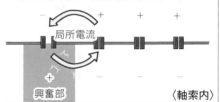

3 このとき発生した局所電流によって、すぐ隣の Na^+ チャネルが開く。これにより隣接部が脱分極し活動電位が発生する。

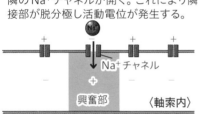

4 こうして次々と隣接部が活動電位を発生し、興奮が軸索を伝導していく[※8]。

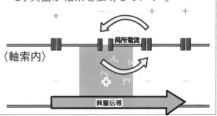

◆2 興奮伝導の三原則

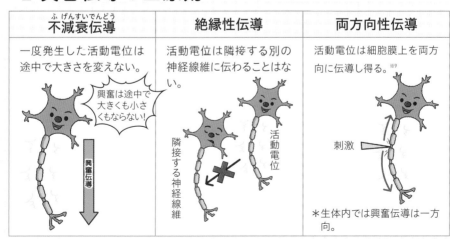

不減衰伝導	絶縁性伝導	両方向性伝導
一度発生した活動電位は途中で大きさを変えない。	活動電位は隣接する別の神経線維に伝わることはない。	活動電位は細胞膜上を両方向に伝導し得る。[※9]

興奮は途中で大きくも小さくもならない！

＊生体内では興奮伝導は一方向。

◆3 跳躍伝導

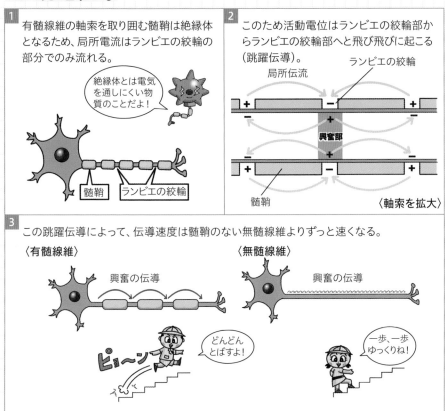

1 有髄線維の軸索を取り囲む髄鞘は絶縁体となるため、局所電流はランビエの絞輪の部分でのみ流れる。

絶縁体とは電気を通しにくい物質のことだよ！

髄鞘　ランビエの絞輪

2 このため活動電位はランビエの絞輪部からランビエの絞輪部へと飛び飛びに起こる（跳躍伝導）。

局所伝流　ランビエの絞輪

興奮部

髄鞘　　　　　　　　　〈軸索を拡大〉

3 この跳躍伝導によって、伝導速度は髄鞘のない無髄線維よりずっと速くなる。

〈有髄線維〉　　　　　　　　　　　〈無髄線維〉

興奮の伝導　　　　　　　　　　　興奮の伝導

どんどんとばすよ！

ピョ〜ン

一歩、一歩ゆっくりね！

〈その他の興奮伝導に影響を与える因子〉

伝導速度は温度の影響を受ける（低温では伝導速度が遅い）。また、電気刺激に対する閾値は神経線維が太いほうが低い。その他、圧迫に対しては、神経線維の太いほうが伝導障害が起こりやすく、麻酔に対しては、神経線維が細いほうが速く効果が表れる。

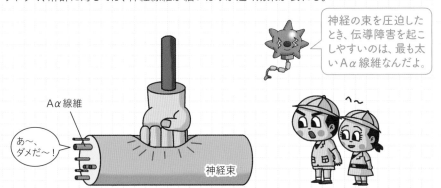

神経の束を圧迫したとき、伝導障害を起こしやすいのは、最も太いAα線維なんだよ。

Aα線維

あ〜、ダメだ〜！

神経束

◆4 神経線維の分類

末梢神経線維は伝導速度と太さの違いによりA・B・C線維に分類される。A線維はさらにα・β・γ・δに分けられる。また、感覚神経線維はⅠa群・Ⅰb群・Ⅱ群・Ⅲ群・Ⅳ群という分類もされる。

髄鞘	アルファベット分類		直径（μm）	伝導速度（m/sec）	遠心性神経線維	求心性神経線維	数字分類
有髄	A	α	12〜20	60〜120	体性運動神経（α運動ニューロン）	筋紡錘からの神経線維	Ⅰa
						腱紡錘からの神経線維	Ⅰb
		β	8〜10	30〜80		触圧覚受容器からの神経線維	Ⅱ
		γ	2〜8	15〜30	錘内筋への運動神経（γ運動ニューロン）		
		δ	1.5〜3	6〜30		冷・痛覚受容器からの神経線維	Ⅲ
	B		1〜3	3〜15	自律神経節前線維		
無髄	C		0.2〜1	0.3〜2	自律神経節後線維	温・冷・痛覚受容器からの神経線維	Ⅳ

＊アルファベット分類はすべての神経線維に適応されるが、数字分類は求心性神経線維にのみ適応される。

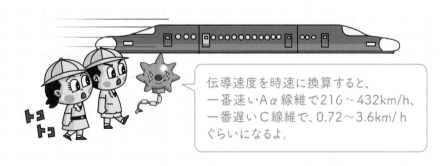

伝導速度を時速に換算すると、
一番速いAα線維で216〜432km/h、
一番遅いC線維で、0.72〜3.6km/h
ぐらいになるよ。

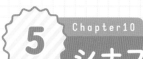

5 Chapter10 シナプスにおける興奮伝達

◆1 シナプスとは

1 ニューロンが他のニューロンや効果器（筋や腺細胞）に接合し、興奮を伝える部分をシナプスという。また、このとき興奮（情報）を伝えるほうの細胞をシナプス前細胞、興奮（情報）を受け取るほうの細胞をシナプス後細胞と呼ぶ。

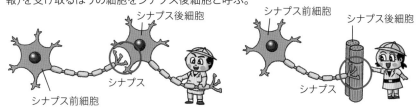

2 シナプス前細胞から後細胞へ興奮が伝わることを興奮の伝達という。1つのニューロン内を電気的に興奮が伝わる興奮伝導に対し、興奮の伝達は化学的に行われる。

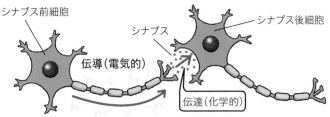

◆2 シナプスの構造

シナプスはシナプス前終末、シナプス間隙、シナプス下膜から構成される。

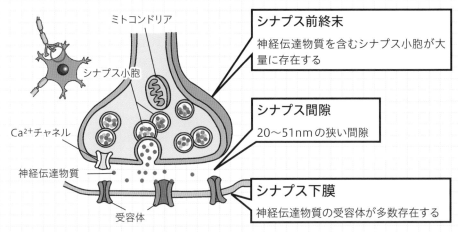

シナプス前終末
神経伝達物質を含むシナプス小胞が大量に存在する

シナプス間隙
20～51nmの狭い間隙

シナプス下膜
神経伝達物質の受容体が多数存在する

◆3 シナプスにおける興奮伝達

①興奮伝達のしくみ

1 活動電位が神経終末まで伝わると、Ca^{2+}チャネルが開き、Ca^{2+}が流入する。

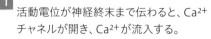
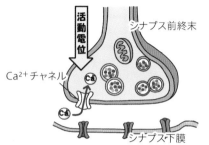

活動電位

シナプス前終末

Ca^{2+}チャネル

シナプス下膜

2 すると、シナプス小胞がシナプス前膜に融合し、小胞内部の神経伝達物質がシナプス間隙に放出される（開口分泌）。

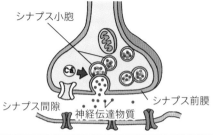

シナプス小胞

シナプス間隙

神経伝達物質

シナプス前膜

3 シナプス間隙に放出された神経伝達物質はシナプス下膜にある受容体に結合し、受容体が開く※10。

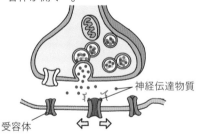

神経伝達物質

受容体

4 開いた受容体からイオンが流入し、シナプス下膜の電位変化が起こる。

例えばNa^+が流入すると、膜電位はプラスの方向に変化するよ！

イオン

やっぱり電気は速かった！ ザリガニのシナプス伝達システム

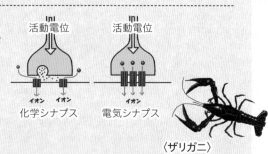

　哺乳類のシナプスは原則的に化学シナプスが使われる。しかし、ザリガニやイカといった無脊椎動物では、膜電位の変化が直接伝わる電気シナプスも使われる。このため、ザリガニやイカは非常に速く動くことができる。

活動電位

活動電位

イオン　イオン
化学シナプス

イオン
電気シナプス

〈ザリガニ〉

③シナプス伝達の特徴

一方向性伝達	シナプス遅延
興奮の伝達はシナプス前細胞からシナプス後細胞への一方向である。 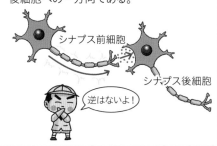	化学シナプスでは、神経伝達物質の放出、受容体との結合などが行われるため、伝達に時間がかかる。これをシナプス遅延という。 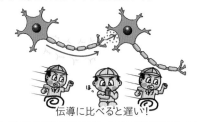
易疲労	薬物や酸素不足の影響を受ける
シナプス前細胞を繰り返し刺激すると、神経伝達物質の枯渇のためシナプス伝達の中断が起こる。 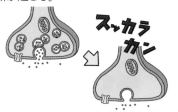	酸素不足や種々の薬物はシナプス伝達を障害する。 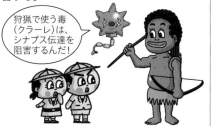

④シナプス後電位

　受容体は、特定の神経伝達物質と結合する。また、受容体はイオンチャネルとしても機能し、神経伝達物質が結合すると開いて、特定のイオンが流入する。イオンが流入すると、シナプス下膜では局所的な膜電位変化が起こる。これをシナプス後電位といい、脱分極性のものと過分極性のものがある。

1 神経伝達物質が受容体と結合。	2 受容体が開きイオンが流入する。	3 流入するイオンにより、膜電位が＋方向または、−方向に変化する。
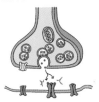	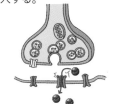	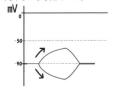

▶興奮性シナプス後電位（EPSP）

1 受容体が陽イオンチャネルの場合、神経伝達物質の結合により Na⁺ などの陽イオンが流入する。

2 このため、膜電位変化は脱分極性となりシナプス後細胞の興奮性を高める。この膜電位変化を EPSP という。

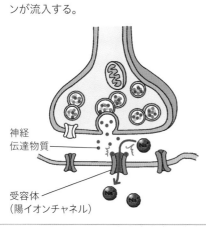

神経
伝達物質

受容体
（陽イオンチャネル）

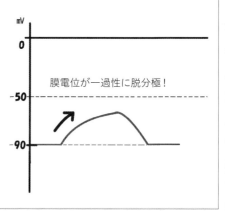

膜電位が一過性に脱分極！

▶抑制性シナプス後電位（IPSP）

1 受容体が陰イオンチャネルの場合、神経伝達物質の結合により Cl⁻ などの陰イオンが流入する。

2 このため、膜電位変化は過分極性となりシナプス後細胞の興奮性を抑制する。この膜電位変化を IPSP という。

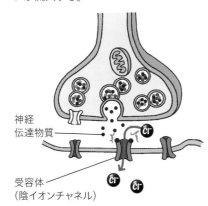

神経
伝達物質

受容体
（陰イオンチャネル）

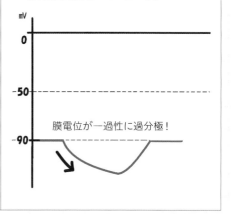

膜電位が一過性に過分極！

⑤シナプス後電位の加重

多数のシナプス前細胞が興奮することにより、興奮性シナプス後電位（EPSP）が大きくなることを加重という。

1 中枢神経系では1個のニューロンに興奮性や抑制性のシナプスが多数形成されている。

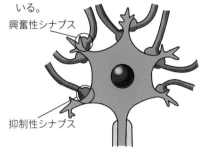

興奮性シナプス

抑制性シナプス

2 このとき、1つのシナプス入力で発生するEPSPは小さく、閾値には達しないため活動電位は発生しない。

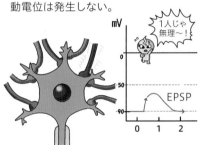

1人じゃ無理〜！

3 活動電位を発生させるために、同時に複数のシナプス入力を加算させEPSPを大きくする。これを空間的加重という。

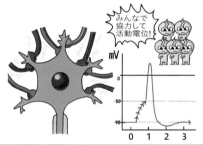

みんなで協力して活動電位！

4 単一のシナプスでも、短時間に連続したEPSPを発生させると、脱分極は階段状に加算される。これを時間的加重という。

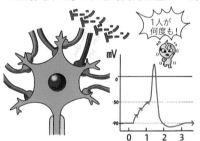

ドーンドーンドーンドーン

1人が何度も！

⑥シナプス後抑制とシナプス前抑制

1 抑制性のシナプス入力によって、興奮性のシナプス入力で生じるはずの脱分極が打ち消されることをシナプス後抑制という。

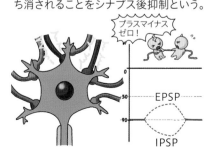

プラスマイナスゼロ！

EPSP

IPSP

2 神経終末に抑制性ニューロンがシナプスを形成することで、神経終末からの神経伝達物質の放出が減少する。これをシナプス前抑制という。

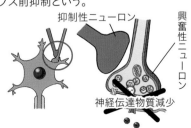

抑制性ニューロン

興奮性ニューロン

神経伝達物質減少

⑦発散と収束

発散	収束
1個のニューロンの軸索が枝分かれし、多数のニューロンとシナプスを形成している状態。	多数のニューロンの軸索が、1個のニューロンにシナプスを形成している状態。
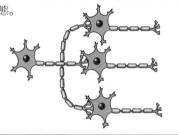	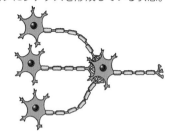

⑧促通と閉塞

促通

図のような神経網で、A、B、2個のシナプス前細胞を時間差で1個ずつ刺激した場合、のべ4個のシナプス後細胞に活動電位が生じるとする。

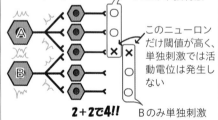

Aのみ単独刺激

このニューロンだけ閾値が高く、単独刺激では活動電位は発生しない

2+2で4!!

Bのみ単独刺激

この場合、シナプス前細胞を同時に刺激すると合計5個のシナプス後細胞に活動電位が生じる。このように単独刺激の和よりも同時刺激の効果のほうが大きくなることを促通という。

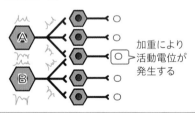

加重により活動電位が発生する

閉塞

上図とは別の神経網で、C、D、2個のシナプス前細胞を時間差で1個ずつ刺激した場合、のべ6個のシナプス後細胞に活動電位が生じるとする。

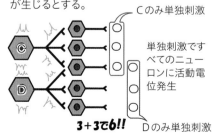

Cのみ単独刺激

単独刺激ですべてのニューロンに活動電位発生

3+3で6!!

Dのみ単独刺激

この場合、シナプス前細胞を同時に刺激すると合計5個のシナプス後細胞に活動電位が生じる。このように単独刺激の和よりも同時刺激の効果のほうが小さくなることを、閉塞という。

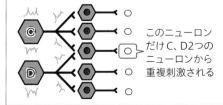

このニューロンだけC、D2つのニューロンから重複刺激される

⑨シナプス伝達の可塑性

　シナプスが高頻度に使われたりすると、シナプス伝達の効率が変化することが知られている。これをシナプス伝達の可塑性[11]という。

〈シナプス伝達の可塑性の例[12]〉

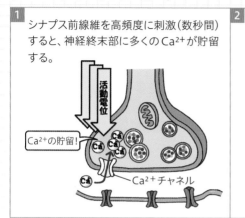

1 シナプス前線維を高頻度に刺激（数秒間）すると、神経終末部に多くのCa^{2+}が貯留する。

活動電位

Ca^{2+}の貯留！

Ca^{2+}チャネル

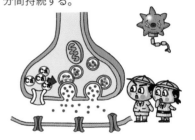

2 その結果、シナプス小胞がシナプス下膜に融合しやすくなり、シナプス伝達効率が高まる。これを反復刺激後増強といい、数分間持続する。

◆4 神経伝達物質

①末梢神経系の神経伝達物質

　末梢神経の遠心性神経で使用される伝達物質には、アセチルコリンやノルアドレナリンがある。

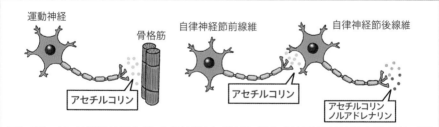

運動神経　　　骨格筋

自律神経節前線維　　　自律神経節後線維

アセチルコリン

アセチルコリン

アセチルコリン
ノルアドレナリン

アセチルコリンは運動神経末端、自律神経（交感神経、副交感神経）節前線維末端、副交感神経節後線維末端から分泌される。ノルアドレナリンは交感神経節後線維末端から分泌される。

②中枢神経系の神経伝達物質

▶伝達物質の種類

中枢神経系内で使用される伝達物質には、グルタミン酸、ノルアドレナリン、アドレナリン、ドパミン、アセチルコリン、セロトニン、ヒスタミン、ATP、アデノシン、オピオイドペプチド、サブスタンスP、VIP、CGRP、グリシン、GABA（γ-アミノ酪酸）などがある。

▶ 興奮性神経伝達物質と抑制性神経伝達物質

中枢神経系で興奮性シナプス伝達を起こす代表的な神経伝達物質はグルタミン酸で、抑制性シナプス伝達を引き起こす神経伝達物質にはGABA（γ-アミノ酪酸）やグリシンがある。

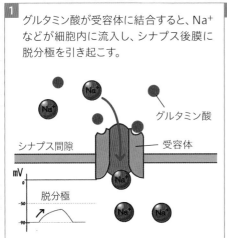

1 グルタミン酸が受容体に結合すると、Na^+などが細胞内に流入し、シナプス後膜に脱分極を引き起こす。

グルタミン酸

シナプス間隙　　受容体

mV

脱分極

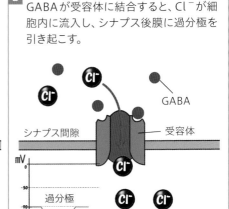

2 GABAが受容体に結合すると、Cl^-が細胞内に流入し、シナプス後膜に過分極を引き起こす。

GABA

シナプス間隙　　受容体

mV

過分極

▶ その他の伝達物質の主な働き

神経伝達物質	主な働き
ノルアドレナリン	不安や恐怖の感情、集中力などに関与。
ドパミン	爽快感や陶酔感などの感情、運動調節に関与。
セロトニン	幸福感などの感情に関与。
オピオイドペプチド	エンケファリン、β-エンドルフィン、ダイノルフィンなどの総称で、鎮痛に関与。
サブスタンスP	脊髄後角において、痛覚神経の神経伝達物質として働く。

◆5 受容体

シナプス下膜には、種々の神経伝達物質と特異的に結合するタンパク質（受容体）がある[※13]。

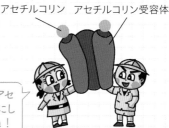

アセチルコリン　アセチルコリン受容体

アセチルコリンにはアセチルコリン専用の、ドパミンにはドパミン専用の受容体があるんだ！

アセチルコリンはアセチルコリン受容体にしか結合しないのね！

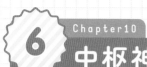

6 中枢神経系

◆1 中枢神経系の分類

中枢神経系は脳と脊髄から構成される。脳はさらに大脳、間脳、脳幹、小脳に区分される。

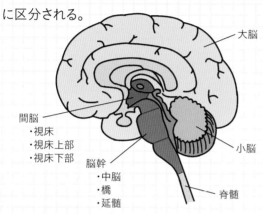

間脳
・視床
・視床上部
・視床下部

脳幹
・中脳
・橋
・延髄

大脳

小脳

脊髄

間脳は視床、視床上部、視床下部に、脳幹は中脳、橋、延髄に分けられるよ！

◆2 中枢神経系の解剖

①皮質と髄質

中枢神経系の表層部を皮質、深層部を髄質という。

②白質・灰白質・神経核

中枢神経系において、ニューロンの細胞体が集合している部を灰白質、ニューロンの軸索が集合している部を白質という[14]。また、白質内にも細胞体が集合している部があり、これを神経核という。

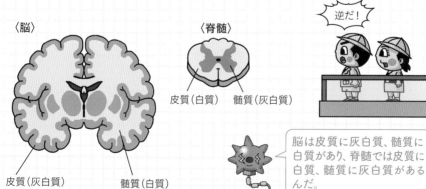

〈脳〉

〈脊髄〉

皮質（白質）　髄質（灰白質）

逆だ！

皮質（灰白質）　髄質（白質）

脳は皮質に灰白質、髄質に白質があり、脊髄では皮質に白質、髄質に灰白質があるんだ。

脊髄は全長約40cm、直径約1cmの楕円柱状の器官で、脊柱管[※15]の中にある。また、脊髄からは31対の脊髄神経が出ており、これに対応して、脊髄も31の髄節（頚髄8、胸髄12、腰髄5、仙髄5、尾髄1）に分かれている。

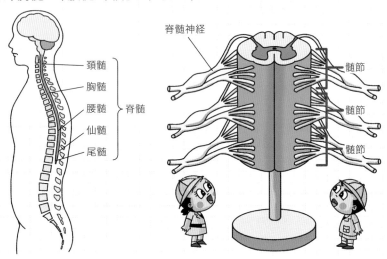

◆1 脊髄の構造

①灰白質

脊髄の中心部に蝶形の灰白質がある。灰白質にはニューロンの細胞体が存在するため灰色に見える。前角、側角[※16]、後角、中心管などが観察できる。

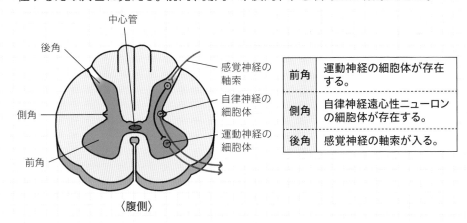

〈腹側〉

前角	運動神経の細胞体が存在する。
側角	自律神経遠心性ニューロンの細胞体が存在する。
後角	感覚神経の軸索が入る。

②白質

白質はニューロンの軸索からなっており、解剖学的に前索、側索、後索に分けられる。求心性情報を脳に伝える上行性伝導路と、脳などからの遠心性情報を伝える下行性伝導路が存在する。

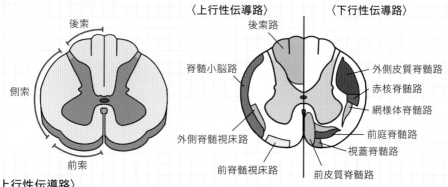

〈上行性伝導路〉

脊髄視床路	皮膚の温痛覚、触覚の一部を伝える。
後索路	触覚の一部と深部感覚を伝える。
脊髄小脳路	筋紡錘、腱の深部感覚を伝える。

〈下行性伝導路〉

皮質脊髄路（錐体路）	随意運動を行うための情報を伝える。
視蓋脊髄路、前庭脊髄路 網様体脊髄路、赤核脊髄路	骨格筋運動がスムースに行えるように、骨格筋の緊張を調節する。

◆2 脊髄から出入りする末梢神経

①脊髄前根と後根

脊髄には末梢神経である脊髄神経が出入りする。このとき脊髄神経が出入りする部分を神経根という。脊髄前角から出る神経根を前根、後角から出る神経根を後根という。

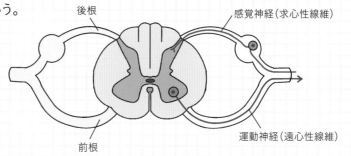

②ベル‐マジャンディーの法則

　前根は運動神経（遠心性線維）から構成される。一方、後根は感覚神経（求心性線維）から構成される。このように前根を遠心性線維、後根を求心性線維が通ることをベル‐マジャンディーの法則という。

8 脳幹

Chapter10

　延髄、橋、中脳を合わせて脳幹[※17]といい、その働きは多様である。

◆1 脳幹の主な働き

①自律神経機能の中枢が存在

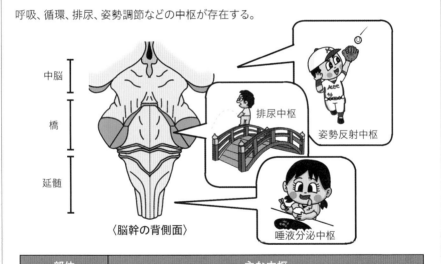

呼吸、循環、排尿、姿勢調節などの中枢が存在する。

中脳
橋
延髄

〈脳幹の背側面〉

排尿中枢

姿勢反射中枢

唾液分泌中枢

部位	主な中枢
中脳	対光反射中枢 姿勢反射中枢
橋	排尿中枢
延髄	呼吸中枢（ヘーリング‐ブロイエル反射中枢など） 循環中枢（圧受容器反射中枢など） 嚥下中枢 嘔吐中枢 唾液分泌中枢

②脳神経の神経核が存在

嗅神経以外[※18]の脳神経が出入りし、その神経核[※19]が存在する。

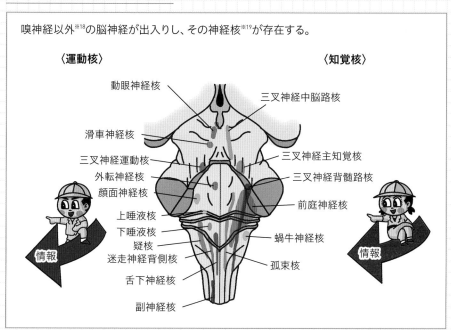

〈運動核〉　　　　　　　　　　　　　　　　　　　〈知覚核〉

動眼神経核　　　　　　　　　　　　三叉神経中脳路核

滑車神経核

三叉神経運動核　　　　　　　　　　三叉神経主知覚核
外転神経核　　　　　　　　　　　　三叉神経背髄路核
顔面神経核　　　　　　　　　　　　前庭神経核
上唾液核
下唾液核　　　　　　　　　　　　　蝸牛神経核
疑核
迷走神経背側核　　　　　　　　　　孤束核
舌下神経核

副神経核

情報　　　　　　　　　　　　　　　情報

③脊髄からの上行性伝導路と脊髄への下行性伝導路が通過

皮質脊髄路(錐体路)や脊髄視床路などの伝導路が通過する。

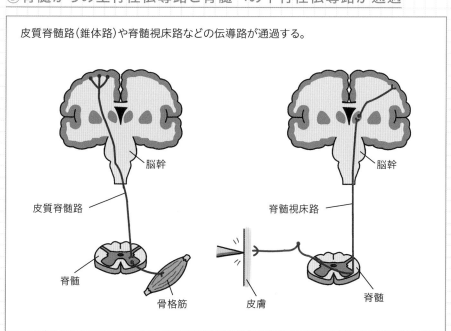

脳幹　　　　　　　　　　　　　　　脳幹

皮質脊髄路　　　　　　　　　　　　脊髄視床路

脊髄

骨格筋　　　　　皮膚　　　　　　　脊髄

229

④覚醒と睡眠を促す神経回路が存在

脳幹の深部には脳幹網様体[20]と呼ばれる部位があり、これは大脳皮質を刺激する系の通路となっており、睡眠と覚醒に関係していると考えられている。

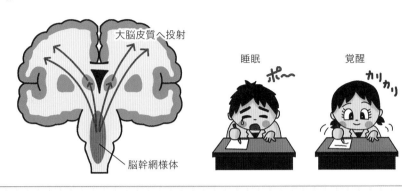

大脳皮質へ投射

脳幹網様体

睡眠

覚醒

9 Chapter10 間脳

間脳は視床、視床上部、視床下部に区分される。

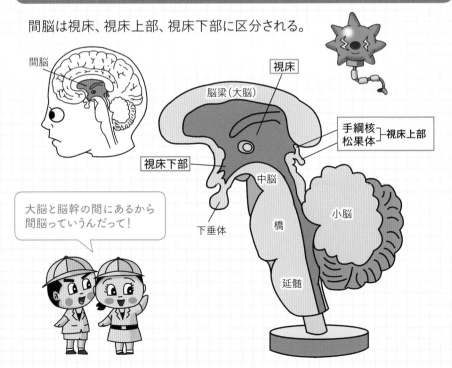

間脳

脳梁（大脳）

視床

手綱核
松果体 — 視床上部

視床下部

中脳

下垂体

橋

小脳

延髄

大脳と脳幹の間にあるから間脳っていうんだって！

◆1 視床

視床は感覚情報や運動制御情報を大脳皮質へ伝える際の中継核としての役割を持っている[21]。

感覚性中継核	運動性中継核
嗅覚以外すべての感覚情報は、視床でニューロンを代え、大脳皮質の各感覚野に投射する。	小脳や大脳基底核からの運動制御情報は、視床でニューロンを代え、運動野へ投射する。

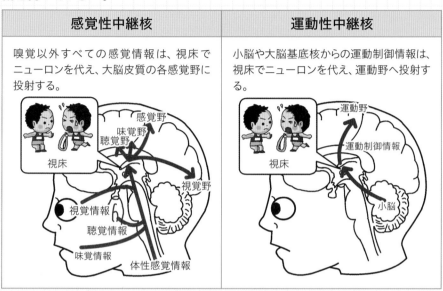

◆2 視床上部

視床上部には松果体や手綱核がある。

①松果体

松果体はメラトニンというホルモンを分泌する。メラトニンは概日リズムに関与する。

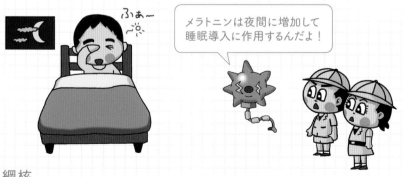

メラトニンは夜間に増加して睡眠導入に作用するんだよ！

②手綱核

手綱核は大脳辺縁系と連絡している。

◆3 視床下部

　視床下部は本能行動（摂食、飲水、性行動）の中枢として働く。また情動行動（怒りや恐れ）を司る大脳辺縁系と密接な関係がある（P235参照）。

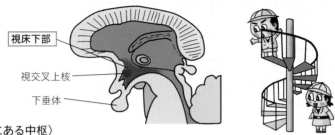

視床下部

視交叉上核

下垂体

〈視床下部にある中枢〉

体温調節中枢	摂食および血糖調節中枢
環境温度情報を受け取り、体温の維持を図る（第15章参照）。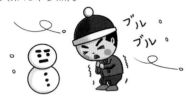	血糖値の上昇により、満腹感を感じる。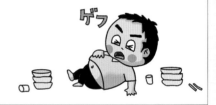
飲水中枢	**概日リズム調節中枢**
体液の浸透圧を感受し、飲水などで体液量を調節する（第5章参照）。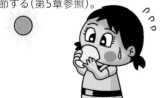	網膜への光刺激が視交叉上核に入り、概日リズムを昼夜リズムに同調させる。 視交叉上核　光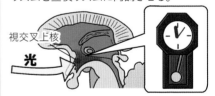

下垂体ホルモン分泌調節中枢

下垂体ホルモン分泌を調節する（第8章参照）。

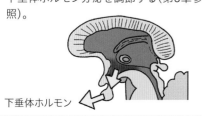

下垂体ホルモン

視床下部は自律神経系の最高中枢[※22]なんだ！

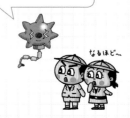

なるほど〜

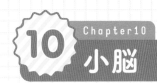

10 Chapter10 小脳

　小脳には脊髄からの感覚情報、大脳からの運動情報が入力する。小脳はこれらの情報を統合し、骨格筋の緊張を調節し、身体の平衡や姿勢の保持などに働く。また、熟練した運動の記憶や協調運動にも関与する（第12章参照）。

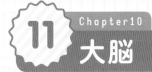

11 Chapter10 大脳

◆1 大脳の解剖学的区分

①右半球と左半球

　大脳は大脳縦裂によって左右の半球に分けられる。左右の半球同士は脳梁^{のうりょう}によって結ばれている。

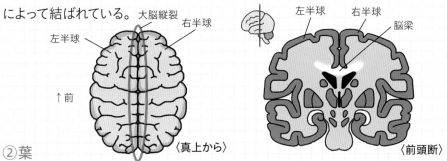

②葉

　大脳半球にはいくつかの深い溝（外側溝、中心溝、頭頂後頭溝）があり、これらの溝によって前頭葉、頭頂葉、後頭葉、側頭葉に分けられる。

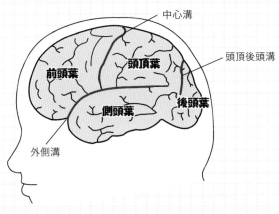

③灰白質と白質

　大脳の表面は灰白質からなり、この部分を大脳皮質という。大脳皮質のうち、大脳半球の外表面を覆う部分を新皮質、大脳半球の内側面で脳梁を囲む部分を大脳辺縁系という。一方、大脳の深部は白質からなっている。この白質の中にはいくつかの灰白質の塊が存在し、この部分を大脳基底核という。

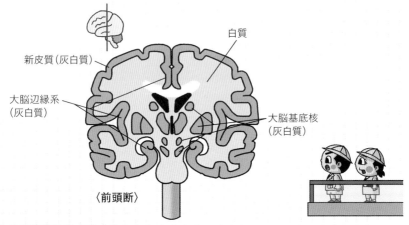

〈前頭断〉

◆2 大脳基底核

　大脳基底核は線条体（尾状核、被殻）と淡蒼球からなる。機能的に結びつきが強い中脳の黒質や間脳の視床下核も大脳基底核に含めることもある。大脳基底核は運動の調節に働く（第12章参照）。

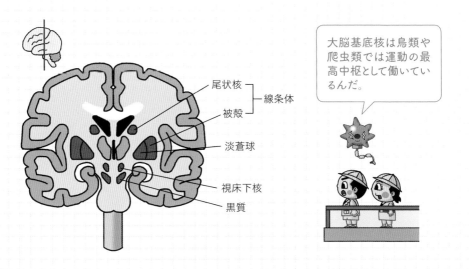

大脳基底核は鳥類や爬虫類では運動の最高中枢として働いているんだ。

◆3 大脳辺縁系

大脳辺縁系は大脳の内側部にあり、辺縁葉（梁下野、帯状回、海馬傍回）、海馬、扁桃体、乳頭体、中隔核などから構成される。

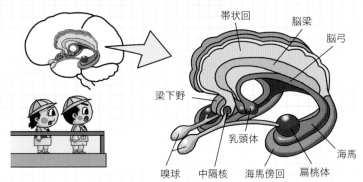

帯状回　脳梁　脳弓　梁下野　乳頭体　海馬　嗅球　中隔核　海馬傍回　扁桃体

①海馬

海馬は記憶に重要な働きをする（P240参照）。

②扁桃体

扁桃体は情動[23]の中枢として働く。また視床下部とともに本能行動を制御する。

1	扁桃体はまず、外部からの情報をもとに有害か有益かを評価する。

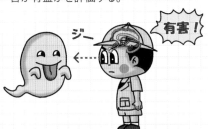

2	仮に有害と判断すると、姿勢や顔の表情の変化といった骨格筋の反応が起こる。

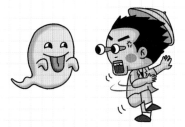

3	同時に発汗、心拍数増大、瞳孔散大などの自律神経・内分泌系の反応も引き起こす[24]。

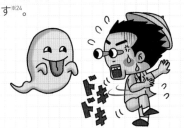

4	また、これらの反応とともに恐れや怒りの感情が発現する。

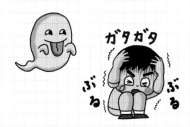

◆4 新皮質

①機能局在

新皮質は部位によって異なる働きを担っている。これを機能局在という[※25]。

〈機能局在（左半球）〉

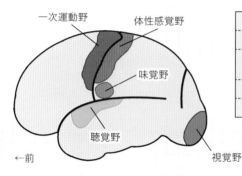

一次運動野	前頭葉の中心前回
体性感覚野	頭頂葉の中心後回
味覚野	頭頂葉で体性感覚野の下部
聴覚野	側頭葉上部
視覚野	後頭葉

▶運動野

・一次運動野

前頭葉の中心前回に存在し、骨格筋の随意運動を誘発する。一次運動野内の異なる領域は、それぞれ異なる身体部位の運動を制御している。

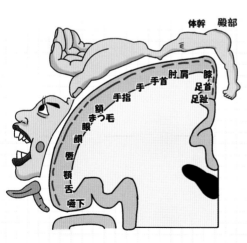

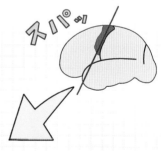

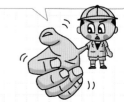

手を器用に動かせるのは一次運動野の広い範囲から制御を受けるからなんだね！

上の図は一次運動野の各領域と、制御される身体部位を表している。大きく描かれている身体部位ほど、一次運動野の広い範囲からの制御を受ける。

▶感覚野

・体性感覚野

頭頂葉の中心後回に存在し、反対側半身の体性感覚（触圧覚、温冷覚、痛覚、深部感覚）を司る。
感覚野内の異なる領域は、それぞれ異なる身体部位の体性感覚を司っている。

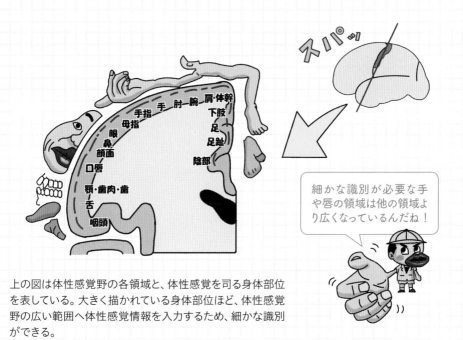

細かな識別が必要な手や唇の領域は他の領域より広くなっているんだね！

上の図は体性感覚野の各領域と、体性感覚を司る身体部位を表している。大きく描かれている身体部位ほど、体性感覚野の広い範囲へ体性感覚情報を入力するため、細かな識別ができる。

・味覚野

頭頂葉の下部に存在し、味覚を司る。

・聴覚野

側頭葉に存在し、聴覚を司る。

・視覚野

後頭葉に存在し、視覚を司る。

今私の脳内では、味覚野、聴覚野、視覚野すべてが活発に動いているのね！

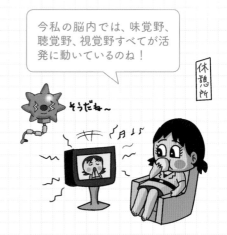

▶ 連合野

新皮質において、運動野と感覚野を除いた広い領域を連合野という。連合野は高次機能(認知、思考、記憶、言語)を担っていると考えられている。連合野は頭頂連合野、側頭連合野、前頭連合野(前頭前野)に分けられる[26]。

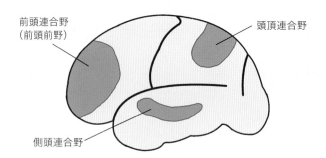

前頭連合野
(前頭前野)

頭頂連合野

側頭連合野

頭頂連合野	側頭連合野
さまざまな感覚情報を統合し、空間知覚や身体意識などを司る[27]。 〈頭頂連合野障害の例〉 複数の対象物の位置関係がわからなくなる 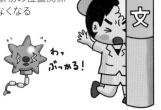	さまざまな感覚情報を統合し、物体認知などを司る。 〈側頭連合野障害の例〉 視覚で認識した物が過去の記憶と照合されず、それが何かわからないが、他の感覚(例えば味覚)を使うとわかる 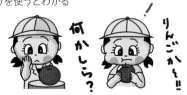

前頭連合野(前頭前野)
思考や判断、感情や意欲などを司る。 〈前頭連合野障害の例〉 思考や判断力が低下する 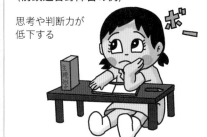 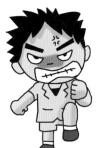 他者への興味の喪失や易怒性、人格の荒廃などが現れる

②高次神経機能

▶ 言語機能

言語機能には、言語の理解と発語、書字と読字が含まれる。言語機能を司る脳の部位を言語中枢という。言語中枢は左右どちらか一方の半球にあり、一般的に言語中枢があるほうの半球を優位半球と呼ぶ(ほとんどのヒトの優位半球は左半球)。

・運動性言語中枢（ブローカ野）

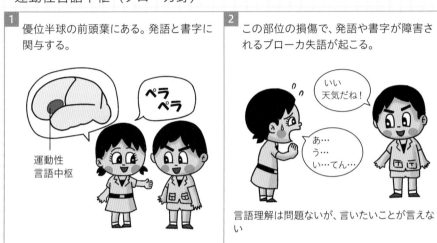

1 優位半球の前頭葉にある。発語と書字に関与する。

運動性言語中枢

2 この部位の損傷で、発語や書字が障害されるブローカ失語が起こる。

言語理解は問題ないが、言いたいことが言えない

・感覚性言語中枢（ウェルニッケ野）

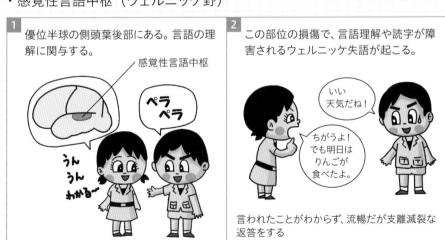

1 優位半球の側頭葉後部にある。言語の理解に関与する。

感覚性言語中枢

2 この部位の損傷で、言語理解や読字が障害されるウェルニッケ失語が起こる。

言われたことがわからず、流暢だが支離滅裂な返答をする

▶ 記憶

記憶とはある事象を覚え、保持し、必要に応じて取り出す一連の過程のことである。

・記憶の分類

陳述記憶と手続き記憶に大別される。陳述記憶はさらに意味記憶とエピソード記憶に分けられる。

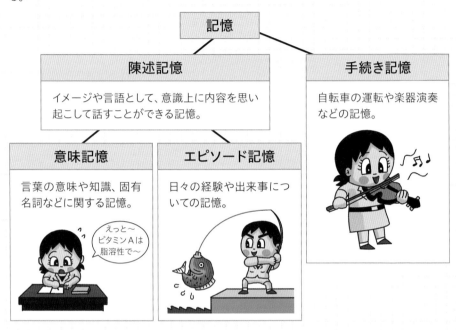

・短期記憶と長期記憶

陳述記憶はその持続時間から、短期記憶、長期記憶に分類される[※28]。

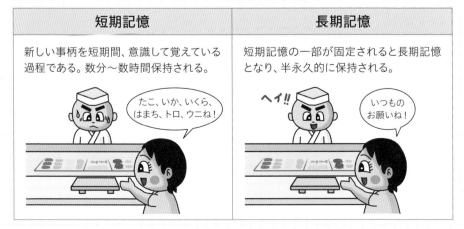

・記憶における海馬の役割

海馬は、さまざまな感覚情報を集めて処理し、大脳皮質に送り出していると考えられている。そのため両側の海馬を失うとエピソード記憶が障害され、日常の出来事をまったく記憶できなくなってしまう。

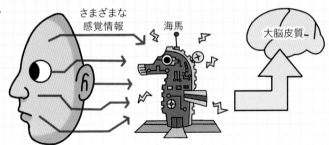

▶ 睡眠

睡眠にはレム睡眠とノンレム睡眠の2つの段階がある。入眠時にみられるのはノンレム睡眠で、続いてレム睡眠に入る。それ以降、ノンレム睡眠とレム睡眠が交互に繰り返される。

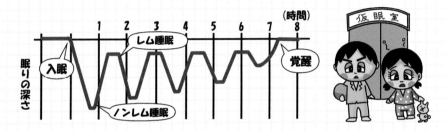

ノンレム睡眠	レム睡眠（REM睡眠）
・全睡眠時間の約80％（成人）。 ・入眠時に現れる。 ・自律機能は安定する。 ・抗重力筋の緊張は低下するが消失はしない。 ・深いノンレム睡眠時に成長ホルモンの分泌が活発になる。	・全睡眠時間の約20％（成人）。 ・一晩に4〜5回現れる。 ・1回のレム睡眠は10〜30分続く。 ・脳波は覚醒時のような速波を示すため「逆説睡眠」[29]ともいい、夢を見る[30]。 ・急速眼球運動をともなう。 ・抗重力筋の緊張が完全に消失する[31]。 ・血圧などの自律機能は不安定である。

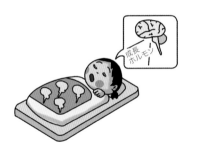

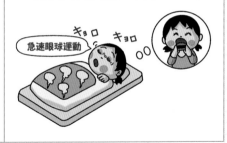

▶ 脳波

脳の電気的な活動を頭皮上から記録したものを脳波という。脳波は周波数によって速波（β波、α波）と徐波（θ波、δ波）に分けられる。

脳波	周波数	波形	優位になるとき
β波	14Hz以上		・開眼時 ・精神活動中 ・感覚刺激を受けているとき
α波	8〜13Hz		・安静時 ・閉眼時
θ波	4〜7Hz		・睡眠時
δ波	0.5〜3Hz		・深い睡眠時 ・深麻酔の際

12 Chapter10 脳脊髄液

脳脊髄液[※32]とは、脳室の脈絡叢で産生される液体で、脳室系を循環し、第四脳室の正中口などから脳室系を出る。その後、クモ膜下腔を循環し、最後はクモ膜顆粒（クモ膜絨毛）から静脈系に吸収される。

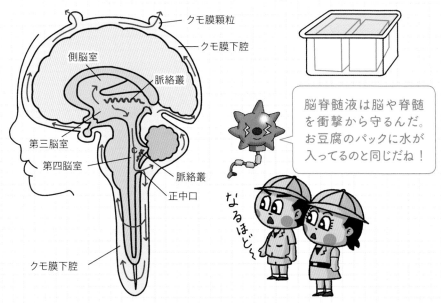

クモ膜顆粒
クモ膜下腔
側脳室
脈絡叢
第三脳室
第四脳室
脈絡叢
正中口
クモ膜下腔

脳脊髄液は脳や脊髄を衝撃から守るんだ。お豆腐のパックに水が入ってるのと同じだね！

なるほど〜

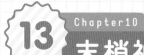

Chapter10
13 末梢神経系

◆1 末梢神経系とは

末梢神経系は、神経系において中枢神経系（脳と脊髄）を除いたすべての神経組織のことである。中枢神経系から出て全身に分布する。

◆2 末梢神経系の分類

末梢神経系はさまざまな方法によって分類される。

①解剖学的分類

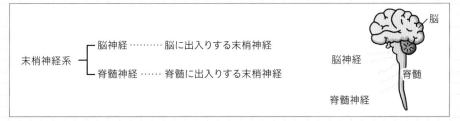

末梢神経系
- 脳神経 ………… 脳に出入りする末梢神経
- 脊髄神経 …… 脊髄に出入りする末梢神経

脳
脳神経
脊髄
脊髄神経

②機能的分類

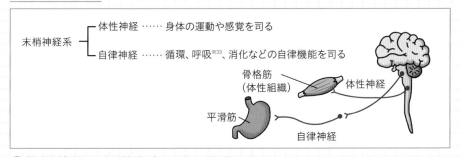

末梢神経系
- 体性神経 …… 身体の運動や感覚を司る
- 自律神経 …… 循環、呼吸※33、消化などの自律機能を司る

骨格筋
（体性組織）
体性神経
平滑筋
自律神経

③神経線維の伝導方向による分類

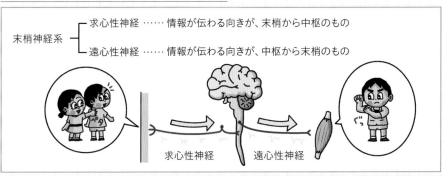

末梢神経系
- 求心性神経 …… 情報が伝わる向きが、末梢から中枢のもの
- 遠心性神経 …… 情報が伝わる向きが、中枢から末梢のもの

求心性神経
遠心性神経

14 脳神経

脳神経は脳に出入りする12対の末梢神経で、さまざまな神経線維を含んでいる[34]。

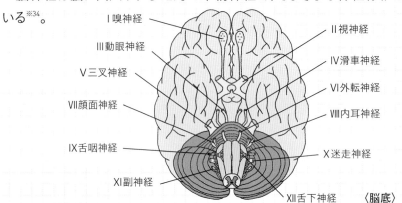

I 嗅神経
II 視神経
III 動眼神経
IV 滑車神経
V 三叉神経
VI 外転神経
VII 顔面神経
VIII 内耳神経
IX 舌咽神経
X 迷走神経
XI 副神経
XII 舌下神経　　　〈脳底〉

◆1 脳神経の主な働き

番号	脳神経	種類	主な働き	出入りする場所
I	嗅神経	感	嗅覚を伝える。	大脳（古皮質）
II	視神経	感	視覚を伝える。	間脳（視床）
III	動眼神経	運・自	眼球、瞼の運動。瞳孔の縮小。	中脳
IV	滑車神経	運	眼球運動（斜め方向）。	
V	三叉神経	感・運	顔面・前頭部の皮膚感覚、鼻腔・口腔粘膜の感覚を伝える。咀嚼、嚥下運動。	橋
VI	外転神経	運	眼球運動（外転）。	
VII	顔面神経	感・運・自	顔面の表情筋を支配。舌前2/3の味覚を伝える。涙腺・唾液腺を支配。	
VIII	内耳神経	感	聴覚を伝える。平衡感覚を伝える。	
IX	舌咽神経	感・運・自	咽頭筋を支配。舌後1/3の味覚を伝える。咽頭粘膜の感覚を伝える。唾液腺を支配。	延髄
X	迷走神経	感・運・自	咽頭・喉頭の筋肉を支配。咽頭・喉頭部の粘膜の感覚を伝える。咽頭・喉頭・胸腹部の内臓機能を司る。また、同部位の内臓感覚を伝える。	
XI	副神経	運	胸鎖乳突筋、僧帽筋を支配。	
XII	舌下神経	運	舌筋を支配。	

＊感＝感覚神経　運＝運動神経　自＝自律神経（副交感神経）

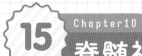

15 Chapter10 脊髄神経

　脊髄神経は左右の椎間孔から出入りする末梢神経である。脊髄神経は頚神経8対、胸神経12対、腰神経5対、仙骨神経5対、尾骨神経1対の合計31対からなる。

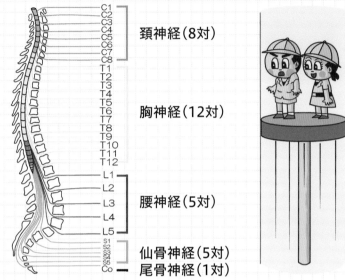

C1
C2
C3
C4
C5
C6
C7
C8
頚神経（8対）

T1
T2
T3
T4
T5
T6
T7
T8
T9
T10
T11
T12
胸神経（12対）

L1
L2
L3
L4
L5
腰神経（5対）

S1
S2
S3
S4
S5
Co
仙骨神経（5対）
尾骨神経（1対）

◆1 皮膚分節（デルマトーム）

　おのおのの脊髄神経の感覚神経が支配する皮膚領域は分節状に配置されている。これを皮膚分節（デルマトーム）という[35]。

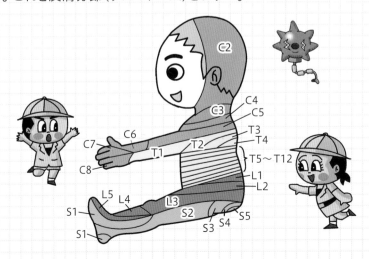

C2
C3
C4
C5
C6
C7
C8
T1
T2
T3
T4
T5〜T12
L1
L2
L3
L4
L5
S1
S1
S2
S3
S4
S5

◆2 筋分節（ミオトーム）

　脊髄神経による骨格筋の運動の支配領域も皮膚分節（デルマトーム）と同様に規則的な配列を示す。これを筋分節（ミオトーム）という。ただしその境界は皮膚分節（デルマトーム）ほど明確ではない。

16 Chapter3 体性神経系

　体性神経系の求心性神経は感覚神経（第13章参照）で、遠心性神経は運動神経（第12章参照）である。

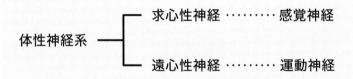

体性神経系 ┬── 求心性神経 ……… 感覚神経

　　　　　 └── 遠心性神経 ……… 運動神経

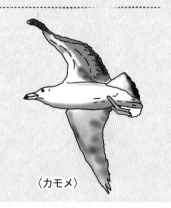

雑学の部屋　24時間飛べますか？ カモメの睡眠

　マグロやサメなど終日泳ぎ続ける魚は脳を片方ずつ休ませて睡眠をとる。これを半球睡眠といい、カモメなどの渡り鳥でもみられる。

〈カモメ〉

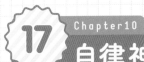

Chapter10
自律神経系

◆1 自律神経系とは

自律神経系は平滑筋、心筋、腺を支配し、無意識的、自動的に自律機能（循環、呼吸、消化、腺分泌、吸収、排泄、代謝、体温維持、生殖など）を調節する神経系である。

◆2 自律神経系の構成

自律神経系の遠心性神経は交感神経と副交感神経からなり、求心性神経は内臓求心性神経である。

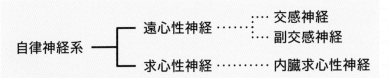

```
                        ┌─ 遠心性神経 ┄┄┄┄┄┄┄ 交感神経
                        │             ┄┄┄ 副交感神経
自律神経系 ─────────────┤
                        └─ 求心性神経 ┄┄┄┄┄┄┄┄┄ 内臓求心性神経
```

◆3 自律神経系の遠心路

①節前ニューロンと節後ニューロン

中枢神経系から出た自律神経遠心路は、効果器（平滑筋、心筋、腺）に至るまで、原則的にシナプスを形成しニューロンを変える[※36]。このとき、シナプスが存在するところを自律神経節と呼ぶ。また、中枢神経系から出るニューロンを節前ニューロン、直接効果器を支配するニューロンを節後ニューロンという。

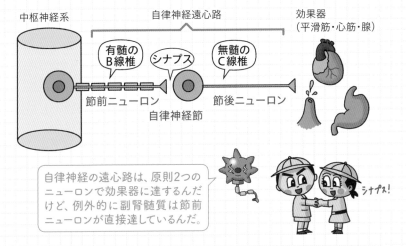

中枢神経系　　　　　自律神経遠心路　　　　　効果器（平滑筋・心筋・腺）

有髄のB線維　シナプス　無髄のC線維

節前ニューロン　　　節後ニューロン
自律神経節

自律神経の遠心路は、原則2つのニューロンで効果器に達するんだけど、例外的に副腎髄質は節前ニューロンが直接達しているんだ。

シナプス!

②交感神経系とは

交感神経系の節前ニューロンは第1胸髄〜第3腰髄から出て、平滑筋、心筋、腺を支配する。原則として身体を興奮状態に導く。

▶交感神経系の神経伝達物質

節前ニューロンの軸索末端からはアセチルコリンが放出される。また、節後ニューロンの軸索末端からは原則、ノルアドレナリンが放出される。例外的に汗腺分泌と骨格筋の血管拡張にかかわる節後線維からは神経伝達物質としてアセチルコリンが放出される[※37]。

▶交感神経系の受容体

シナプス間隙に放出された神経伝達物質は、節後ニューロンの細胞体、あるいは効果器細胞の膜上にある受容体に結合する。アセチルコリンの受容体にはニコチン受容体とムスカリン受容体があり、アドレナリン受容体にはα受容体とβ受容体がある。

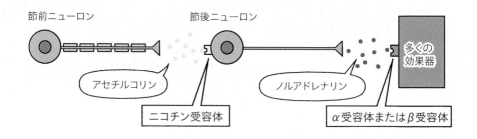

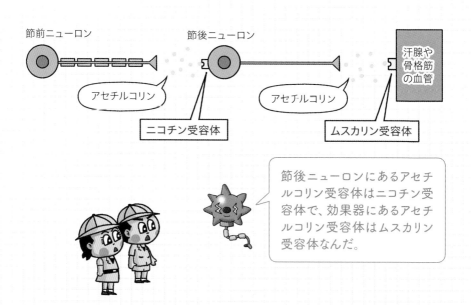

節後ニューロンにあるアセチルコリン受容体はニコチン受容体で、効果器にあるアセチルコリン受容体はムスカリン受容体なんだ。

▶ α受容体とβ受容体

α受容体とβ受容体はカテコールアミン(ノルアドレナリン、アドレナリン)に対して感受性を持つ。したがって、これらの受容体は副腎髄質から分泌されるホルモンであるアドレナリンに対しても感受性を持つ。ただし、α受容体はノルアドレナリンに、β受容体はアドレナリンに対して親和性が高い。

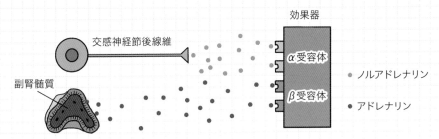

▶ α作用とβ作用

効果器細胞の膜上にはα受容体、β受容体のいずれか、または両方が存在する。交感神経の興奮による効果器の応答は、効果器細胞の受容体の種類で決まる。このとき、カテコールアミンがα受容体に作用したときにみられる反応をα作用、β受容体に作用したときにみられる反応をβ作用という。

効果器	受容体	作用	効果器	受容体	作用
心臓	β	心拍数増加、収縮力増大	気管支平滑筋	β	弛緩
大部分の血管	α	血管収縮(血圧上昇)	瞳孔散大筋	α	収縮(散瞳)
骨格筋の動脈	β	血管拡張＊	膀胱排尿筋	β	弛緩
消化管の平滑筋	α・β	弛緩	内尿道括約筋	α	収縮
消化管の括約筋	α	収縮	立毛筋	α	収縮(鳥肌)

＊循環アドレナリンに対してのみの作用

③副交感神経系とは

　副交感神経系の節前ニューロンは脳幹および第２〜４仙髄から出て、平滑筋、心筋、腺を支配する。原則として身体を抑制状態に導く。

▶副交感神経系の神経伝達物質

節前ニューロンの軸索末端からはアセチルコリンが放出される。また、節後ニューロンの軸索末端からもアセチルコリンが放出される。

▶副交感神経系の受容体

シナプス間隙に放出されたアセチルコリンは、節後ニューロンの細胞体、あるいは効果器細胞の膜上にある受容体に結合する。アセチルコリンの受容体にはニコチン受容体とムスカリン受容体がある。なおムスカリン受容体はアトロピン[38]によって阻害される。

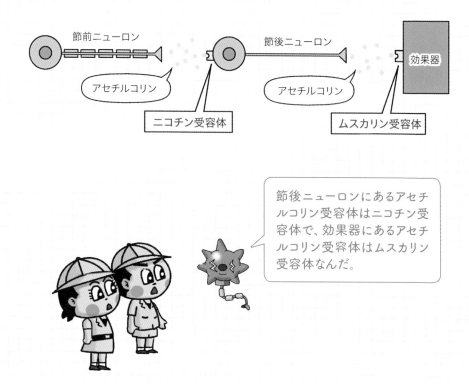

節前ニューロン　節後ニューロン　効果器

アセチルコリン　アセチルコリン

ニコチン受容体　ムスカリン受容体

節後ニューロンにあるアセチルコリン受容体はニコチン受容体で、効果器にあるアセチルコリン受容体はムスカリン受容体なんだ。

◆4 自律神経系の求心路

　自律神経系の求心路を内臓求心性神経[※39]という。内臓求心性神経は身体の物理的情報、化学的情報、臓器感覚、内臓痛覚を中枢神経系に伝える。

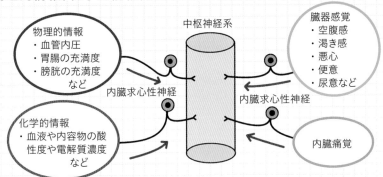

中枢神経系

物理的情報
・血管内圧
・胃腸の充満度
・膀胱の充満度
　など

臓器感覚
・空腹感
・渇き感
・悪心
・便意
・尿意など

内臓求心性神経　　内臓求心性神経

化学的情報
・血液や内容物の酸性度や電解質濃度
　など

内臓痛覚

◆5 自律神経系の中枢

　脳幹や脊髄には自律機能を調節する中枢が存在する。自律機能の中枢は、以下の部位に存在する。なお、視床下部はこれら自律神経の中枢の上位中枢として統合しているため、自律神経系の最高中枢と呼ばれる[※40]。

①脳幹

▶視床下部

体温調節中枢	血糖値調節中枢
熱放散と熱産生をコントロールして核心温度を一定に保つ。 熱放散　　　　　　　　　　熱産生	血糖値やインスリン濃度を感受して摂食行動をコントロールする。
飲水中枢	下垂体ホルモン分泌調節中枢
体液の浸透圧を感受して、体液量をコントロールする。 グビグビ	下垂体ホルモンの分泌調節を担う。 下垂体ホルモン

251

▶ 中脳

対光反射中枢	輻輳反射中枢
瞳孔の大きさをコントロールして眼に入る光の量を調節する。	近くのものを見るときの輻輳（より目）にかかわる。

▶ 橋

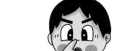

排尿中枢 ※41
膀胱や尿道を調節して、尿の貯留と排泄をコントロールする。 蓄尿　　　　　　　排尿

▶ 延髄

循環中枢	呼吸中枢
血圧や血液の化学的性状の変化を感受し、心臓や血管の機能を調節する。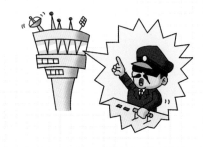	呼吸リズムの形成、ヘーリング-ブロイエルの反射などに関与する。
咳嗽反射中枢	唾液分泌中枢
気道内異物の除去などにかかわる咳嗽をコントロールする。	唾液腺での唾液産生と分泌を調節する。
嚥下中枢	嘔吐中枢
咽頭相以降の嚥下を調節する。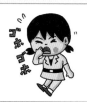	嘔吐は嘔吐中枢の刺激で起こる。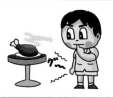

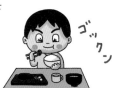

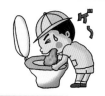

②脊髄（腰髄・仙髄）

排便反射中枢	排尿中枢
肛門括約筋を調節し、排便をコントロールする。 肛門括約筋　大便	膀胱や尿道を調節して、尿の貯留と排泄をコントロールする。 蓄尿　排尿

◆6 自律神経調節の特徴

自律神経遠心路（交感神経・副交感神経）の効果器への支配は以下のような特徴がある。

①二重支配

自律神経遠心路は原則的に、ある1つの器官に対して交感神経と副交感神経の両方が分布してその機能を調節しており、これを二重支配という。ただし、例外的に二重支配を受けず、交感神経の単独支配、副交感神経の単独支配を受ける器官もある。

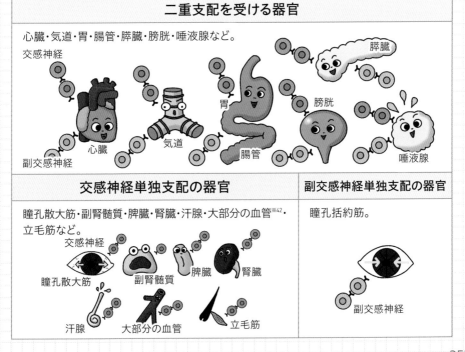

二重支配を受ける器官	
心臓・気道・胃・腸管・膵臓・膀胱・唾液腺など。 交感神経　膵臓　胃　膀胱　心臓　気道　腸管　唾液腺　副交感神経	

交感神経単独支配の器官	副交感神経単独支配の器官
瞳孔散大筋・副腎髄質・脾臓・腎臓・汗腺・大部分の血管[※42]・立毛筋など。 交感神経　瞳孔散大筋　副腎髄質　脾臓　腎臓　汗腺　大部分の血管　立毛筋	瞳孔括約筋。 副交感神経

②拮抗支配

　交感神経と副交感神経は、支配する器官に対して相反する作用を及ぼす。これを拮抗支配という。ただし、唾液腺は二重支配を受けるが拮抗支配ではない。

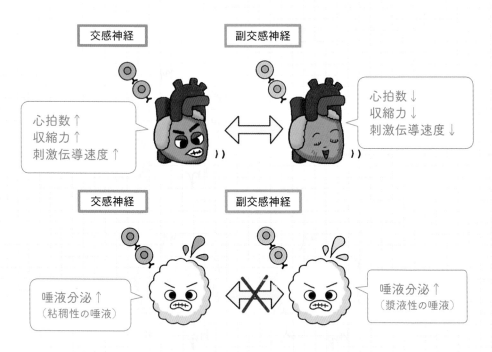

③神経トーヌス

　自律神経遠心性神経は常時一定の頻度でインパルスを発生する。この自発性の活動を自律神経遠心性線維のトーヌスという。

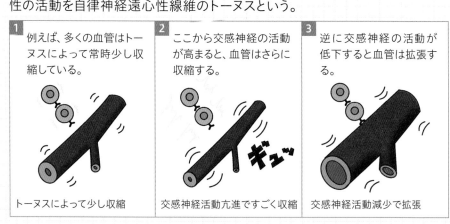

④壁内神経叢

　壁内神経叢は腸管壁内に存在し、交感神経・副交感神経の調節を受け消化管の活動をコントロールしている。一方で、交感神経や副交感神経が切断されても壁内神経叢は局所的に腸管の活動をコントロールすることができる。

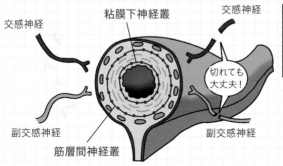

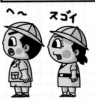

〈壁内神経叢〉
筋層間神経叢（アウエルバッハ神経叢）
腸管の蠕動運動に関与する。
粘膜下神経叢（マイスネル神経叢）
腺分泌などに関与する。

〈自律神経遠心性線維の主な働き〉

効果器		交感神経活動に対する応答	副交感神経活動に対する応答
眼	瞳孔散大筋	収縮（散瞳）	－
	瞳孔括約筋	－	収縮（縮瞳）
	毛様体筋	弛緩（遠くを見る）	収縮（近くを見る）
唾液腺	耳下腺・舌下腺・顎下腺	粘稠性唾液分泌↑	漿液性唾液分泌↑
呼吸器	気管支平滑筋	弛緩（気道拡大）	収縮（気道縮小）
	気管支の腺	粘液分泌↓	粘液分泌↑
心臓	洞房結節	心拍数↑	心拍数↓
		収縮力↑	収縮力↓
		刺激伝導速度↑	刺激伝導速度↓
消化管	平滑筋	弛緩（消化管運動↓）	収縮（消化管運動↑）
	外分泌腺	胃液・腸液分泌↓	胃液・腸液分泌↑
	内肛門括約筋	収縮（排便抑制）	弛緩（排便促進）
胆道	胆嚢平滑筋	弛緩（胆汁分泌↓）	収縮（胆汁分泌↑）
膵臓	膵腺房細胞	膵液分泌↓	膵液分泌↑
	ランゲルハンス島β細胞	インスリン分泌↓	インスリン分泌↑
肝臓	肝細胞	グリコーゲン分解（血糖値↑）	グリコーゲン合成（血糖値↓）
副腎髄質	アドレナリン分泌細胞	アドレナリン分泌↑	－
膀胱・尿道	膀胱平滑筋（排尿筋）	弛緩（蓄尿）	収縮（排尿）
	内尿道括約筋	収縮（蓄尿）	弛緩（排尿）
血管	皮膚・粘膜の血管平滑筋	収縮（血圧↑）	－
	骨格筋の血管平滑筋	拡張（血流量↑）	－
皮膚	汗腺（エクリン腺・アポクリン腺）	発汗↑	－
	立毛筋	収縮（立毛、鳥肌）	－

18 反射

◆1 反射とは

生体内外に生じる刺激が中枢神経で統合され、意識されることなく起こる一定の応答をあらわす現象を、反射という。

◆2 反射弓

特定の反射において、インパルスが伝わる神経のネットワークを反射弓といい、**受容器 - 求心性神経 - 反射中枢 - 遠心性神経 - 効果器**の5つの要素からなる。

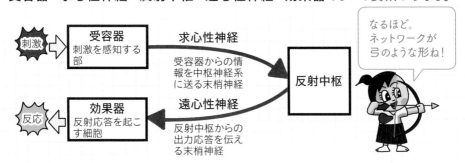

◆3 反射の分類

反射はさまざまな方法で分類される。

①無条件反射と条件反射

生体に生まれつき備わっている反射を無条件反射、後天的に獲得する反射を条件反射という。

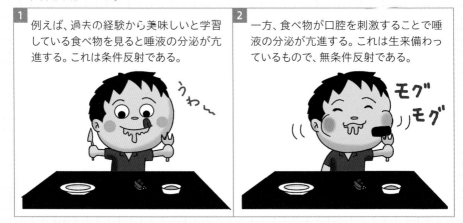

1 例えば、過去の経験から美味しいと学習している食べ物を見ると唾液の分泌が亢進する。これは条件反射である。

2 一方、食べ物が口腔を刺激することで唾液の分泌が亢進する。これは生来備わっているもので、無条件反射である。

②受容器の存在する部位による分類

表在反射	受容器が体表面（皮膚や体表粘膜）にあるもの。さらに皮膚反射と粘膜反射に分類される。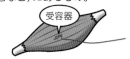	皮膚反射	腹壁反射、精巣挙筋反射、足底反射、肛門反射、横隔膜反射、ひっかき反射など（第12章参照）。
		粘膜反射	角膜反射、くしゃみ反射、咳嗽反射、嚥下反射、開口反射など（第12章参照）。
深部反射	受容器が深部組織（骨格筋、腱、靭帯、関節包など）にあるもの。		アキレス腱反射、膝蓋腱反射などすべての腱反射（第12章参照）。

③反射中枢のシナプス数による分類

単シナプス反射	反射中枢におけるシナプスが1つのもの。反射時間（潜時）が短い。	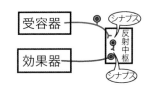
多シナプス反射	反射中枢においてシナプスを2つ以上つくるもの。腱反射以外の反射は多シナプス反射である。	

④反射中枢の高位（部位）による分類

脳幹反射	反射中枢が脳幹にあるもの。	中脳反射	姿勢反射、対光反射など（第12章参照）。
		橋反射	咬筋反射、角膜反射など（第12章参照）。
		延髄反射	ヘーリング-ブロイエルの反射、咳嗽反射、圧受容器反射、嚥下反射、嘔吐反射、アシュネル反射など。
脊髄反射	反射中枢が脊髄にあるもの。なお、介在ニューロンが脊髄分節間を跨ぎ、遠隔の脊髄分節に作用が及ぶものを長脊髄反射という（例：ひっかき反射）。		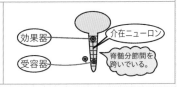

⑤求心路と遠心路の種類による分類

　反射弓における求心路と遠心路の違いにより、体性 - 体性反射、内臓 - 体性反射、体性 - 内臓反射、内臓 - 内臓反射に分けられる。また遠心路が体性神経のものを運動反射、自律神経（交感神経、副交感神経）のものを自律神経反射に分類することもある。

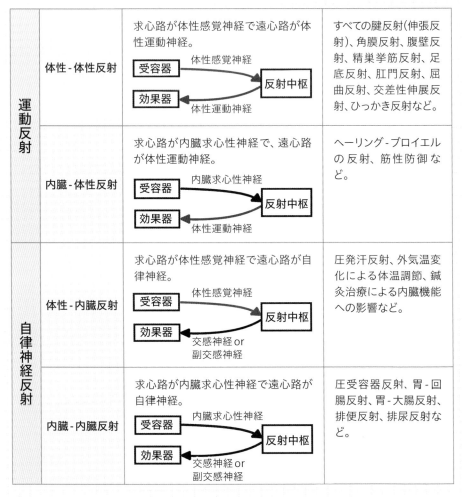

運動反射	体性 - 体性反射	求心路が体性感覚神経で遠心路が体性運動神経。	すべての腱反射（伸張反射）、角膜反射、腹壁反射、精巣挙筋反射、足底反射、肛門反射、屈曲反射、交差性伸展反射、ひっかき反射など。
	内臓 - 体性反射	求心路が内臓求心性神経で、遠心路が体性運動神経。	ヘーリング - ブロイエルの反射、筋性防御など。
自律神経反射	体性 - 内臓反射	求心路が体性感覚神経で遠心路が自律神経。	圧発汗反射、外気温変化による体温調節、鍼灸治療による内臓機能への影響など。
	内臓 - 内臓反射	求心路が内臓求心性神経で遠心路が自律神経。	圧受容器反射、胃 - 回腸反射、胃 - 大腸反射、排便反射、排尿反射など。

⑥特殊な反射

　皮膚の擦過などで起こるフレアー（紅潮）は軸索反射によるものである（P79参照）。

MEMO

※1　グリア細胞は神経膠細胞、または支持細胞とも呼ばれる。

※2　神経節において、ニューロンを取り巻いて保護・栄養する。

※3　神経組織の損傷や炎症に際して増殖し、貪食を行う。

※4　例えば、シナプス前ニューロンから神経伝達物質がシナプス後ニューロンに放出されると、伝達物質作動性 Na^+ チャネルが開く。すると細胞外にある Na^+ が細胞内に流入し、膜電位は正の方向に偏移し脱分極が起こる。

※5　膜電位依存性 Na^+ チャネルのことで、膜電位が $-50mV$ まで上昇すると開口する。

※6　活動電位が発生する際、ニューロンに対する刺激の大小にかかわらず細胞内に流入する Na^+ の量は一定なため、活動電位の大きさや発生時間は変化しない。

※7　再分極の進行中に強い刺激を加えると、活動電位を発生することがある。

※8　軸索での興奮の伝導方向は、常に細胞体→神経終末の一方向である。これは一度興奮した細胞膜部は不応期に入るため、新たな活動電位は発生しないためである。

※9　生体外に取り出した神経線維の一部を刺激すると、興奮は刺激部から両方向に伝わる。ただし、生体内での興奮伝導は原則的に決まった一方向に伝わる（順行性伝導）。

※10　シナプス間隙に放出された神経伝達物質のうち、受容体に結合しなかったものは酵素により分解され速やかにシナプス間隙から除去される。

※11　可塑性とは固体に外力を加え変形させたとき、力を取り去った後も、もとの形に戻らない性質のことである。

※12　海馬や大脳皮質のシナプスでは、シナプスを高頻度で使用することによりシナプス伝達の効率が長期間（数時間～数日）にわたり増強されることが知られている（長期増強）。また、これとは逆にシナプス伝達の効率が長期間にわたって減弱することも知られている（長期抑制）。

※13　神経伝達物質の受容体にはさまざまなサブタイプが各々存在する。例えばアドレナリン受容体には $\alpha1$、$\alpha2$、$\beta1\sim3$、ドパミン受容体には $D1\sim5$ など多くのサブタイプがある。

※14　脳幹背側部は、まばらに存在する神経細胞体の間を神経軸索がつくる網目構造がある。これは、灰白質にも白質にも分類されず、網様体と呼ばれる。

※15　脊柱管とは、脊椎の椎孔が連結してできた細長い空間のことである。

※16　側角は内臓に分布する交感神経が起始する第2胸髄から第1腰髄にだけ存在する。

※17　脳幹に間脳を含める場合もある。

※18　脳神経の内、唯一嗅神経だけが大脳から出入りする。

※19　神経核は、遠心性のニューロンの細胞体がある部分（起始核）と、求心性がシナプスを形成する部分（終止核）のことである。

※20　脳幹網様体は脳幹の深部にあり、神経細胞体が塊をつくらず、神経線維と入り交じり網目状をなす。睡眠と覚醒のレベルを調節する。

※21　視床の神経核のうち、感覚野や運動野の特定の領域に投射するものを特異核という。これに対し大脳皮質の広い範囲に投射するものを非特異核という。また、連合野に投射するものを連合核という。

※22　視床下部は、前頭葉、辺縁系、視床からの入力情報を受け、延髄や脊髄を制御することで自律神経および内分泌系をコントロールしている。また、視床下部には口渇、摂食、性欲などの中枢が存在し、辺縁系とともに情動や本能行動を制御する構成単位として働く。

※23 快、不快、恐れ、怒り、喜びなどの主観的な感情と、それにともなって起こる身体反応を合わせて情動という。

※24 大脳辺縁系からの情報は自律神経の最高中枢である視床下部に送られ、心拍数、血圧、瞳孔、発汗などがコントロールされる。

※25 本書で説明されている運動野や感覚野などの分類は代表的な区分に留めている。例えば運動野には、一次運動野の他、運動前野、補足運動野、帯状皮質運動野などがあり、学習・経験による複雑な組織化された運動の遂行、複数の動作を記憶に基づき順序よく遂行することなどに関与する。また、感覚野、視覚野、聴覚野もそれぞれ一次と二次がある。

※26 かつては視覚前野を後頭連合野として区分していた。

※27 頭頂連合野の障害では物体までの距離がわからなくなったり、通い慣れた道を間違えたり、自分の身体部位を指し示せなくなったり、着衣ができなくなったりする。

※28 記憶には短期記憶や長期記憶の他に作業記憶（ワーキングメモリ）がある。作業記憶とは、ものごとを考えるときに使う記憶ということである。思考中、複数の内容を同時に心に留めておくといったときに使われる。

※29 睡眠時にもかかわらず脳波は覚醒時のような波形を示すため逆説（paradoxical）睡眠と呼ぶ。

※30 一晩に数回夢を見ているようであるが、起床時に覚えていないのはレム睡眠の後にノンレム睡眠を経過する際に記憶の固定が行われないためだと考えられている。

※31 レム睡眠中に、脳幹（橋）から運動ニューロンに強い抑制が掛かるためと考えられている。また、睡眠時にみられるビクッという小さな痙攣は、この抑制を上回る興奮入力がどこからかあるためと考えられている。

※32 脳脊髄液は脳室内に約30mL、クモ膜下腔に約110mL、合計約140mL存在する。

※33 呼吸は体性神経の関与もある。

※34 Ⅲ動眼神経、Ⅶ顔面神経、Ⅸ舌咽神経、Ⅹ迷走神経は自律神経線維を含む。また、Ⅰ嗅神経、Ⅱ視神経、Ⅷ内耳神経は感覚神経線維のみ、Ⅳ滑車神経、Ⅵ外転神経、Ⅺ副神経、Ⅻ舌下神経は運動神経線維のみで構成される。

※35 デルマトームを利用して、感覚麻痺が起こっている部位から脊髄損傷のレベルを推し量ることができる。

※36 体性神経の遠心性神経（運動神経）は途中でニューロンを代えることなく1つのニューロンが効果器まで達する。

※37 神経伝達物質としてアセチルコリンを放出するニューロンをコリン作動性神経、ノルアドレナリンを放出するニューロンをアドレナリン作動性神経という。

※38 アトロピンはある種の植物（マンダラ、ベラドンナなど）の根や葉に含まれるアルカロイドである。

※39 自律神経系の求心性神経である内臓求心性神経は効果器から中枢神経系に達するまでニューロンを代えることはない。

※40 最近の研究で、自律神経系の統合機構は中枢性に拡がりのあるネットワークの存在が明らかになってきた。これを、中枢自律神経線維網（CAN）といい、視床下部はCANの一部をなす部位であると考えられている。

※41 排尿の調節は、直接的には腰仙髄の排尿中枢が行い、橋にある排尿中枢はその上位中枢として排尿を調節する。

※42 外生殖器や唾液腺の血管には副交感神経性血管拡張神経が分布する。

☑ 神経ゾーンのポイント

1. 神経系とは

- □ 神経系は中枢神経系と末梢神経系に分けられる。
- □ 中枢神経系は脳と脊髄からなる。
- □ 末梢神経系は解剖学的に脳神経と脊髄神経に分けられる。
- □ 末梢神経系は機能的に体性神経系と自律神経系に分けられる。
- □ 体性神経系の求心性神経は感覚神経である。
- □ 体性神経系の遠心性神経は運動神経である。
- □ 自律神経系の求心性神経は内臓求心性神経である。
- □ 自律神経系の遠心性神経は交感神経と副交感神経である。

2. 神経組織とニューロン

- □ 神経組織は神経細胞（ニューロン）とグリア細胞からなる。
- □ ニューロンの樹状突起は外部からの刺激や他のニューロンからの情報を受け取る部である。
- □ 軸索は細胞体の興奮をニューロン末端に伝える部である。
- □ 神経終末は他のニューロンとシナプスを形成する部である。
- □ 末梢神経系のグリア細胞はシュワン細胞である。
- □ 末梢神経の有髄線維の軸索にはシュワン細胞が巻き付き、髄鞘（ミエリン）を形成する。
- □ 中枢神経系のグリア細胞には、希突起膠細胞、星状膠細胞、小膠細胞、上衣細胞がある。
- □ 中枢神経系にはニューロンを上回る数のグリア細胞が存在する。
- □ 軸索内の物質の輸送を軸索輸送という。

3. ニューロンの興奮

- □ 細胞内は細胞外に対して負電位（$-60 \sim -90$ mV）を示すが、これを静止電位という。
- □ 静止電位のプラス方向への変化を脱分極という。
- □ 静止電位のマイナス方向への変化を過分極という。
- □ 活動電位はインパルスやスパイク電位とも呼ばれる。
- □ 活動電位の発生に重要なイオンはナトリウムイオンである。
- □ 細胞内の膜電位が細胞外に対して正電位を示すことをオーバーシュートという。
- □ インパルスの発生において静止電位よりさらにマイナスの電位になることを後過分極という。
- □ ナトリウム・カリウムポンプによるイオンの移動は能動輸送によって行われる。
- □ インパルスの発生は「全か無の法則」に従う。

- □興奮伝導の三原則は、不減衰伝導、絶縁性伝導、両方向性伝導である。
- □有髄線維は絶縁性の低いランビエの絞輪部でのみ局所電流が流れる、跳躍伝導を行う。
- □興奮の伝導は温度の影響を受ける（低温で遅延する）。
- □伝導速度は神経線維の直径が大きいほど速くなる。
- □神経線維はその太さによってA（$\alpha \sim \delta$）・B・C線維に分けられる。
- □伝導速度はAα線維が最も速く、C線維が最も遅い。

- □シナプス前終末には神経伝達物質を含むシナプス小胞が存在する。
- □シナプス下膜には神経伝達物質の受容体が多数存在する。
- □シナプス伝達の特徴は、一方向性伝達、シナプス遅延、易疲労、薬物や酸素不足の影響を受けやすい、などである。
- □シナプス伝達の可塑性の例として、反復刺激後増強（長期抑制や長期増強）が挙げられる。
- □中枢神経系の代表的な興奮性神経伝達物質はグルタミン酸である。
- □中枢神経系の代表的な抑制性神経伝達物質はGABA（γ-アミノ酪酸）やグリシンである。
- □サブスタンスPは痛覚神経の神経伝達物質として働く。

- □中枢神経系は脳と脊髄から構成される。

- □脊髄の灰白質にはニューロンの細胞体がある。
- □脊髄の白質はニューロンの軸索があり、上行性伝導路と下行性伝導路が存在する。
- □脊髄の前根は遠心性線維、後根は求心性線維が通る。これをベル-マジャンディーの法則という。

- □脳幹は延髄、橋、中脳から構成される。
- □中脳には対光反射中枢と姿勢反射中枢、輻輳反射中枢がある。
- □橋には排尿中枢がある。
- □延髄には呼吸中枢、咳嗽反射中枢、循環中枢、嚥下中枢、嘔吐中枢、唾液分泌中枢などがある。
- □脳幹には嗅神経以外の脳神経が出入りし、その神経核がある。
- □脳幹を脊髄からの上行性伝導路と、脊髄への下行性伝導路が通過する。
- □脳幹には覚醒と睡眠を促す神経回路（脳幹網様体）がある。

9. 間脳

□ 間脳は視床と視床上部、視床下部からなる。
□ 視床には感覚性中継核と運動性中継核がある。
□ 視床上部には松果体や手綱核がある。
□ 視床下部は本能行動の中枢として働く。
□ 視床下部には体温調節中枢、摂食中枢、血糖調節中枢、飲水中枢、概日リズム調節中枢、下垂体ホルモン分泌調節中枢が存在する。

10. 小脳

□ 小脳は身体の平衡や姿勢の保持などに働く。
□ 小脳は熟練した運動の記憶や協調運動に関与する。

11. 大脳

□ 左右の大脳半球同士は脳梁によって結ばれている。
□ 大脳半球は前頭葉、頭頂葉、後頭葉、側頭葉に分けられる。
□ 大脳基底核は運動の調節に関与する。
□ 大脳辺縁系は海馬や扁桃体などから構成される。
□ 海馬は記憶に重要な働きをする。
□ 扁桃体は視床下部とともに本能行動を制御する。
□ 新皮質は部位によって異なる働きを担っており、これを機能局在という。
　・一次運動野→前頭葉の中心前回
　・体性感覚野→頭頂葉の中心後回
　・味覚野→頭頂葉で体性感覚野の下部
　・聴覚野→側頭葉上部
　・視覚野→後頭葉
□ 新皮質において運動野と感覚野を除いた領域を連合野という。
□ 連合野は高次機能（認知、思考、記憶、言語）を担っている。
□ 言語中枢は優位半球（ほとんどの場合左半球）にある。
□ 言語中枢には運動性言語中枢と感覚性言語中枢がある。
□ 運動性言語中枢（ブローカ野）は前頭葉にあり、発語と書字に関与する。
□ 感覚性言語中枢（ウェルニッケ野）は側頭葉後部にあり、言語の理解に関与する。
□ 記憶は陳述記憶と手続き記憶に分けられる。
□ 陳述記憶は意味記憶とエピソード記憶に分けられる。
□ 意味記憶は言葉の意味や知識、固有名詞などに関する記憶である。
□ エピソード記憶は日々の経験や出来事についての記憶である。
□ 手続き記憶は自転車の運転や楽器演奏などの記憶である。
□ 睡眠はレム睡眠とノンレム睡眠に分けられる。

□ノンレム睡眠の特徴は以下のとおりである。
　・全睡眠時間の約80%（成人）。
　・入眠時に現われる。
　・自律機能は安定する。
　・抗重力筋の緊張は低下するが消失はしない。
□レム睡眠の特徴は以下のとおりである。
　・一晩に4〜5回現れる。
　・脳波は覚醒時と同じような速波を示す。
　・逆説睡眠とも呼ばれる。
　・急速眼球運動をともなう。
　・抗重力筋の緊張は完全に消失する。
　・血圧などの自律機能は不安定である。
□脳波はβ波、α波、θ波、δ波（周波数が高い順）に分けられる。
□β波は開眼時、精神活動中、感覚刺激を受けているときなどに現れる。
□α波は安静時、閉眼時に現れる。
□θ波は睡眠時に現れる。
□δ波は深い睡眠時や深麻酔時に現われる。

12. 脳脊髄液

□脳脊髄液は脈絡叢で産生される。
□脳脊髄液は脳室系やクモ膜下腔を循環する。
□脳脊髄液はクモ膜顆粒（クモ膜絨毛）から静脈系へ吸収される。
□脳脊髄液は脳や脊髄を衝撃から保護している。

13. 末梢神経系

□末梢神経系は、神経系において中枢神経を除いたすべての神経組織のことである。
□末梢神経系は解剖学的に、脳神経と脊髄神経に分類される。
□末梢神経系は機能的に体性神経と自律神経に分類される。
□末梢神経系は伝導方向により求心性神経と遠心性神経に分類される。

14. 脳神経

□嗅神経は嗅覚を伝える。
□視神経は視覚を伝える。
□動眼神経は眼球、瞼の運動、瞳孔の縮小に働く。
□滑車神経は眼球運動に働く。
□三叉神経は顔面・前頭部の皮膚感覚、鼻腔・口腔粘膜の感覚を伝える。また、咀嚼、嚥下運動に働く。
□外転神経は眼球運動に働く。
□顔面神経は顔面の表情筋を支配する。また舌前2/3の味覚を伝える。さらに涙腺・唾液腺の分泌を支配する。

□内耳神経は聴覚と平衡感覚を伝える。

□舌咽神経は咽頭筋を支配する。また舌後1/3も味覚を伝える。さらに咽頭粘膜の感覚を伝え、唾液腺も支配する。

□迷走神経は咽頭、喉頭の筋肉を支配し、同部の粘膜の感覚を伝える。また、咽頭、喉頭、胸腹部の内臓機能を司り、同部の内臓感覚を伝える。

□副神経は胸鎖乳突筋と僧帽筋を支配する。

□舌下神経は舌筋を支配する。

15. 脊髄神経

□脊髄神経は頚神経8対、胸神経12対、腰神経5対、仙骨神経5対、尾骨神経1対からなる。

□おのおのの脊髄神経の感覚神経が支配する皮膚領域は分節状に配置されている。これをデルマトームという。

16. 体性神経系

□体性神経系の求心性神経は感覚神経、遠心性神経は運動神経である。

17. 自律神経系

□自律神経系の求心性神経は内臓求心性神経である。

□自律神経系の遠心性神経は交感神経と副交感神経である。

□交感神経節前ニューロンの神経伝達物質はアセチルコリンである。

□交感神経節後ニューロンの神経伝達物質はノルアドレナリンである。

□副交感神経節前ニューロンの神経伝達物質はアセチルコリンである。

□副交感神経節後ニューロンの神経伝達物質はアセチルコリンである。

□アセチルコリンの受容体にはニコチン受容体とムスカリン受容体がある。

□アドレナリン受容体にはα受容体とβ受容体がある。

□α作用とβ作用は以下のとおりである。

α作用	β作用
大部分の血管収縮	心拍数、収縮力増大
瞳孔散大筋収縮(散瞳)	気管支平滑筋弛緩(気管拡張)
消化管の括約筋収縮	膀胱排尿筋弛緩(蓄尿)
内尿道括約筋収縮(蓄尿)	骨格筋の動脈拡張
立毛筋収縮(鳥肌)	

□内臓求心性神経は身体の物理的情報、化学的情報、臓器感覚、内臓痛覚を伝える。

□交感神経単独支配を受ける臓器は以下のとおりである。
　　瞳孔散大筋、副腎髄質、脾臓、腎臓、汗腺、大部分の血管、立毛筋など

□副交感神経単独支配を受けるのは瞳孔括約筋である。

□唾液腺は交感神経の興奮で粘稠性の唾液分泌が亢進する。
□唾液腺は副交感神経の興奮で漿液性の唾液分泌が亢進する。
□自律神経遠心性神経は常時一定の頻度でインパルスを発生する（トーヌス）。
□交感神経は身体を興奮状態（喧嘩モード）に導く。
□副交感神経は身体を抑制状態（リラックスモード）に導く。

18. 反射

□反射弓は受容器 - 求心性神経 - 反射中枢 - 遠心性神経 - 効果器で構成される。
□生来備わる反射を無条件反射、後天的に獲得する反射を条件反射という。
□反射のうち受容器が体表面にあるものを表在反射といい、皮膚反射と粘膜反射に
　分けられる。
□皮膚反射に分類されるものは以下のとおりである。
　腹壁反射、精巣挙筋反射、足底反射、肛門反射、横隔膜反射、ひっかき反射
□粘膜反射に分類されるものは以下のとおりである。
　角膜反射、くしゃみ反射、咳嗽反射、嚥下反射、開口反射
□反射のうち受容器が深部組織にあるものを深部反射という。
□深部反射に分類されるものは以下のとおりである。
　すべての腱反射
□脊髄反射で介在ニューロンが脊髄分節間を跨ぎ、遠隔の脊髄分節に作用が及ぶも
　のを長脊髄反射という。
□ひっかき反射は長脊髄反射である。
□体性 - 体性反射の求心路は体性感覚神経で、遠心路は体性運動神経である。
□体性 - 体性反射に分類されるものは以下のとおりである。
　すべての腱反射、角膜反射、腹壁反射、精巣挙筋反射、足底反射、肛門反射、
　屈曲反射、交差性伸展反射、ひっかき反射など
□内臓 - 体性反射の求心路は内臓求心性神経で、遠心路は体性運動神経である。
□内臓 - 体性反射に分類されるものは以下のとおりである。
　ヘーリング - ブロイエルの反射、筋性防御など
□体性 - 内臓反射の求心路は体性感覚神経で、遠心路は自律神経（交感神経、副交
　感神経）である。
□体性 - 内臓反射に分類されるものは以下のとおりである。
　圧発汗反射、外気温変化による体温調節、鍼灸治療による内臓機能への影響など
□内臓 - 内臓反射の求心路は内臓求心性神経で、遠心路は自律神経（交感神経、副
　交感神経）である。
□内臓 - 内臓反射に分類されるものは以下のとおりである。
　圧受容器反射、胃 - 回腸反射、胃 - 大腸反射、排便反射、排尿反射など

第11章
筋肉ゾーン
▼

ここでは筋の構造や働きについて解説するよ!
骨格筋の収縮のメカニズムはとても大事だよ。

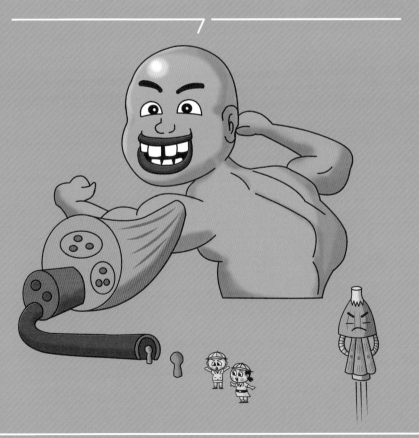

1 筋の分類

　身体や内臓の運動は筋肉の働きによって行われる。筋肉は横紋※1を持つ横紋筋（骨格筋、心筋）と横紋を持たない平滑筋に区分される。

横紋筋		平滑筋
骨格筋	**心筋**	内臓の運動にかかわる。
骨格に付着し、身体の運動にかかわる。	心臓の興奮伝導や、心収縮にかかわる。	

2 骨格筋の作用と構造

◆1 骨格筋の作用

張力の発生	運動作用
骨格筋が収縮する際に張力が発生する。	骨格筋の収縮、弛緩によって運動が生じる。
姿勢保持作用	**産熱作用**
トーヌス（筋緊張）により、関節が支持され姿勢が保持される。	骨格筋の収縮、弛緩により産熱が起こる。

◆2 骨格筋の構造

①筋線維と筋原線維

1 骨格筋は、筋膜に包まれた線維状の筋線維束からなる。

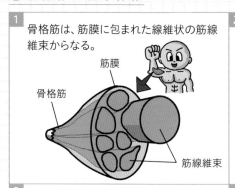

筋膜

骨格筋

筋線維束

2 筋線維束は筋線維（筋細胞）という巨大な多核細胞からなる。

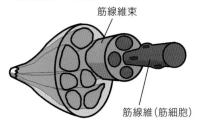

筋線維束

筋線維（筋細胞）

3 さらに、筋線維（筋細胞）には多数の筋原線維が充満している。

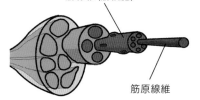

筋線維（筋細胞）

筋原線維

4 骨格筋の収縮は、この筋原線維の収縮によってもたらされる。

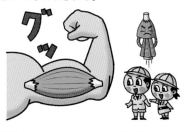

②白筋と赤筋

　骨格筋の筋細胞の細胞質を筋形質という。筋形質の中には酸素結合性タンパクであるミオグロビン[※2]が含まれており、骨格筋はこのミオグロビンの含有量によって赤筋（遅筋）と白筋（速筋）に分類される。骨格筋には赤筋と白筋が混在する。

赤筋（遅筋）	白筋（速筋）
ミオグロビンが多い。収縮速度が遅いが、疲労しにくい（多くの酸素を消費する持久性の運動に向いている）。 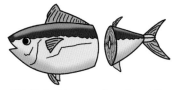 長距離を移動し続けるマグロの筋は赤筋	ミオグロビンが少ない。収縮速度が速いが、疲労しやすい（瞬発性の運動に向いている）。 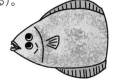 海底に身を潜め、エサが来ると飛びつくヒラメの筋は白筋

◆3 筋原線維の微細構造

　筋原線維はミオシンからなるミオシンフィラメントとアクチンからなるアクチンフィラメントの規則的な配列が認められる。顕微鏡でみられる骨格筋の縞模様（横紋）はこれらのフィラメントの配列を反映したものである。また、この縞模様は部位により、以下のように区分される。

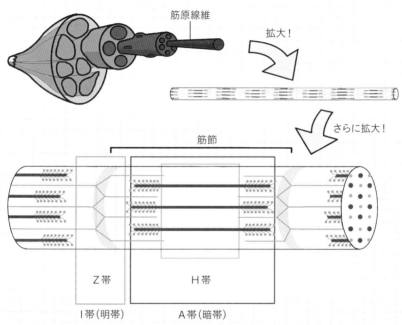

筋原線維

拡大！

さらに拡大！

筋節

Z帯　　H帯

I帯（明帯）　　A帯（暗帯）

I帯（明帯）	明るく見える部分
Z帯	I帯を仕切る部分
A帯（暗帯）	暗く見える部分
H帯	A帯の中央でやや明るい部分
筋節	Z帯とZ帯の間

明るく　会いたい　絶対に！
（明帯）　（I帯）　（Z帯）

暗くて　ええよ　英知あれば！
（暗帯）　（A帯）　（H帯）

語呂合わせだよ！

270

◆4 筋小胞体と横行小管（T管）

筋原線維はCa^{2+}を大量に含む筋小胞体によって取り囲まれている。また、横行小管（T管）が筋原線維を横切るように走行する。

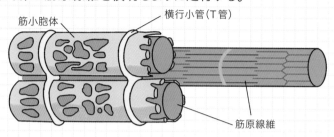

筋小胞体　　　　　　横行小管（T管）

筋原線維

3 Chapter11 筋収縮の仕組み

骨格筋の収縮は、アクチンフィラメントがミオシンフィラメントの間に滑り込むことによって起こる。このとき、H帯とI帯は短縮する。また、筋節が筋収縮の単位となる。

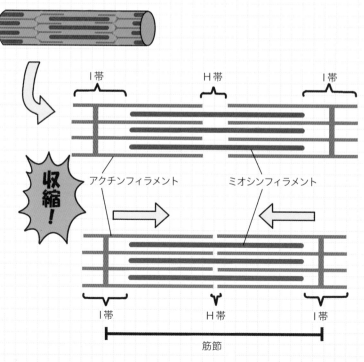

I帯　　　　　H帯　　　　　I帯

アクチンフィラメント　　　　ミオシンフィラメント

収縮！

I帯　　　　　H帯　　　　　I帯

筋節

◆1 興奮収縮連関

筋細胞の細胞膜にインパルスが発生し、筋が収縮に至るまでの過程を興奮<ruby>収縮連関<rt>しゅうしゅくれんかん</rt></ruby>という。

1 骨格筋に分布するα運動ニューロンの神経終末からアセチルコリンが放出される。

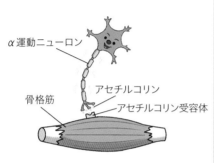

α運動ニューロン
アセチルコリン
骨格筋
アセチルコリン受容体

2 アセチルコリンが筋細胞の受容体[※3]に結合すると、筋細胞でインパルスが発生する。

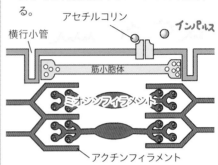

アセチルコリン
横行小管
インパルス
筋小胞体
ミオシンフィラメント
アクチンフィラメント

3 インパルスは横行小管を介して筋細胞の深部に伝わり、筋小胞体の終末槽からCa^{2+}が放出される。

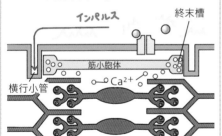

インパルス
終末槽
筋小胞体
横行小管
Ca^{2+}

4 Ca^{2+}の放出により、アクチン[※4]とミオシン頭部[※5]が結合する[※6]。

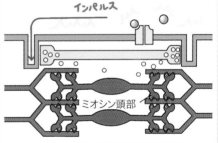

インパルス
ミオシン頭部

5 ATPによりミオシン頭部が動き、アクチンフィラメントを引き寄せる。その結果、アクチンフィラメントがミオシンフィラメントの間に滑り込む(筋収縮)。

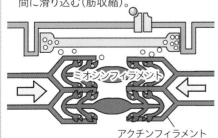

ミオシンフィラメント
アクチンフィラメント

6 放出されたCa^{2+}はATPを使い筋小胞体に取り込まれ、アクチンフィラメントがもとの状態に戻る(筋の弛緩)。

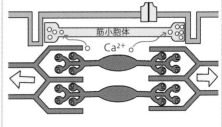

筋小胞体
Ca^{2+}

◆2 等尺性収縮と等張性収縮

とうしゃくせいしゅうしゅく 等尺性収縮	とうちょうせいしゅうしゅく 等張性収縮
筋の長さが変化しない筋収縮で、関節の動きをともなわない。アイソメトリック収縮ともいう。筋の両端を固定した状態で生じる収縮である。	筋が一定の張力を発生して負荷とつり合いながら筋の長さを変化させる収縮で、関節の動きをともなう。アイソトニック収縮ともいう。

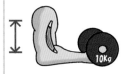

筋にかかる負荷は常に一定

〈例〉空気椅子や相撲の「がっぷりよつ」

〈例〉ダンベルを使った筋トレや、多くのスポーツ

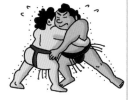

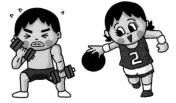

◆3 単収縮と強縮

1 神経インパルスが1回発生すると、約0.01秒後に1回だけ筋収縮が起こる。これを単収縮という。

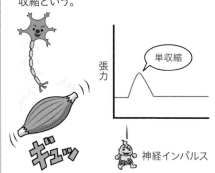

単収縮

張力

神経インパルス

2 単収縮の途中で次の神経インパルスが入力すると次の単収縮が融合し、筋の収縮高は加算される。これを収縮の加重という。

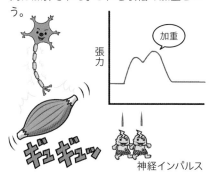

加重

張力

神経インパルス

3 高頻度な神経インパルスにより発生張力が次々と加算されることを強縮という。また、刺激頻度が比較的低く単収縮同士が完全に融合しないものを不完全強縮という。

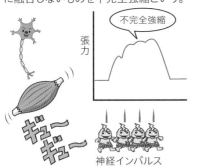

4 一方、完全に融合するものを完全強縮といい、単収縮の4倍の張力が生じる[※7]。われわれが行う運動の多くは筋の強縮によって起こる。

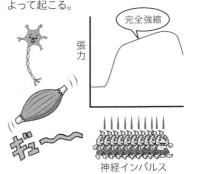

4 Chapter11
筋収縮のエネルギー源

◆1 筋収縮のエネルギー代謝

筋は収縮時、弛緩時いずれもエネルギーを消費する。具体的には以下の過程で消費される。

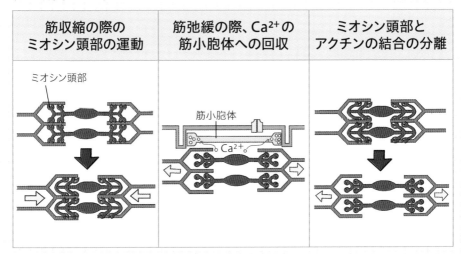

筋収縮の際の ミオシン頭部の運動	筋弛緩の際、Ca^{2+} の 筋小胞体への回収	ミオシン頭部と アクチンの結合の分離

◆2 筋収縮のエネルギー源

筋収縮の過程で消費される大量のATPは以下のように供給される。

貯蔵ATP	ローマン反応
まず、筋内に貯蔵されているATPが使われる。 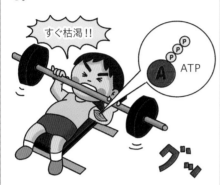 最大収縮した場合、1〜2秒で枯渇する	筋内に貯蔵されているクレアチンリン酸がクレアチンとリン酸に分解され、リン酸とADPが結合しATPが合成される[※8]。 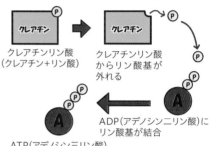 7〜8秒の最大収縮に必要なATPがまかなえる
解糖	**クエン酸回路と電子伝達系**
筋内に貯蔵されているグリコーゲンが分解され、グルコースを生じる。1分子のグルコースから2分子のATPが得られる。 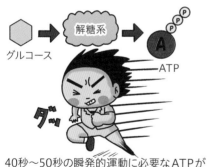 40秒〜50秒の瞬発的運動に必要なATPがまかなえる	長時間の運動は、好気的代謝系によるATP供給に依存している。 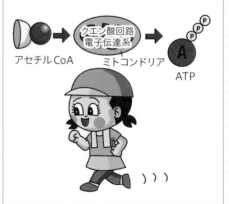

すぐ枯渇!!

ATP

クレアチンリン酸
（クレアチン＋リン酸）

クレアチンリン酸からリン酸基が外れる

ADP（アデノシン二リン酸）にリン酸基が結合

ATP（アデノシン三リン酸）が合成される

グルコース

解糖系

ATP

アセチル CoA

クエン酸回路 電子伝達系

ミトコンドリア

ATP

〈死後硬直とATP〉
死後、数時間が経過すると骨格筋の硬直が始まる。これは死後、生体内ではATPの産生が行われなくなるためである。

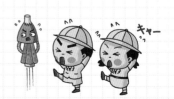

◆3 筋疲労

筋収縮を繰り返すと筋は収縮力が減少し、やがて収縮できなくなる。これを筋疲労という。筋疲労の原因は、筋細胞内グリコーゲンの枯渇、ATPの減少、そしてATP分解の過程で生じるリン酸やADPの蓄積と考えられている。

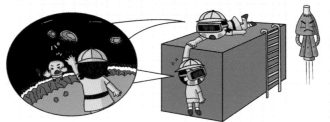

◆4 筋の熱産生

筋の収縮にともなって熱産生が起こる。筋収縮にともなう発熱には、初期熱と回復熱がある。初期熱と回復熱の熱量はほぼ同じである。

初期熱	回復熱
筋が収縮してから弛緩する過程で生じる熱。	筋が弛緩した後、数分間続く発熱。筋収縮で消費されたエネルギー源を再生するための化学反応に由来する。

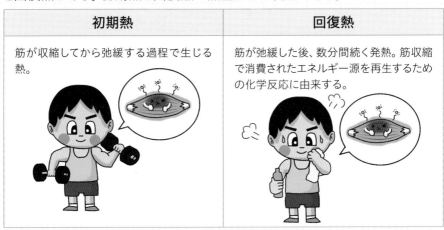

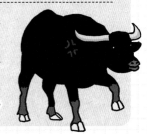

雑学の部屋

草食なのにムッキムキ！ スイギュウの筋肉

ゾウやスイギュウは草食にもかかわらず、筋肉が非常に発達している。これは彼らの消化器内に存在する微生物が、摂取した植物を分解し、大量のアミノ酸をつくっているためである。

〈スイギュウ〉

Chapter11
5 心筋と平滑筋

◆1 心筋

　心筋は骨格筋と同様に横紋構造を持ち、I帯、Z帯、A帯、H帯が確認できる。また心筋細胞同士はギャップ結合により電気的に連絡しているため、あたかも1つの細胞のように振舞う（機能的合胞体）。骨格筋と異なる点は、絶対不応期が非常に長いため単収縮のみを行う（強縮は行わない）ことである。

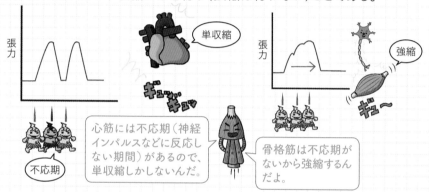

◆2 平滑筋

　消化管や膀胱、子宮などに存在し、ゆっくり持続的な収縮を行う。平滑筋細胞内では、アクチンフィラメントとミオシンフィラメントが不規則に配列しているため横紋構造はみられない。他の細胞とのギャップ結合もみられ、合胞体として機能する。また、自律神経の支配を受けるが、原則的に自動能を持っている。

平滑筋

	骨格筋	心筋	平滑筋
筋線維	横紋構造	横紋構造	横紋構造を持たない
核	多核	単核	単核
神経支配	運動神経（随意的）	自律神経（不随意的）	自律神経（不随意的）
絶対不応期	0.001～0.002秒	0.2～0.3秒	0.05～0.1秒
収縮形式	強縮が多い	単収縮のみ	ほぼ強縮
疲労	起こりやすい	起こりにくい	起こりにくい
ギャップ結合	なし	あり	あり

※1　筋線維にみられる横縞模様のことで、骨格筋や心筋に認められる。

※2　ミオグロビンは筋肉中に存在するヘモグロビンに似たヘムタンパク質である。ヘモグロビンより小さく、1分子中にヘム1分子を含む。酸素に対する親和性が高く、筋細胞中に酸素を貯蔵する役割を持っている。

※3　筋細胞に存在するアセチルコリン受容体はニコチン受容体である。自律神経節後ニューロンに存在するニコチン受容体とは厳密には異なる受容体である。

※4　アクチンとは、アクチンフィラメントを構成するタンパク質である。

※5　ミオシン頭部とは、ミオシンフィラメントにある突起部であり、筋収縮の過程で首振り運動を行い、アクチンフィラメントを移動させる。

※6　アクチンとミオシン頭部は通常結合できない構造になっているが、Ca^{2+}が放出されアクチンフィラメント上にあるトロポニンに結合することによりアクチンとミオシン頭部は結合可能となる。

※7　骨格筋は神経インパルスの頻度が増す度に加重により大きな収縮力が得られる。つまり、われわれは神経インパルスの頻度をもって、筋の収縮力をコントロールしている。

※8　ローマン反応はO_2を必要としない。

☑筋肉ゾーンのポイント

1．筋の分類

□横紋筋には心筋と骨格筋が含まれる。
□平滑筋には横紋構造がみられない。

2．骨格筋の作用と構造

□トーヌス（筋緊張）は姿勢保持に関与する。
□骨格筋の収縮、弛緩によって産熱が起こる。
□筋線維（筋細胞）には多数の筋原線維が充満している。
□骨格筋の収縮は筋原線維の収縮によって起こる。
□赤筋はミオグロビンが多い。
□赤筋は、収縮速度は遅いが疲労しにくい。
□赤筋は酸素を大量に消費する持久性の運動に向いている。
□白筋はミオグロビンが少ない。
□白筋は、収縮速度は速いが疲労しやすい。
□白筋は瞬発性の運動に向いている。

□筋原線維はミオシンからなるミオシンフィラメントと、アクチンからなるアクチンフィラメントが規則的に配列する。

□I帯（明帯）とは筋原線維の明るく見える部分である。

□Z帯とはI帯を仕切る部分である。

□A帯（暗帯）とは筋原線維の暗く見える部分である。

□H帯とはA帯の中央でやや明るい部分である。

□筋節とは筋原線維を構成する繰り返しの単位で、Z帯とZ帯の間である。

□筋小胞体はCa^{2+}を大量に含む。

□横行小管（T管）は筋原線維を横切るように走行する管で、インパルスを伝える。

3. 筋収縮の仕組み

□骨格筋の収縮は、アクチンフィラメントがミオシンフィラメントの間に滑り込むことによって起こる。

□骨格筋の収縮時には、H帯とI帯が短縮する。

□筋節が筋収縮の単位となる。

□筋細胞の細胞膜にインパルスが発生し、筋が収縮に至るまでの過程を興奮収縮連関という。

□骨格筋の収縮に使用される神経伝達物質はアセチルコリンである。

□骨格筋の収縮には筋小胞体から放出されるCa^{2+}が必要である。

□Ca^{2+}の放出によってアクチンとミオシン頭部が結合する。

□等尺性収縮とは筋の両端を固定した状態で生じる収縮である。筋長の変化をともなわない。

□等張性収縮とは関節の動きをともなう収縮である。筋長の変化をともなう。

□1回の神経インパルスによる収縮を単収縮という。

□単収縮が融合することを加重という。

□高頻度な神経インパルスによって骨格筋の発生張力が加算されることを強縮という。

□強縮は単収縮よりも強い張力を生じる。

□日常の運動のほとんどは強縮による。

4. 筋収縮のエネルギー源

□筋収縮は以下の過程でエネルギーを消費する。

・筋収縮の際のミオシン頭部の移動（変位）。

・筋弛緩の際、Ca^{2+}の筋小胞体への回収。

・ミオシン頭部とアクチンの結合の分離。

□筋収縮の過程では大量のATP（アデノシン三リン酸）が消費される。

□筋収縮で消費されるATPの供給は以下のように供給される。
- ・筋内に貯蔵されているATP。
- ・筋内に貯蔵されているクレアチンリン酸から分離したリン酸とADPが結合しATPが産生される（ローマン反応）。
- ・解糖系で無酸素的にATPが産生される。
- ・クエン酸回路や電子伝達系で好気的にATPが産生される。

□死後硬直が起こる原因は生体内でのATPの枯渇である。
□筋疲労の原因は以下のとおりである。
- ・筋細胞内のグリコーゲンの枯渇。
- ・ATPの減少。
- ・ATPの分解によって生じるリン酸やADPの蓄積。

□筋収縮にともなう発熱には初期熱と回復熱がある。

5. 心筋と平滑筋

□心筋の不応期は骨格筋に比べ非常に長い。
□心筋は不応期が長いので単収縮のみ行う。
□平滑筋はゆっくりとした持続的な収縮を行う。
□心筋と平滑筋にはギャップ結合がみられる。
□骨格筋は心筋や平滑筋に比べ疲労しやすい。

第12章
運動ゾーン

▼

身体運動の調節の仕組みについて見て行こう。
骨格筋に分布する遠心性・求心性神経、骨格筋にある伸展受容器を
しっかり頭に入れると理解しやすくなるよ!

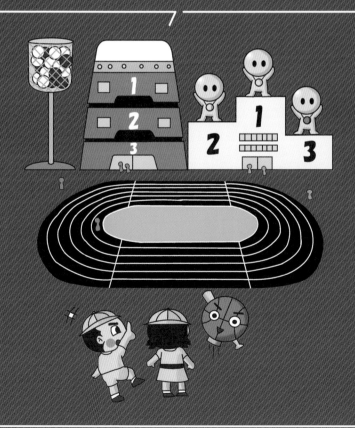

骨格筋には運動神経（遠心性神経）と感覚神経（求心性神経）が分布する。

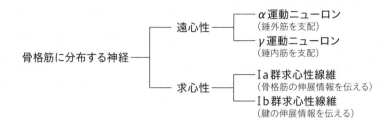

骨格筋に分布する神経 ── 遠心性 ── α運動ニューロン（錘外筋を支配）
　　　　　　　　　　　　　　　── γ運動ニューロン（錘内筋を支配）
　　　　　　　　　── 求心性 ── Ⅰa群求心性線維（骨格筋の伸展情報を伝える）
　　　　　　　　　　　　　　　── Ⅰb群求心性線維（腱の伸展情報を伝える）

◆1 α運動ニューロンと運動単位

①α運動ニューロンとは

　脊髄前角や脳幹から起始する運動神経線維の1つであり、骨格筋（錘外筋^{すいがいきん}）を支配して実際の筋収縮に関与する。

②運動単位と神経支配比

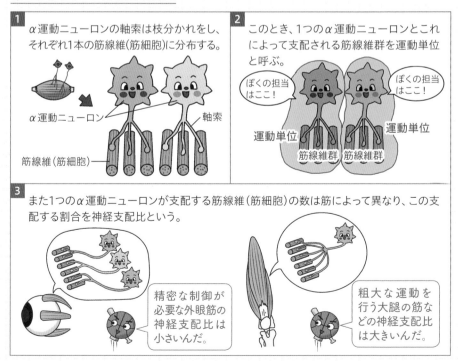

1 α運動ニューロンの軸索は枝分かれをし、それぞれ1本の筋線維（筋細胞）に分布する。

α運動ニューロン　　軸索

筋線維（筋細胞）

2 このとき、1つのα運動ニューロンとこれによって支配される筋線維群を運動単位と呼ぶ。

ぼくの担当はここ！　　ぼくの担当はここ！

運動単位　　　運動単位

筋線維群　筋線維群

3 また1つのα運動ニューロンが支配する筋線維（筋細胞）の数は筋によって異なり、この支配する割合を神経支配比という。

精密な制御が必要な外眼筋の神経支配比は小さいんだ。

粗大な運動を行う大腿の筋などの神経支配比は大きいんだ。

◆2 神経筋接合部におけるシナプス伝達

骨格筋の収縮はα運動ニューロンからのインパルスを受けて行われる。このとき、インパルスの伝達が行われる場所を神経筋接合部[※1]という。

1 α運動ニューロンの神経終末にインパルスが到達すると、シナプス間隙にアセチルコリンが放出される。

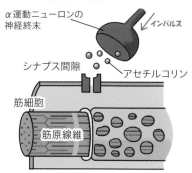

- α運動ニューロンの神経終末
- インパルス
- シナプス間隙
- アセチルコリン
- 筋細胞
- 筋原線維

2 アセチルコリンが筋細胞膜のアセチルコリン受容体に作用すると、筋細胞膜のイオン透過性が増大しNa^+が細胞内に流入する。

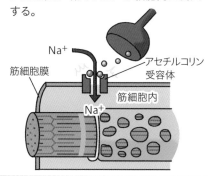

- Na^+
- 筋細胞膜
- アセチルコリン受容体
- 筋細胞内
- Na^+

3 すると筋細胞膜に脱分極が起こり、この電位(終板電位)が閾値を超えるとインパルスが発生し筋収縮が起こる(P272参照)。

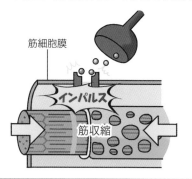

- 筋細胞膜
- インパルス
- 筋収縮

4 なお、シナプス間隙に放出されたアセチルコリンはアセチルコリンエステラーゼ(酵素)[※2]によって速やかに分解される。

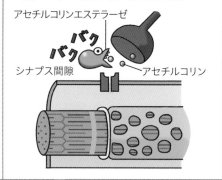

- アセチルコリンエステラーゼ
- バクバク
- シナプス間隙
- アセチルコリン

◆3 筋紡錘と腱受容器（ゴルジ腱器官または腱紡錘）

骨格筋にはその伸展度を検出する受容器が存在する。

骨格筋の伸展受容器 ──┬── 筋紡錘：筋線維に埋もれて存在する

└── 腱受容器：筋と腱の移行部に存在する

①筋紡錘とは

1 骨格筋には太く長い錘外筋とは別に、細く短い錘内筋が存在する。

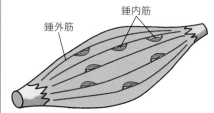

錘外筋　錘内筋

実際の骨格筋収縮に関与して、張力を発生させているのは錘外筋だよ！

2 錘内筋は結合組織に包まれ紡錘形をしていて、この構造を筋紡錘という。また、錘内筋にはⅠa群求心性線維が分布している。

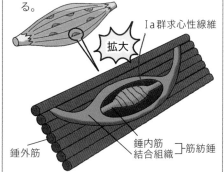

拡大

Ⅰa群求心性線維

錘外筋

錘内筋
結合組織 ┐筋紡錘

3 筋紡錘の両端は錘外筋に付着しているため、筋が伸展すると筋紡錘も伸展する。

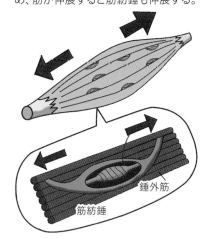

錘外筋

筋紡錘

4 すると、Ⅰa群求心性線維の活動が増加し、筋の伸展情報は中枢神経系に伝えられる。

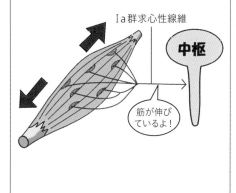

Ⅰa群求心性線維

中枢

筋が伸びているよ！

②腱受容器（ゴルジ腱器官[3]または腱紡錘）

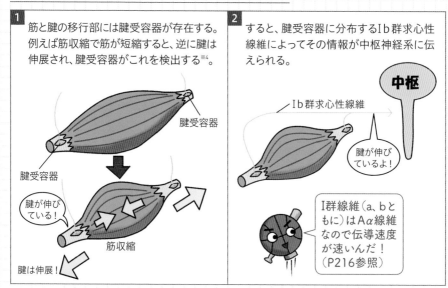

1 筋と腱の移行部には腱受容器が存在する。例えば筋収縮で筋が短縮すると、逆に腱は伸展され、腱受容器がこれを検出する[4]。

腱受容器

腱受容器

腱が伸びている！

筋収縮

腱は伸展！

2 すると、腱受容器に分布するIb群求心性線維によってその情報が中枢神経系に伝えられる。

中枢

Ib群求心性線維

腱が伸びているよ！

I群線維（a、bともに）はAα線維なので伝導速度が速いんだ！（P216参照）

◆4 γ運動ニューロン

錘外筋がα運動ニューロンに支配されるのに対して、錘内筋はγ運動ニューロンに支配されている。

①γ運動ニューロンとは

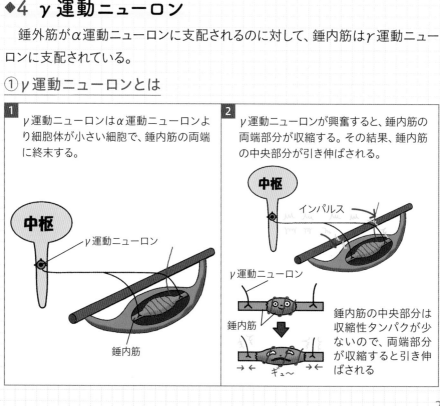

1 γ運動ニューロンはα運動ニューロンより細胞体が小さい細胞で、錘内筋の両端に終末する。

中枢

γ運動ニューロン

錘内筋

2 γ運動ニューロンが興奮すると、錘内筋の両端部分が収縮する。その結果、錘内筋の中央部分が引き伸ばされる。

中枢

インパルス

γ運動ニューロン

錘内筋

ギュ〜

錘内筋の中央部分は収縮性タンパクが少ないので、両端部分が収縮すると引き伸ばされる

② α - γ 連関

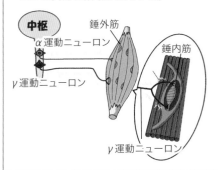

1 随意的に骨格筋を収縮させるとき、中枢からはα運動ニューロンとγ運動ニューロンの両方に指令が出ている。

中枢
α運動ニューロン
γ運動ニューロン
錘外筋
錘内筋
γ運動ニューロン

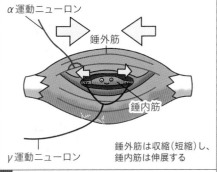

2 このことにより、α運動ニューロンの興奮で錘外筋が収縮しても、錘内筋のたるみが防止される。

α運動ニューロン
錘外筋
錘内筋
γ運動ニューロン
錘外筋は収縮（短縮）し、錘内筋は伸展する

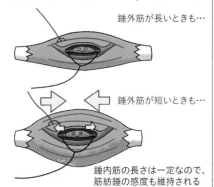

3 その結果、筋の長さの変化に左右されずに筋紡錘の伸展受容器としての感度は維持される。この仕組みをα-γ連関という。

錘外筋が長いときも…
錘外筋が短いときも…
錘内筋の長さは一定なので、筋紡錘の感度も維持される

4 仮にα-γ連関が働かなければ、錘外筋の収縮により錘内筋がたるんでしまい、骨格筋の収縮位からの伸展に対して筋紡錘が筋の張力を検出できなくなってしまう。

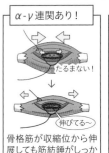

α-γ連関あり！
たるまない！
↓
伸びてる〜
骨格筋が収縮位から伸展しても筋紡錘がしっかり反応できる

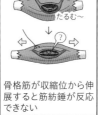

α-γ連関なし！
たるむ〜
↓
？
骨格筋が収縮位から伸展すると筋紡錘が反応できない

◆5 骨格筋の緊張（トーヌス）

骨格筋は安静状態であっても、常時ある程度の緊張を維持している。この緊張をトーヌスという。トーヌスは運動を円滑に行えるようにしたり、姿勢の保持、産熱などに関与している。

リラックスして座っている状態でも抗重力筋は一定の緊張を保っているんだ。

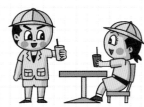

2 Chapter12 運動の調節

運動の調節を行う中枢神経の領域を運動中枢といい、大脳皮質、大脳基底核、小脳、脳幹、脊髄に存在する。運動の調節には随意的に行われるものと、反射的に行われるものがあり、階層的な制御のもと、協同して行われる。

◆1 脊髄レベルでの運動制御

①伸張反射

筋が伸展すると伸展した筋が収縮する反射で、膝蓋腱反射やアキレス腱反射がある。腱反射とあるが、この反射の機序に腱の受容器の関与はない。

▶伸張反射のメカニズム

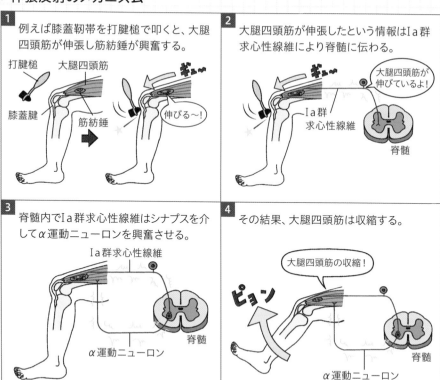

1 例えば膝蓋靭帯を打腱槌で叩くと、大腿四頭筋が伸張し筋紡錘が興奮する。

打腱槌　大腿四頭筋
膝蓋腱　筋紡錘
ギューっ
伸びる〜!

2 大腿四頭筋が伸張したという情報はIa群求心性線維により脊髄に伝わる。

ギューっ
Ia群求心性線維
大腿四頭筋が伸びているよ!
脊髄

3 脊髄内でIa群求心性線維はシナプスを介してα運動ニューロンを興奮させる。

Ia群求心性線維
α運動ニューロン
脊髄

4 その結果、大腿四頭筋は収縮する。

大腿四頭筋の収縮!
ピョン
α運動ニューロン
脊髄

・固有反射

伸張反射では、伸張された筋と同じ筋が収縮する（膝蓋腱反射の場合、大腿四頭筋が伸張し大腿四頭筋が収縮する）。このように刺激された筋と同じ筋に反射が起こるものを固有反射と呼ぶ。

・単シナプス反射

伸張反射では脊髄内でシナプス接続を1回だけ行うという特徴がある。このような反射を単シナプス反射と呼ぶ。

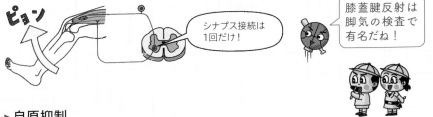

シナプス接続は
1回だけ！

膝蓋腱反射は
脚気の検査で
有名だね！

▶自原抑制

1 伸張反射により筋が収縮すると、その筋から移行する腱が伸展され、その腱に存在する腱受容器が興奮する。

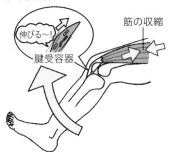

伸びる〜！

筋の収縮

腱受容器

2 そして、その興奮はIb群求心性線維によって脊髄へ伝えられる。

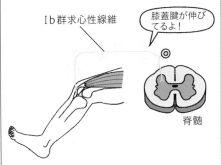

Ib群求心性線維

膝蓋腱が伸び
てるよ！

脊髄

3 すると、その筋のα運動ニューロンの活動は1個の抑制性介在ニューロンを介して抑制される。

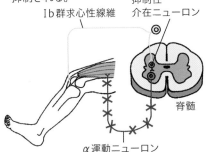

Ib群求心性線維

抑制性
介在ニューロン

脊髄

α運動ニューロン

4 その結果、筋は弛緩し、過度な伸張反射か防がれる。これを自原抑制という。

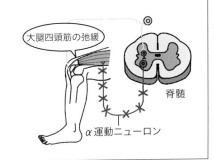

大腿四頭筋の弛緩

脊髄

α運動ニューロン

▶随意運動における伸張反射の関与（γ環またはγループ）

1 ある筋を収縮させるとき、α運動ニューロンによる錘外筋の収縮と同時にγ運動ニューロンによる錘内筋の収縮も起こる。

2 この錘内筋の収縮はIa群求心性線維を興奮させ、伸張反射を引き起こす。その結果、筋は収縮し続けることになる。

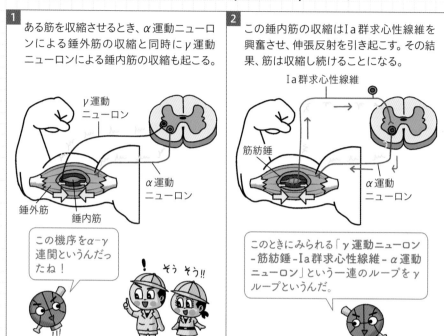

γ運動ニューロン

α運動ニューロン

錘外筋　錘内筋

この機序をα-γ連関というんだったね！

そう そう!!

Ia群求心性線維

筋紡錘

α運動ニューロン

このときにみられる「γ運動ニューロン-筋紡錘-Ia群求心性線維-α運動ニューロン」という一連のループをγループというんだ。

②拮抗抑制

1 伸張反射では、Ia群求心性線維は伸張された筋を支配するα運動ニューロンを興奮させる。

2 一方で、抑制性介在ニューロンを介して、その筋の拮抗筋を支配するα運動ニューロンを抑制する。これを拮抗抑制という。

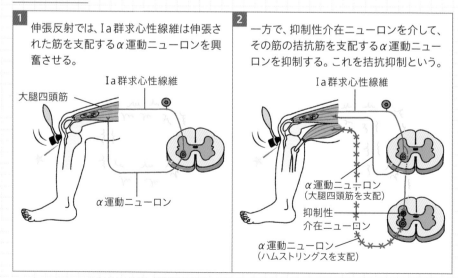

Ia群求心性線維

大腿四頭筋

α運動ニューロン

Ia群求心性線維

α運動ニューロン（大腿四頭筋を支配）

抑制性介在ニューロン

α運動ニューロン（ハムストリングスを支配）

＊ハムストリングスは大腿四頭筋の拮抗筋である。

289

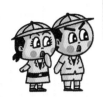

拮抗抑制は伸張反射を
スムーズにするんだ。
ちなみに拮抗抑制は多
シナプス反射だよ！

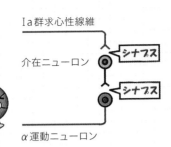

Ia群求心性線維

介在ニューロン　シナプス

シナプス

α運動ニューロン

③屈曲反射（引っ込め反射）と交差性伸展反射

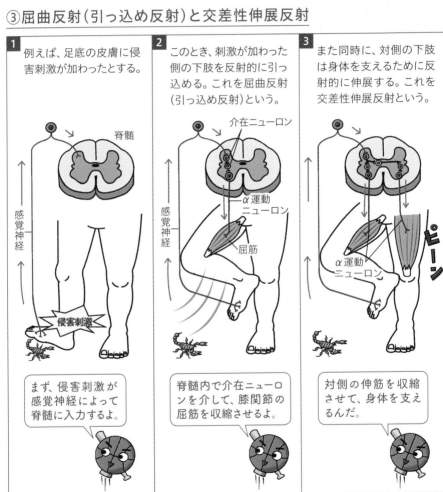

1 例えば、足底の皮膚に侵害刺激が加わったとする。

脊髄

感覚神経

侵害刺激

まず、侵害刺激が
感覚神経によって
脊髄に入力するよ。

2 このとき、刺激が加わった側の下肢を反射的に引っ込める。これを屈曲反射（引っ込め反射）という。

介在ニューロン

α運動
ニューロン

屈筋

感覚神経

脊髄内で介在ニューロンを介して、膝関節の屈筋を収縮させるよ。

3 また同時に、対側の下肢は身体を支えるために反射的に伸展する。これを交差性伸展反射という。

α運動
ニューロン

ピーン

対側の伸筋を収縮
させて、身体を支え
るんだ。

④皮膚反射

皮膚の刺激により、反射性に筋の収縮が調節されるものを皮膚反射という。いずれも脊髄内で介在ニューロンを介し、多シナプス性に起こる。

腹壁反射 （ふくへきはんしゃ）	挙睾筋反射 （きょこうきんはんしゃ）	横隔膜反射 （おうかくまくはんしゃ）
腹部の触刺激で腹壁筋が収縮する反射。	大腿内側部の触刺激で挙睾筋が収縮する反射。	胸部下方の触刺激で横隔膜が収縮する反射。

その他、足底反射[※5]、肛門反射[※6]も皮膚反射に含まれる。

⑤長脊髄反射

多くの脊髄反射（伸張反射や皮膚反射など）は同一の脊髄分節内、もしくは近くの数分節内でのみ反射弓を形成する。一方、これが遠隔の脊髄分節にまで及ぶものがある。このようなものを長脊髄反射といい、ひっかき反射や四肢間反射[※7]がこれに含まれる。

1 脊髄動物[※8]の背中を刺激すると、後肢で背中をひっかくような反射が起こる（ひっかき反射）。

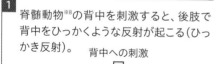

背中への刺激 ／ ひっかき反射

2 この反射は背中の皮膚の感覚神経からの入力に対して、遠隔にある腰仙髄の運動神経が興奮して起こっている。

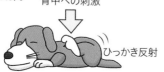

背中の皮膚からの入力 入力 ／ 脊髄の入力レベルと出力レベルが距離的に離れている ／ 下肢の屈筋・伸筋への出力 出力

⑥内臓‐体性反射

内臓からの情報が求心性神経によって脊髄に入力し、骨格筋の収縮が起こることがあり、このような反射を内臓‐体性反射という。例えば、腹腔内臓の強い刺激によって起こる筋性防御も内臓‐体性反射によって起こる。

〈筋性防御〉

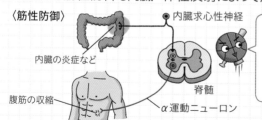

内臓の炎症など ／ 内臓求心性神経 ／ 腹筋の収縮 ／ 脊髄 ／ α運動ニューロン

筋性防御はダメージを受けた内臓を防御するための反射だよ！

⑦歩行運動と脊髄

　歩行は下肢の屈筋と伸筋が律動的に収縮して行われる。このような律動的な歩行リズムは脊髄動物でも認められるため、脊髄内に歩行リズムを形成する回路があると考えられている。

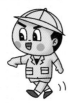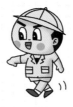

◆2 脳幹レベルでの運動制御

　脳幹には姿勢反射や眼球運動反射の中枢がある。

①姿勢反射

　姿勢反射とは、全身の筋緊張を調節し姿勢を維持する反射の総称であり、以下のようなものがある。

立ち直り反射	パラシュート反射
姿勢が崩れたときに、正常な起立姿勢に戻す反射。反射中枢は中脳にある。	身体が前方に倒れそうになったとき、両上肢と手指を伸展開大する反射。反射中枢は中脳にある。
緊張性頚反射	**緊張性迷路反射**
頭部を回旋したとき、顔の向いたほうの上下肢伸展と、対側の上下肢屈曲が起こる反射。反射中枢は橋と延髄にある。	頭部を左右に傾けたとき、傾けた側の上下肢が伸展、対側の上下肢が屈曲する反射。反射中枢は橋と延髄にある。

②眼球運動反射

前庭動眼反射
頭部の回転によって、眼球がその回転と逆方向に向く反射。反射中枢は中脳と延髄にある。

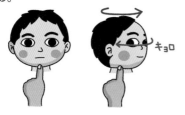

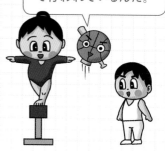

姿勢の制御は、脳幹に中枢があるさまざまな姿勢反射を組み合わせて行われているんだ。

③その他の脳幹レベルでの運動調節

▶橋に中枢がある反射

角膜反射	咬筋(下顎)反射
結膜や角膜を刺激すると眼瞼(がんけん)が閉じる反射。	オトガイ部を叩打すると咬筋が収縮する反射。

▶延髄に中枢がある反射

開口反射	咳嗽反射	嚥下反射
口腔粘膜や歯に刺激が加わると口が開く反射。	気道粘膜に刺激が加わると咳が出る反射。	食塊が舌の後部、咽頭などに触れると嚥下が起こる反射。

④除脳固縮（γ固縮）

1 脳にある種々の運動中枢は、脊髄のγ運動ニューロンに対し促進性、抑制性に働くことで身体運動を制御している。

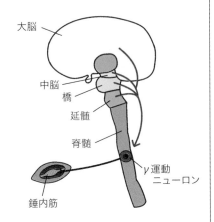

2 例えば、橋と延髄は上位からの抑制のもとで四肢の緊張を調節している。

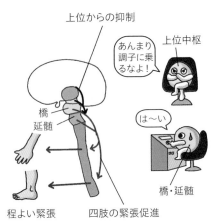

3 そのため、脳幹を中脳と橋の間で切断し除脳状態にすると、上位からの抑制が外れ、四肢の緊張が過剰になってしまう（除脳固縮またはγ固縮）[※9]。

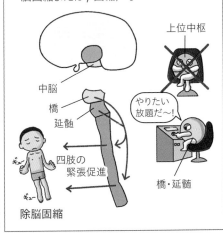

4 逆に脳幹を延髄下部で切断すると、筋の緊張は完全に失われてしまう。

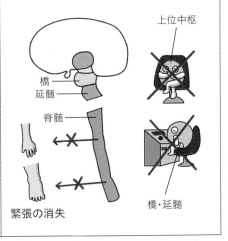

⑤歩行運動と脳幹

　脳幹には中脳歩行誘発野があり、歩行の調節（歩行開始や停止）に関与する。その他、歩行は橋などでも調節される。

◆3 小脳レベルでの運動調節

小脳は身体各所からの感覚情報と大脳からの運動指令を統合し、滑らかで適切な運動を可能にする。

①プルキンエ細胞

小脳表層部の小脳皮質にはプルキンエ細胞という巨大な細胞があり、身体各所からの感覚情報と大脳皮質からの運動指令を統合し、運動の調節を行っている。

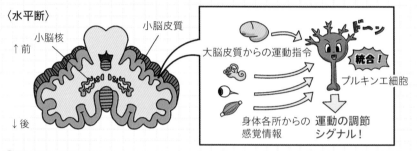

②小脳の機能

四肢の滑らかな運動や発語	姿勢や歩行の調節
指の細かい切り替え運動、発音に必要な筋の調節にかかわる。	体幹の動きを調節し、姿勢や歩行を安定させる。 小脳が障害されると、酩酊様歩行といって、酔っ払ったときのような歩き方になるよ。
身体の平衡、眼球運動の調節	**運動の学習・記憶**
内耳の前庭器からの情報を受け取り、身体の平衡、眼球運動の調節を行う。	体で覚える記憶（手続き記憶）は小脳の神経回路が関与している。

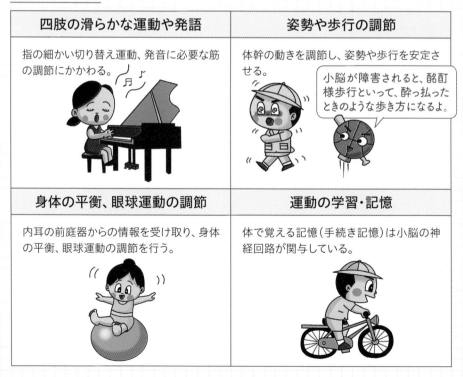

◆4 大脳基底核レベルでの運動調節

　大脳基底核は線条体（尾状核、被殻）と淡蒼球からなる。機能的に結びつきが強い中脳の黒質や間脳の視床下核も大脳基底核に含めることもある。

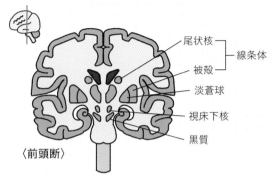

〈前頭断〉

尾状核
被殻 ｝線条体
淡蒼球
視床下核
黒質

①大脳基底核の機能

　大脳基底核は脊髄と直接の連絡は持っていないが、大脳皮質からの入力を受けて適切な運動の選択（運動の開始と停止）を行っている。

1	2
大脳基底核は、視床を介し大脳皮質に対して常時抑制的に働いている（ブレーキをかけている）。	例えば大脳皮質から大脳基底核へ「歩け！」という運動の情報が入力されると、不必要な運動に対してブレーキを強める。

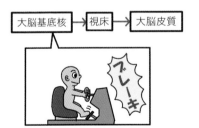

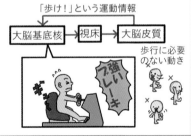

3	4
同時に必要な運動に対してはブレーキを緩めて実行させる。	その結果、運動の開始、停止がスムーズになり、不必要な動きが抑えられて滑らかな運動が実現する[※10]。

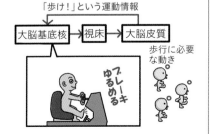

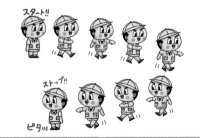

◆5 大脳皮質レベルでの運動調節

大脳皮質において運動に関与する領域を運動性皮質といい、一次運動野、運動前野、捕捉運動野から構成される。

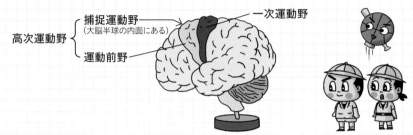

①一次運動野

単に運動野ともいう。錐体路を介して、運動指令を延髄や脊髄に出力する。一次運動野には支配する体部位の局在があり、一次運動野内の異なる部位は、それぞれ異なる体部位を制御する（第10章参照）。

②高次運動野

運動前野と捕捉運動野を合わせて高次運動野という。

▶**運動前野**

適切な一連の運動の準備を行う[11]。

▶**捕捉運動野**

自発的な運動のプログラムに関与する[12]。

雑学の部屋

素早いゴキブリ！ ヒトがかなわないワケ

ゴキブリは腹部後端にある「尾葉」で、敵がつくり出す空気の流れを感知する。「尾葉」に入力した敵の位置情報は、介在ニューロンを経て胸部神経節に伝わり、胸部神経節から伸びる運動神経によって足が動き、敵から逃げる。空気の流れを感じてから足が動くまでの時間はわずか0.02秒（ヒトの場合は0.2秒）と非常に短いため素早く動くことができるのだ。

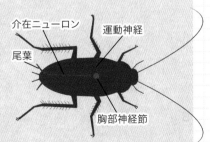

③運動調節

　自分の意志で行う運動を随意運動という。随意運動が実行される大まかな機序は以下のとおりである。

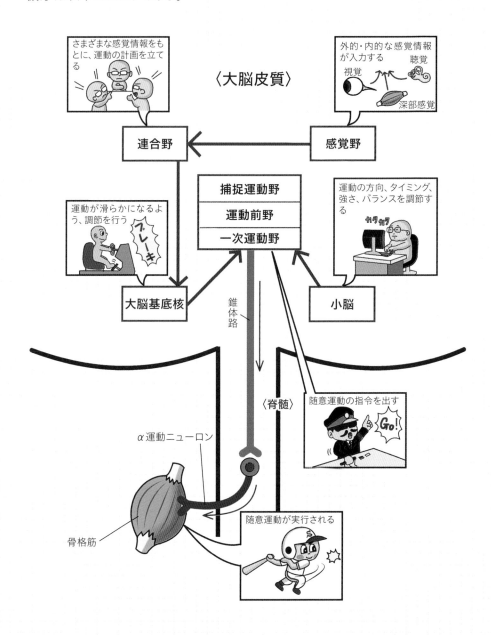

◆6 錐体路系

皮質脊髄路（狭義の錐体路）と皮質延髄路は、骨格筋の随意運動[13]の下行性伝導路である。本来、錐体路は延髄の錐体を形成する皮質脊髄路のことだが、広義には脊髄に至らない皮質延髄路も錐体路に含めることがある。

①皮質脊髄路（狭義の錐体路）

大脳皮質運動野に起こり、内包、大脳脚（中脳）、錐体（延髄）をとおり、脊髄を下行する。延髄の錐体で約3/4の線維が対側へ交差し（錐体交差）、脊髄側索を下行する[14]。残りはそのまま同側の脊髄前索を下行する[15]。最終的に脊髄前角のα運動ニューロンなどに終止し、体幹や四肢の筋を支配する。

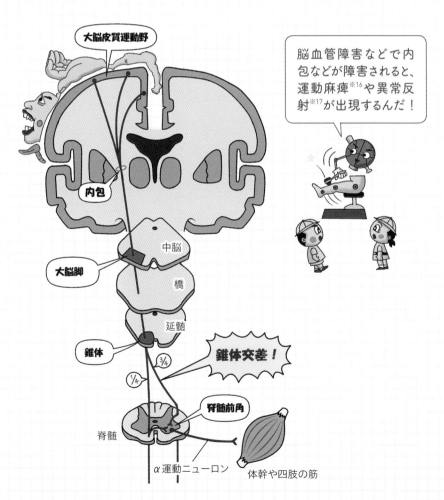

脳血管障害などで内包などが障害されると、運動麻痺[16]や異常反射[17]が出現するんだ！

299

②皮質延髄路

　大脳皮質運動野に起こり、内包、大脳脚（中脳）をとおり、脳幹内で交差する。
最終的に脳幹内にある各種脳神経の運動核に投射する。

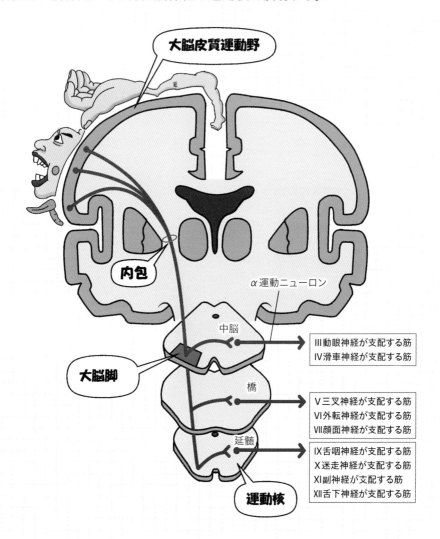

大脳皮質運動野

内包

α運動ニューロン

中脳

大脳脚

III動眼神経が支配する筋
IV滑車神経が支配する筋

橋

V三叉神経が支配する筋
VI外転神経が支配する筋
VII顔面神経が支配する筋

延髄

IX舌咽神経が支配する筋
X迷走神経が支配する筋
XI副神経が支配する筋
XII舌下神経が支配する筋

運動核

◆7 錐体外路系

　錐体路系、小脳系以外で運動機能を制御する経路を錐体外路[18]という。錐体外路系は骨格筋運動がスムーズに行えるように、骨格筋の緊張を制御している[19]。皮質網様体路、網様体脊髄路、前庭脊髄路、皮質赤核路、視蓋脊髄路、赤核脊髄路などがある。

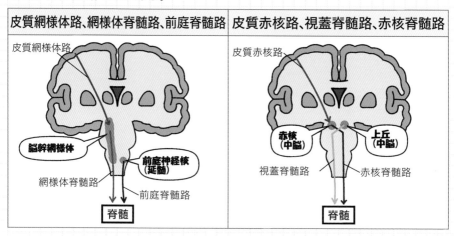

皮質網様体路、網様体脊髄路、前庭脊髄路	皮質赤核路、視蓋脊髄路、赤核脊髄路

◆8 上位運動ニューロンと下位運動ニューロン

　骨格筋運動に関与する神経系統のうち、大脳皮質運動野や脳幹から始まり、運動指令を脊髄前角のα運動ニューロンに伝えるまでの経路、またはその神経細胞を上位運動ニューロンという。一方、脊髄前角のα運動ニューロンを下位運動ニューロンという。

MEMO

※1　神経筋接合部は、代表的な興奮性シナプスである。

※2　アセチルコリンエステラーゼはシナプス下膜などに存在する。毒物であるサリンはアセチルコリンエステラーゼを不可逆的に阻害するため、骨格筋の痙攣、筋力低下、麻痺などを起こす。

※3　ゴルジ腱器官は細胞小器官であるゴルジ装置（体）と同様に、イタリアの内科医カミッロ・ゴルジによって発見された。

※4　腱受容器は骨格筋の収縮による腱の伸展だけでなく、外力による腱の伸展も感受する。

※5　足底反射とは、足底の踵から外側部に向かってこすると足趾がすべて底屈する反射である。

※6　肛門反射とは、肛門部をこすったり、直腸内に指を挿入したりすると外肛門括約筋や会陰筋が収縮する反射である。

※7　四肢間反射とは、脊椎動物の一方の前肢を刺激すると、その前肢の屈曲と対側前肢の伸展、同側後肢の伸展、対側後肢の屈曲が起こる反射である。この反射は歩行における四肢の協調機構に密接な関連があると考えられている。

※8　脊髄動物とは生理実験において、脳の影響を除外する目的で後頭骨と第1頸椎の間で脊髄を切断した動物をいう。

※9　まず、γ運動ニューロンの活動が過剰となり、筋紡錘が興奮する。すると、Ia群求心性線維の活動が高まることで、α運動ニューロンの活動が亢進する。その結果、筋の緊張が高まり除脳固縮が起こる。

※10　パーキンソン病は、大脳基底核の障害により大脳皮質に対する抑制が過度になってしまう疾患であり、無動や仮面様顔貌、すくみ足などを呈する。ハンチントン病は、大脳基底核の障害により大脳皮質に対する抑制が効かなくなってしまう疾患であり、多動、舞踏運動などの不随意運動がみられる。

※11　運動前野に障害が生じると、運動麻痺が生じることはないが熟練した運動が不可能になる。

※12　捕捉運動野に障害が生じると、運動麻痺は生じないが自発的な運動や発語が減少する。またさまざまな協調運動が障害される。

※13　随意運動とは、自己の意思または意図に基づく運動のことである。

※14　錐体で交差したものを外側皮質脊髄路といい、主に四肢の遠位筋を支配する。

※15　錐体で交差しなかったものを前皮質脊髄路といい、主に体幹の筋や四肢の近位筋を支配する。

※16　麻痺は、受傷後すぐでは弛緩性麻痺、時間がたつと痙性麻痺を呈する。

※17　腱反射の亢進やバビンスキー反射などの異常反射がみられる。

※18　かつては錐体路とは別に骨格筋運動にかかわる下行路を錐体外路と呼んでいたが、現在では運動野と大脳基底核との間に複雑な連携があることが明らかとなり錐体路と錐体外路を分離して骨格筋運動を考えることは適切ではなくなった。

※19　錐体外路系の障害では、無動、姿勢の異常、不随意運動などがみられる。

☑運動ゾーンのポイント

(1．骨格筋の神経支配)

□ α運動ニューロンは錘外筋を支配する。

□ γ運動ニューロンは錘内筋を支配する。

□ Ia群求心性線維は骨格筋の伸展情報を伝える。

□ Ib群求心性線維は腱の伸展情報を伝える。

□ α運動ニューロンは脊髄前角から起始し、骨格筋の収縮に関与する。

□ 1つのα運動ニューロンと、これによって支配される筋線維群を運動単位という。

□ 1つのα運動ニューロンが支配する筋線維の割合を神経支配比といい、筋によって異なる。

□α運動ニューロンから放出される神経伝達物質はアセチルコリンである。

□シナプス間隙に放出されたアセチルコリンはアセチルコリンエステラーゼによって分解される。

□錘内筋が結合組織に包まれて紡錘形をしたものを筋紡錘という。

□筋紡錘にはⅠa群求心性線維が分布する。

□骨格筋が伸展すると筋紡錘が興奮し、その情報はⅠa群求心性線維によって中枢に伝わる。

□腱紡錘は腱の伸展によって興奮する。

□腱紡錘の興奮はⅠb群求心性線維によって中枢に伝えられる。

□γ運動ニューロンは筋紡錘の感度を維持する。

□γ運動ニューロンの細胞体はα運動ニューロンの細胞体より小さい。

□骨格筋は安静時でもある程度の緊張状態にある。これをトーヌスという。

□トーヌスは姿勢の保持や産熱に関与する。

2. 運動の調節

□脊髄反射には、伸張反射、屈曲反射（引っ込め反射）、交差性伸展反射、皮膚反射、長脊髄反射などがある。

□伸張反射の反射弓は以下のとおり。
　受容器：筋紡錘
　求心性神経：Ⅰa群求心性線維
　中枢：脊髄
　遠心性神経：α運動ニューロン

□伸張反射の特徴は以下のとおり。
　固有反射：刺激された筋と同じ筋に反射が起こる。
　単シナプス反射：脊髄内でシナプス接続を1回だけ行う。

□自原抑制の機序は以下のとおり。
　①伸張反射により収縮した筋から移行した腱が伸張する。
　②するとその腱にある腱受容器が興奮、その情報はⅠb群求心性線維から脊髄に伝わる。
　③脊髄内では1個の介在ニューロンを介してα運動ニューロンを抑制する。
　④その結果、過度な伸張反射が防がれる。

□伸張反射で収縮した筋の拮抗筋を支配するα運動ニューロンは抑制される。これを拮抗抑制という。

□拮抗抑制の求心路はⅠa群求心性線維である。

□屈曲反射は皮膚などに入力した侵害刺激に対する逃避反応である。

□屈曲反射の求心路は感覚神経である。

□屈曲反射は多シナプス反射である。

□屈曲反射にともなう対側肢の反射性伸展を交差性伸展反射という。

□交差性伸展反射は多シナプス反射である。

□皮膚反射には、腹壁反射、挙睾筋反射、横隔膜反射、足底反射、肛門反射などがある。

□皮膚反射は多シナプス反射である。

□長脊髄反射には、ひっかき反射、四肢間反射などがある。

□姿勢反射には、立ち直り反射、パラシュート反射、緊張性頚反射、緊張性迷路反射などがある。

□立ち直り反射、パラシュート反射の中枢は中脳である。

□緊張性頚反射、緊張性迷路反射の中枢は橋と延髄である。

□前庭動眼反射の中枢は中脳と延髄である。

□角膜反射、咬筋（下顎）反射の中枢は橋である。

□開口反射、咳嗽反射、嚥下反射の中枢は延髄にある。

□除脳状態にすると、四肢の緊張が過剰となる。これを除脳固縮（γ固縮）という。

□小脳の機能は以下のとおり。

　①四肢の滑らかな運動や発語に関与する。

　②姿勢や歩行の調節を行う。

　③身体の平衡、眼球運動の調節を行う。

　④運動の学習や記憶に関与する。

□大脳基底核はスムーズな運動の実現に関与する。

□一次運動野からの運動指令は錐体路を介して延髄や脊髄に出力される。

□錐体路系には皮質脊髄路と皮質延髄路がある。

□錐体路は骨格筋の随意運動の下行性伝導路である。

□皮質脊髄路は延髄の錐体で、ほとんどが対側へ交差する（錐体交差）。

□皮質脊髄路は最終的に脊髄前角のα運動ニューロンに終止する。

□皮質延髄路は最終的に脳幹内の各種脳神経の運動核に投射する。

□錐体路系、小脳系以外で運動機能を制御する経路を錐体外路という。

□錐体外路系は骨格筋運動がスムーズに行えるように、骨格筋の緊張を制御している。

□錐体外路系には、網様体脊髄路、前庭脊髄路、視蓋脊髄路、赤核脊髄路などがある。

□骨格筋運動に関与する神経系統のうち、大脳皮質運動野や脳幹から始まり、運動指令を脊髄前角のα運動ニューロンに伝えるまでの経路、またはその神経細胞を上位運動ニューロンという。

□上位運動ニューロンに対して、脊髄前角のα運動ニューロンを下位運動ニューロンという。

第13章
感覚ゾーン

▼

各種感覚の特徴や受容の仕組み、伝導路について紹介していくよ。
伝導路は上行路と下行路が
ごちゃごちゃにならないように注意してね!

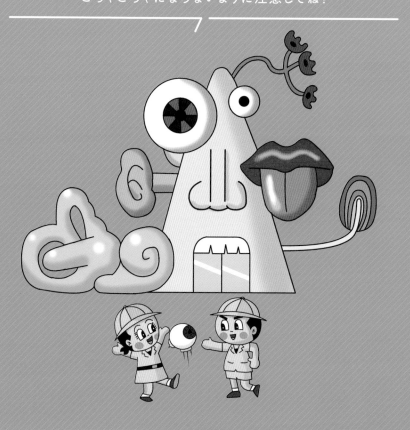

1 感覚の総論

ヒトは、生体の内外から入力される物理的・化学的情報を感覚として知覚している。

◆1 感覚の分類

感覚は体性感覚、内臓感覚、特殊感覚に大別される。

感覚の種類			受容器
体性感覚	皮膚感覚	触圧覚	ルフィニ小体など
		温冷覚	自由神経終末
		痛覚	自由神経終末
	深部感覚	位置覚	筋紡錘、腱受容器、関節受容器
		深部痛覚	自由神経終末
内臓感覚	臓器感覚		グルコース受容器など
	臓器痛覚		自由神経終末
特殊感覚	味覚		味蕾
	嗅覚		嗅細胞
	聴覚		有毛細胞
	平衡感覚		有毛細胞
	視覚		視細胞

◆2 感覚の特性

①適刺激

それぞれの感覚受容器は、ある特定の刺激に対して敏感に反応できる。このとき、ある受容器に対する最適な刺激を適刺激という。

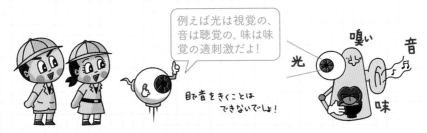

例えば光は視覚の、音は聴覚の、味は味覚の適刺激だよ！

目で音をきくことはできないでしょ！

光　嗅い　音　味

②順応

　持続的な刺激に対する感受性は、一般に時間とともに低下する。これを感覚の順応という[※1]。触覚や嗅覚などは順応が速いが、痛覚は順応が非常に起こりづらい。

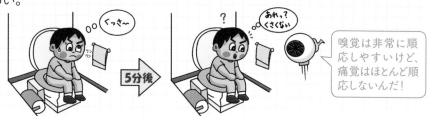

嗅覚は非常に順応しやすいけど、痛覚はほとんど順応しないんだ！

③ウェーバーの法則

　ある刺激を少しずつ大きくしていくと、ある時点でその変化に気づく。このとき、異なる強さの刺激を区別できる最小の刺激差を弁別閾という。もとの刺激S、弁別閾をΔSとすると、ΔS/Sは一定になる。これをウェーバーの法則といい、その比率をウェーバー比という。

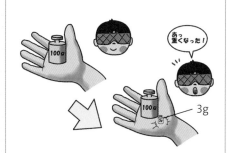

1 例えば重さの感覚の場合、ウェーバー比は3%なので、もとの重さが100gであれば103gになった時点で重さの変化に気づく。

3g

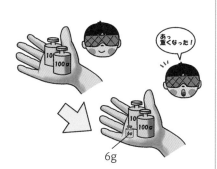

2 次にもとの重さを200gにすると、206gになったところで重さの変化に気づく。

6g

〈ウェーバー比一覧〉

感覚	ウェーバー比
触覚	1～2%
圧覚	3%
痛覚	7%
視覚（明るさ）	2～3%

感覚	ウェーバー比
聴覚（強さ）	10%
嗅覚	20～40%
味覚（塩味）	5～15%

60dBの音は66dBになった時点で変化に気づくんだね。

◆3 受容器

　感覚系において、刺激は電気信号に変えられ中枢に伝えられる。このとき、刺激が電気信号に変換される部位を受容器という。受容器には感覚神経の神経終末が特殊化し受容器として働く場合と、感覚神経とは別の細胞が受容器として働く場合がある。

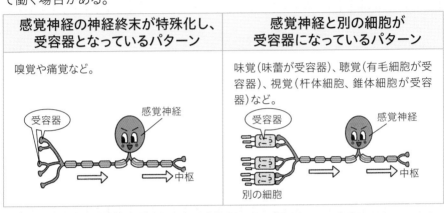

感覚神経の神経終末が特殊化し、受容器となっているパターン	感覚神経と別の細胞が受容器になっているパターン
嗅覚や痛覚など。	味覚（味蕾が受容器）、聴覚（有毛細胞が受容器）、視覚（杆体細胞、錐体細胞が受容器）など。

2 Chapter13 体性感覚

◆1 皮膚感覚（表在感覚）

　皮膚感覚には、触圧覚、温冷覚、痛覚がある。皮膚上にはこれらの感覚を生じる点があり、それぞれ触圧点、温点、冷点、痛点と呼ばれる。これらの点の分布密度は身体の部位によって異なるが、痛点が最も密度が高く、温点が最も密度が低い。

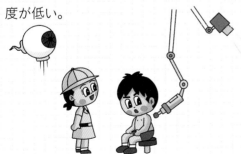

〈1cm²当たりの平均分布数〉

痛点	100～200
触（圧）点	25
冷点	2～13
温点	1～4

①触圧覚

皮膚の変形によって生じる感覚。触覚と圧覚には連続性があり、触覚が強くなると圧覚になると考えられている。

▶触圧覚の受容器

触圧覚の受容器には、メルケル盤、ルフィニ小体、マイスネル（マイスナー）小体、毛包受容体、パチニ小体などがある。また、これらの受容器からの情報はAβ線維によって中枢に伝えられる。

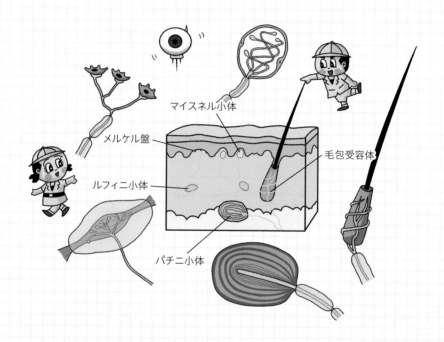

受容器	機能	順応
メルケル盤	表皮基底層に存在し、皮膚にかかった刺激の強さを検出する。	遅い
ルフィニ小体	主に真皮層に存在し、皮膚にかかった刺激の強さを検出する。	非常に遅い
マイスネル小体（マイスナー小体）	表皮直下に存在し、皮膚にかかった刺激の速度を検出する。	速い
毛包受容体	毛根部に存在し、毛根の傾きを検出する。	速い
パチニ小体	真皮と皮下組織の境界部に存在し、振動を検出する。	非常に速い

▶2点弁別閾（2点識別閾）

1 皮膚上に2点の刺激を加えたとき、その距離が短いと1点の刺激に感じる。

2 この刺激の距離を少しずつ離していくと、ある時点で2点として識別できるようになる。その最小距離を2点弁別閾という。

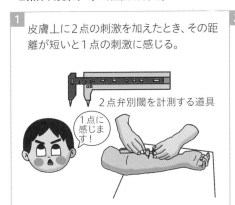

2点弁別閾を計測する道具

1点に感じます！

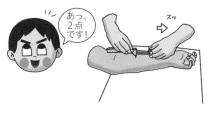

あっ、2点です！

スッ

2点弁別閾は触点の密度が高い指先などで小さく、触点の密度が低い下肢などでは大きくなるよ！

えーっと、1点かなぁ……？

ウソでしょ!?

②温覚・冷覚

▶温覚・冷覚の受容器

温覚・冷覚の受容器には、温受容器と冷受容器がある。いずれの受容器も形態学的には特定の受容器構造を持たない自由神経終末で、受容された冷覚情報はAδ、C線維、温覚情報はC線維によって中枢に伝えられる。

▶無関（感）温度

皮膚に入力する温度刺激がある範囲内にあると、温覚も冷覚も起こらない。この温度を無関（感）温度といい、おおよそ33℃前後である。

温かくも冷たくもない。

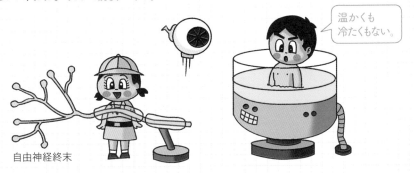

自由神経終末

③痛覚

P316参照。

◆2 深部感覚

皮下組織、骨格筋、筋膜、腱、骨膜、関節などにもさまざまな受容器が存在し、それらの部位に入力される刺激によって起こる感覚を深部感覚という。

①運動（固有）感覚

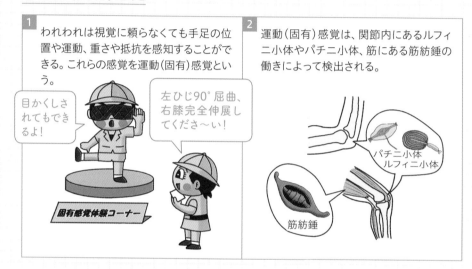

②振動感覚

皮下組織、骨格筋、筋膜、腱、骨膜、関節に生じる振動感覚は、これらの領域に存在するパチニ小体によって検出される。

③深部痛覚

皮下組織、骨格筋、筋膜、腱、骨膜、関節に生じる痛みを深部痛覚という（P317参照）。

◆3 体性感覚の伝導路

①四肢・体幹・後頭部の体性感覚

　四肢・体幹・後頭部からの感覚情報は脊髄後根から脊髄に入力した後、脊髄視床路と後索 - 内側毛帯路を通って大脳皮質の感覚野に到達する。

▶ 脊髄視床路

温覚・冷覚、痛覚、粗大な触圧覚を伝える。

　　一次ニューロン：脊髄後角で二次ニューロンに連絡する。
　　二次ニューロン：対側に交差する。温冷覚と痛覚は側索、粗大な触圧覚は前索を上行し、視床に至る。
　　三次ニューロン：感覚野に投射する。

　＊側索を上行し、温覚・冷覚、痛覚を伝える脊髄視床路を特に外側脊髄視床路という。
　＊前索を上行し、粗大な触圧覚を伝える脊髄視床路を特に前脊髄視床路という。

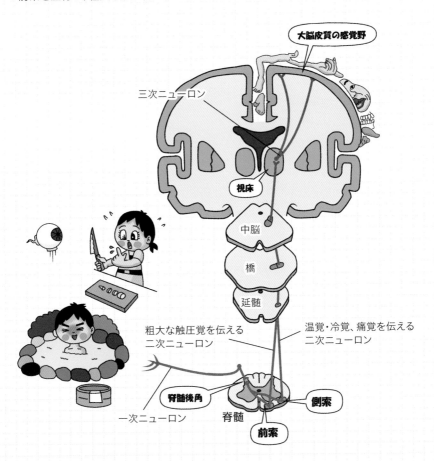

312

▶ 後索 - 内側毛帯路

精細な触圧覚、深部感覚を伝える。

一次ニューロン：脊髄に入ると、そのまま同側の脊髄後索を上行する。
　　　　　　　　延髄の後索核で二次ニューロンに連絡する。
二次ニューロン：延髄で対側に交差し、内側毛帯を上行し視床に至る。
三次ニューロン：感覚野に投射する。

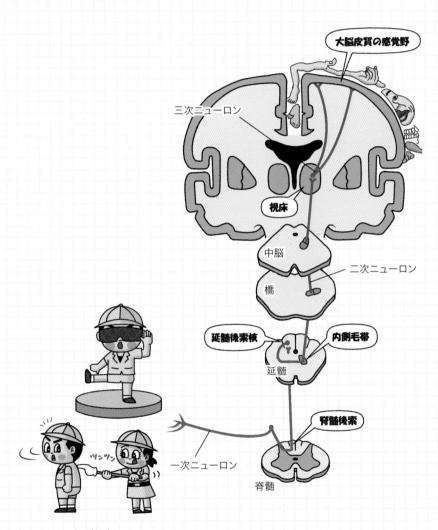

▶ その他の伝導路

体性感覚の上行性伝導路には、脊髄視床路や後索 - 内側毛帯路の他に、感覚情報を間脳や大脳辺縁系に送る脊髄網様体路や、骨格筋、腱、靱帯、関節包の状態を小脳に送る脊髄小脳路などがある。

②顔面部の体性感覚

　顔面部の体性感覚情報は、第Ⅴ脳神経（三叉神経）として脳幹と脊髄に入力し、二次ニューロンに連絡する。二次ニューロンは対側に交差して視床に至る。三次ニューロンは感覚野に投射する。

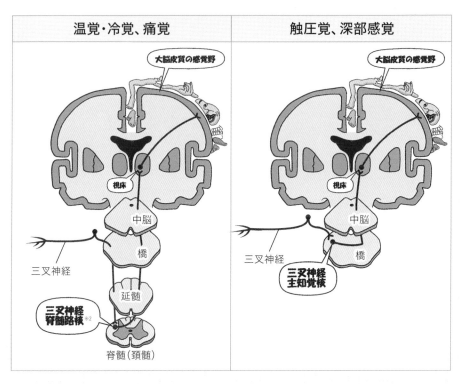

〈体性感覚の伝導路のまとめ〉

温覚・冷覚		外側脊髄視床路
痛覚		外側脊髄視床路
触圧覚	粗大	前脊髄視床路
	精細	後索-内側毛帯路
深部感覚		後索-内側毛帯路

3 Chapter13 内臓感覚

　内臓感覚は臓器感覚と内臓痛覚に分けられる。平滑筋、心筋、腺、内臓粘膜などにある受容器の興奮によって引き起こされる。内臓感覚は内臓求心性神経によって中枢に伝えられる。

◆1 臓器感覚

　臓器感覚には空腹感・満腹感、口渇感、便意・尿意、悪心などがある。

空腹感・満腹感	口渇感
視床下部、肝臓、小腸にあるグルコース受容器、胃の機械的受容器によって引き起こされる。 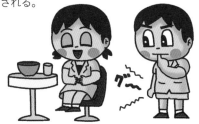	視床下部の浸透圧受容器、咽頭粘膜の受容器、心肺部圧受容器によって引き起こされる。 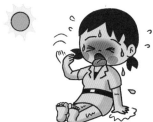
便意・尿意	悪心
便意は直腸壁の機械的受容器によって引き起こされる（P128参照）。尿意は膀胱壁の機械的受容器によって引き起こされる（P164参照）。 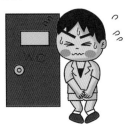	胃粘膜の化学受容器やCTZによって引き起こされる（P112参照）。 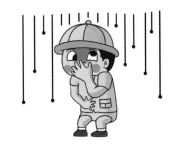

◆2 内臓痛覚

　P318参照。

4 痛覚

◆1 痛覚の分類

痛覚は、発生部位によって体性痛覚と内臓痛覚に大別される。

①体性痛覚

▶ 体性痛覚の受容器

皮膚の痛覚を引き起こす侵害受容器には高閾値機械受容器と、ポリモーダル受容器がある。いずれの受容器も形態学的には特定の受容器構造を持たない自由神経終末である。

高閾値機械受容器	ポリモーダル受容器
強い機械的刺激にのみ反応する受容器で、主にAδ線維（III群線維）の末端にある。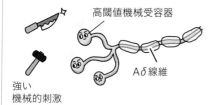	機械的刺激、化学刺激、温熱刺激など、複数の刺激に反応する受容器で、C線維（IV群線維）の末端にある。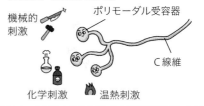

▶ 体性痛覚の分類

・表在性痛覚（皮膚の痛み）[※3]

〈表在痛の種類〉

一次痛	二次痛
例えば柱に足の小指をぶつけると、瞬間的に鋭い痛みを感じる。これは局在性が明確な痛みで、刺激がやむと急速に消失する。これを一次痛という。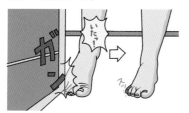	その後、局在性が乏しく、じわじわと遅い痛みが続く。これは鈍く疼くような痛みでゆっくりと消失する。これを二次痛という。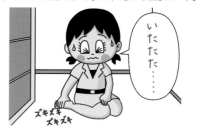

〈一次痛と二次痛の受容器と求心性線維〉

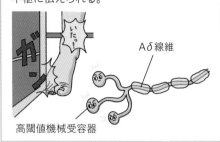

一次痛を引き起こす受容器は高閾値機械受容器であり、その興奮はAδ線維によって中枢に伝えられる。

Aδ線維

高閾値機械受容器

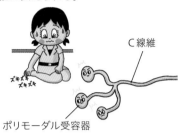

二次痛を引き起こす受容器はポリモーダル受容器であり、その興奮はC線維によって中枢に伝えられる。

C線維

ポリモーダル受容器

〈脊髄後角における神経伝達物質〉

一次痛を伝達するシナプスではグルタミン酸が、二次痛を伝達するシナプスではサブスタンスPやグルタミン酸が使われる。

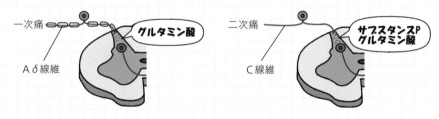

一次痛

Aδ線維

グルタミン酸

二次痛

C線維

サブスタンスP
グルタミン酸

〈痛覚の伝導路〉

体幹や四肢の痛覚情報は主に外側脊髄視床路（P312参照）を[4]、一部は脊髄網様体路[5]を通って大脳皮質の感覚野に到達する。

・深部痛覚

骨格筋、筋膜、腱、骨膜、関節に生じる痛みで、これらの部位には高閾値侵害受容器よりもポリモーダル受容器が多く存在するため、局在性が不明確で持続的な鈍痛であることが多い。主にC線維によって中枢に伝えられる。

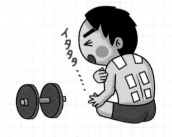

筋肉痛や関節痛
などは深部痛覚
なんだ！

②内臓痛覚

　平滑筋、心筋、腺、内臓粘膜に存在する侵害受容器の興奮※6によって引き起こされる痛みである。局在性の不明確な鈍痛であることが多く、主にC線維によって中枢に伝えられる。

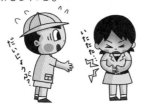

虫垂炎、尿路系結石、狭心発作などの痛みは内臓痛覚なんだ。

▶ 筋性防御

腹部内臓器の病変が原因で腹筋群の持続的な収縮が起こることがある。これを筋性防御という。

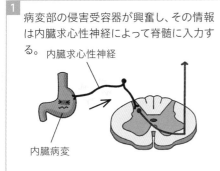

1 病変部の侵害受容器が興奮し、その情報は内臓求心性神経によって脊髄に入力する。
内臓求心性神経
内臓病変

2 脊髄内で介在ニューロンを介して、α運動ニューロンが興奮し腹筋群が収縮する。
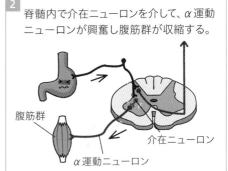
腹筋群
介在ニューロン
α運動ニューロン

▶ 関連痛とヘッド帯

内臓病変があるとき、特定の皮膚領域に痛みや感覚過敏が生じることがある。この皮膚の痛みを関連痛、感覚過敏の領域をヘッド帯という。

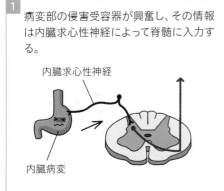

1 病変部の侵害受容器が興奮し、その情報は内臓求心性神経によって脊髄に入力する。
内臓求心性神経
内臓病変

2 このとき、大脳皮質は日常的に経験することの多い、同一脊髄分節に入力する皮膚の痛みとして認識してしまう。
皮膚の痛み？
脳
皮膚
体性感覚神経
〈同一脊髄分節〉

〈内臓病変における関連痛とヘッド帯の出現部位〉

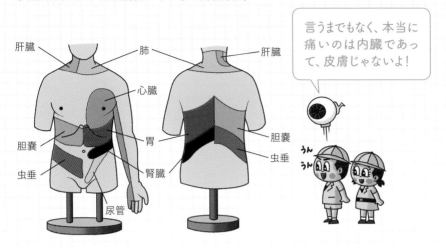

言うまでもなく、本当に痛いのは内臓であって、皮膚じゃないよ！

◆2 内因性発痛物質

組織の損傷や炎症によって、細胞外液中にさまざまな物質が産生・遊離される。これらのうち、ポリモーダル受容器を興奮させて痛覚を引き起こす物質を内因性発痛物質[※7]といい、以下のようなものがある。

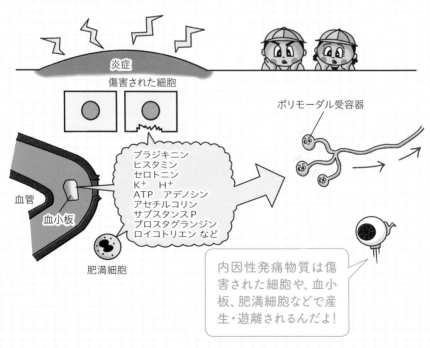

内因性発痛物質は傷害された細胞や、血小板、肥満細胞などで産生・遊離されるんだよ！

◆3 痛覚の抑制機構

生体には痛覚を抑制する（鎮痛）システムが備わっている。

①下行性抑制系

脳幹部から下行し、脊髄後角で痛覚の伝達を抑制する神経線維群の存在が明らかとなっており、これらを下行性抑制系という。セロトニン系のものとノルアドレナリン系のものがある。

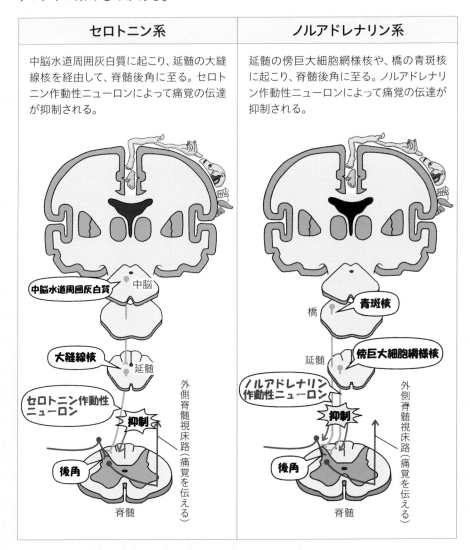

セロトニン系	ノルアドレナリン系
中脳水道周囲灰白質に起こり、延髄の大縫線核を経由して、脊髄後角に至る。セロトニン作動性ニューロンによって痛覚の伝達が抑制される。	延髄の傍巨大細胞網様核や、橋の青斑核に起こり、脊髄後角に至る。ノルアドレナリン作動性ニューロンによって痛覚の伝達が抑制される。

セロトニン系図：
中脳水道周囲灰白質　中脳　大縫線核　延髄　セロトニン作動性ニューロン　抑制　後角　脊髄　外側脊髄視床路（痛覚を伝える）

ノルアドレナリン系図：
青斑核　橋　傍巨大細胞網様核　延髄　ノルアドレナリン作動性ニューロン　抑制　後角　脊髄　外側脊髄視床路（痛覚を伝える）

②内因性の鎮痛物質

　中枢神経内などには鎮痛効果を持つ物質が存在している。これらは内因性オピオイドと呼ばれ、下行性抑制系のニューロン群を興奮させたり、脊髄後角に作用させたりすることによって鎮痛効果を発現する。

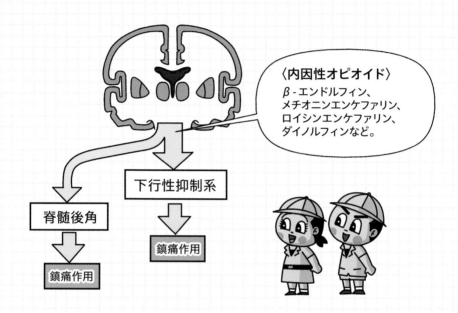

〈内因性オピオイド〉
β-エンドルフィン、
メチオニンエンケファリン、
ロイシンエンケファリン、
ダイノルフィンなど。

下行性抑制系

脊髄後角

鎮痛作用

鎮痛作用

5 味覚

◆1 味覚とは

　味覚とは水に溶けた化学物質が味細胞に作用し生じる感覚である。ヒトが識別できる味覚は塩味、酸味、甘味、苦味（この4つを基本味という）であるが、ここにうま味が加えられることもある。

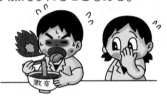

辛味は痛覚受容器で受容されるので、味覚ではなく痛覚なんだ！

◆2 味覚の受容器

　味覚は舌の表面に存在する味蕾（味細胞と支持細胞からなる）で受容される。

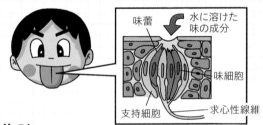

味蕾　水に溶けた味の成分　味細胞　支持細胞　求心性線維

◆3 味覚の伝導路

　味覚情報は顔面神経、舌咽神経、迷走神経によって延髄に入力する。その後ニューロンを変え視床に連絡し、さらにニューロンを変え大脳皮質の味覚野に到達する。

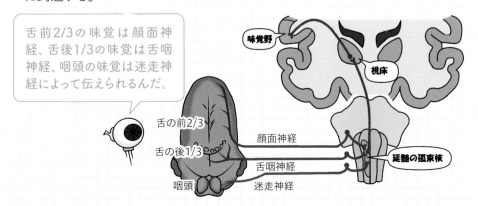

舌前2/3の味覚は顔面神経、舌後1/3の味覚は舌咽神経、咽頭の味覚は迷走神経によって伝えられるんだ。

味覚野　視床　舌の前2/3　舌の後1/3　咽頭　顔面神経　舌咽神経　迷走神経　延髄の孤束核

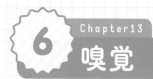

6 Chapter13 嗅覚

◆1 嗅覚とは

嗅覚とは空気中の匂い分子が、鼻粘膜上の粘液に溶解して嗅細胞に作用することで生じる感覚である。

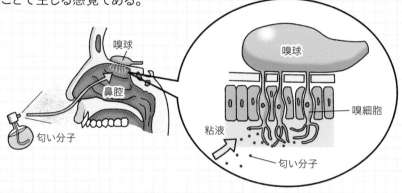

◆2 嗅覚の伝導路

嗅細胞は神経細胞であり、匂い分子が作用すると活動電位を発生する。嗅細胞の軸索は嗅神経となり嗅球に達する。その後、嗅覚情報は側頭葉の梨状皮質、視床を経由して前頭葉の眼窩前頭皮質などに投射する。

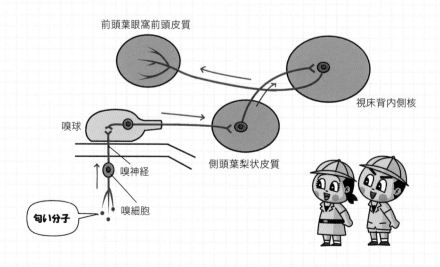

323

聴覚

◆1 聴覚とは

聴覚とは一定範囲（20〜20000Ｈｚ）の周波数の音波を感受することで生じる感覚である。われわれは、左右の聴覚器に入力する音波の到達時間や、大きさのわずかな誤差によって音源の方向を同定している。

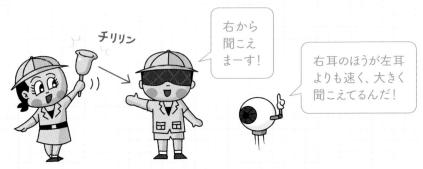

チリリン

右から
聞こえ
まーす！

右耳のほうが左耳
よりも速く、大きく
聞こえてるんだ！

◆2 聴覚器の構造

聴覚器は外耳、中耳、内耳からなる。

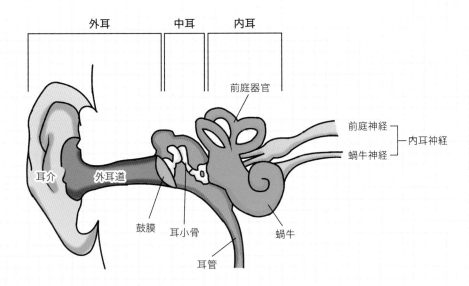

①外耳

外耳は耳介と外耳道[※8]からなる。音波は外耳道をとおり、外耳と中耳を隔てる鼓膜を振動させる。

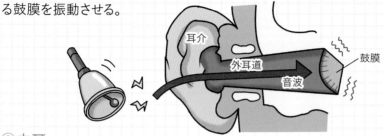

②中耳

鼓膜の振動は中耳にある耳小骨（ツチ骨・キヌタ骨・アブミ骨）[※9]によって増幅され、中耳と内耳を隔てる前庭窓（卵円窓）の膜を振動させる[※10]。

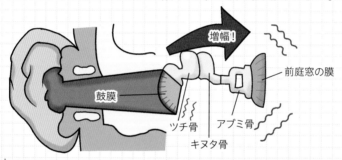

雑学の部屋

耳小骨は顎の骨？ 聴覚器の進化

哺乳類の耳小骨は3つあるが、爬虫類などでは1つしかない。爬虫類が持つ1つの耳小骨は耳小柱といい、哺乳類のアブミ骨に当たる。地面に腹這いになっている爬虫類は、音を顎の骨で受け、これを内耳に伝える。爬虫類の鼓膜は下顎骨にまで張られているのだ。一方哺乳類は進化の過程で、より俊敏に動けるように、または広い視界を得るために、顎を地面から離した。そのため、音の感受を空気による伝導に頼らざるを得なくなった。そこで3つの耳小骨が必要になった。残りの2つの耳小骨は爬虫類の顎関節に由来する。

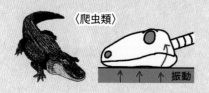

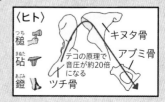

③内耳

▶蝸牛

側頭骨中にある内耳には渦巻き状の蝸牛（かぎゅう）が存在する。蝸牛は前庭階、蝸牛管、鼓室階の3つの階に分けられる。蝸牛管には内リンパ、前庭階と鼓室階には外リンパと、それぞれ組成の異なるリンパ液[※11]で満たされている。

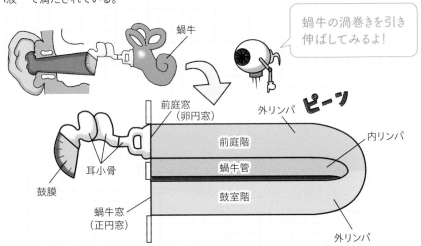

> 蝸牛の渦巻きを引き伸ばしてみるよ！

▶コルチ器

蝸牛管の基底膜上には有毛細胞（感覚毛を持つ）と支持細胞からなるコルチ器が存在する。前庭窓の振動は外リンパを介して基底膜に伝わり、感覚毛が刺激された有毛細胞が興奮する。

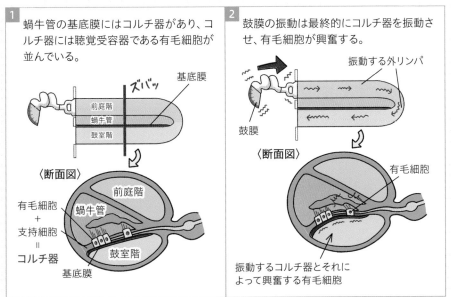

1 蝸牛管の基底膜にはコルチ器があり、コルチ器には聴覚受容器である有毛細胞が並んでいる。

2 鼓膜の振動は最終的にコルチ器を振動させ、有毛細胞が興奮する。

振動するコルチ器とそれによって興奮する有毛細胞

▶ 聴覚の伝導路

聴覚の伝導路は非常に複雑であるが、最も単純な経路は以下の4つのニューロンを介して対側の大脳皮質聴覚野に投射するものである。

一次ニューロン：蝸牛神経として有毛細胞の興奮を延髄の蝸牛神経核に伝える。
二次ニューロン：延髄内で対側に交叉し中脳の下丘に至る。
三次ニューロン：視床の内側膝状体（ないそくしつじょうたい）に至る。
四次ニューロン：大脳皮質聴覚野に投射する。

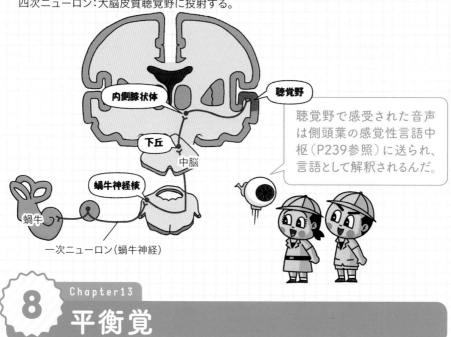

内側膝状体

聴覚野

下丘

中脳

蝸牛神経核

蝸牛

一次ニューロン（蝸牛神経）

> 聴覚野で感受された音声は側頭葉の感覚性言語中枢（P239参照）に送られ、言語として解釈されるんだ。

8 Chapter13
平衡覚

◆1 平衡覚とは

直進・回転運動に際し、運動の加速度によって生じる感覚。球形嚢（きゅうけいのう）・卵形嚢（らんけいのう）で直進加速度を、半規管（はんきかん）で回転加速度を感受する。

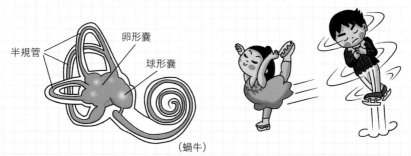

卵形嚢

半規管

球形嚢

（蝸牛）

◆2 前庭器の働き

前庭器は球形嚢、卵形嚢、半規管（三半規管）からなる。いずれも内部に有毛細胞が存在し感覚受容器として働く。

①球形嚢と卵形嚢

球形嚢と卵形嚢の内部には平衡斑と呼ばれる領域がある。平衡斑には有毛細胞が身体に対し、球形嚢では垂直に、卵形嚢では水平に並んでいる。

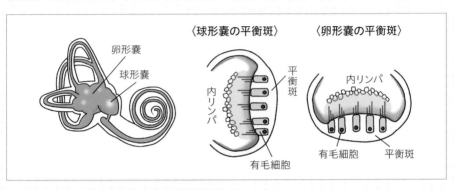

▶球形嚢

有毛細胞の上には平衡砂（耳石）が乗っているため、身体の垂直（上下）方向の加速によって有毛細胞の感覚毛が屈曲する。その結果、有毛細胞は興奮する。

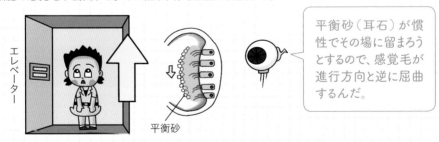

> 平衡砂（耳石）が慣性でその場に留まろうとするので、感覚毛が進行方向と逆に屈曲するんだ。

▶卵形嚢

有毛細胞の上には平衡砂（耳石）が乗っているため、身体の水平（前後左右）方向の加速によって有毛細胞の感覚毛が屈曲する。その結果、有毛細胞は興奮する。

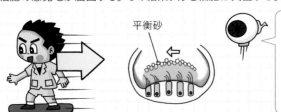

> 平衡砂（耳石）が慣性でその場に留まろうとするので、感覚毛が進行方向と逆に屈曲するんだ。

②半規管（三半規管）

　半規管は前半規管・後半規管・外側半規管の3つからなる。各半規管の膨大部にある膨大部稜には有毛細胞が並んでおり、頭部の回転運動を三次元で検出する。

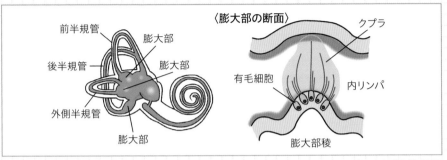

〈膨大部の断面〉

前半規管
膨大部
後半規管
膨大部
外側半規管
膨大部
クプラ
有毛細胞
内リンパ
膨大部稜

頭部の回転にともなって、有毛細胞を覆っているクプラ※12が動き有毛細胞の感覚毛が屈曲する。その結果、有毛細胞は興奮する。

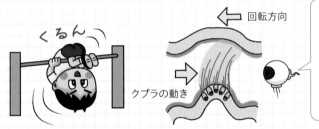

くるん

回転方向

クプラの動き

> 頭部が回転すると、内リンパは慣性で取り残され、回転方向と逆方向に移動する。すると、クプラが押されて感覚毛が屈曲するんだ！

◆3 平衡覚の伝導路

　前庭器の有毛細胞の興奮は前庭神経によって脳幹の前庭神経核や小脳に伝えられる。その結果、眼球運動や姿勢調節の反射を引き起こす。また、一部は視床を経由して大脳皮質に投射し回転などの知覚に関与する。

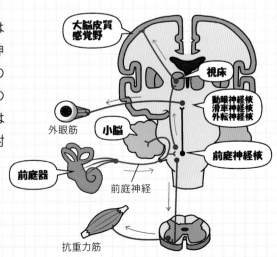

大脳皮質
感覚野
視床
動眼神経核
滑車神経核
外転神経核
外眼筋
小脳
前庭神経核
前庭器
前庭神経
抗重力筋

◆1 視覚とは

可視光線(波長400〜800nm)を網膜の視細胞が受容することによって生じる感覚をいう。

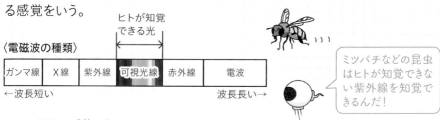

ヒトが知覚
できる光

〈電磁波の種類〉

ガンマ線	X線	紫外線	可視光線	赤外線	電波

←波長短い　　　　　　　　　　　　　　　波長長い→

ミツバチなどの昆虫はヒトが知覚できない紫外線を知覚できるんだ!

◆2 眼の構造

眼球は眼球壁(外膜・中膜・内膜)と、眼球内部の組織に大別される。

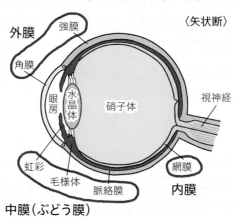

〈矢状断〉

外膜
強膜
角膜
眼房
水晶体
硝子体
視神経
虹彩
毛様体
脈絡膜
網膜
内膜
中膜(ぶどう膜)

眼球壁	外膜	角膜	光の屈折に関与する。
		強膜	眼球外側の白色不透明の被膜。
	中膜(ぶどう膜)	虹彩	眼内に入る光の量を調節する。
		毛様体	中に毛様体筋が走り、水晶体の厚みを調節する。
		脈絡膜	血管とメラニンに富む。
	内膜	網膜	視細胞と色素細胞がある。
眼球内部の組織	水晶体		角膜とともに光の屈折に関与する。
	硝子体		タンパク質からなり、眼球の形を保つ。
	眼房		眼房水で満たされている。

◆3 遠近の調節

　ヒトの眼では、水晶体の厚みを変化させることで光の屈折の度合いを調整し、網膜に焦点を合わせる。眼の屈折力はジオプトリで表される。

①遠くのものを見るとき

　遠くのものを見るときは毛様体筋が弛緩する。その結果、毛様体小帯が緊張し水晶体が薄くなる。水晶体が薄くなると、光の屈折率が小さくなり網膜上にはっきりとした像ができ、遠くのものがはっきり見える。

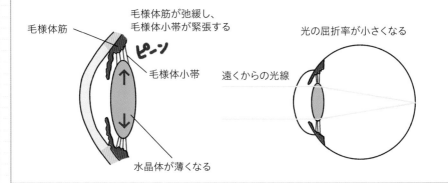

②近くのものを見るとき

　近くのものを見るときは毛様体筋が緊張する。その結果、毛様体小帯が弛緩し水晶体が厚くなる。水晶体が厚くなると、光の屈折率が大きくなり網膜上にはっきりとした像ができ、近くのものがはっきり見える。

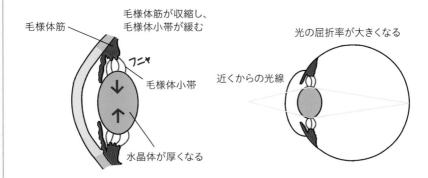

◆4 眼に入る光の量の調節

　眼に入る光の量は瞳孔の大きさで決まる。明るいときは瞳孔が小さくなり入射光は抑えられ、薄暗いときは瞳孔が大きくなり入射光が多くなる。この反応を対光反射という。

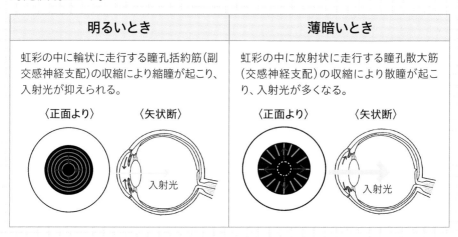

明るいとき	薄暗いとき
虹彩の中に輪状に走行する瞳孔括約筋(副交感神経支配)の収縮により縮瞳が起こり、入射光が抑えられる。	虹彩の中に放射状に走行する瞳孔散大筋(交感神経支配)の収縮により散瞳が起こり、入射光が多くなる。
〈正面より〉　〈矢状断〉 入射光	〈正面より〉　〈矢状断〉 入射光

▶ 暗順応と明順応

明るい場所から薄暗い場所に入り、しばらくすると次第に暗さに慣れ、光に対する感受性が高まる。これを暗順応という。逆に暗い場所から明るい場所に入ると非常に眩しく感じるが、しばらくすると明るさに慣れる。これを明順応という。

◆5 視野

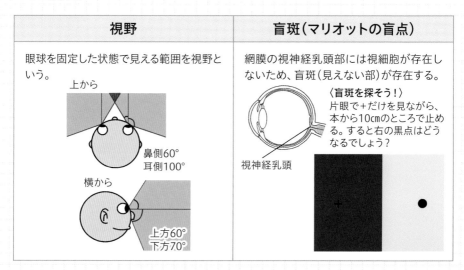

視野	盲斑(マリオットの盲点)
眼球を固定した状態で見える範囲を視野という。 上から 鼻側60° 耳側100° 横から 上方60° 下方70°	網膜の視神経乳頭部には視細胞が存在しないため、盲斑(見えない部)が存在する。 〈盲斑を探そう!〉 片眼で+だけを見ながら、本から10cmのところで止める。すると右の黒点はどうなるでしょう? 視神経乳頭 + ●

332

◆6 視力

①視力とは

空間の2つの点を、2つの点として識別する能力を視力といい、ランドルト環などを用いて測定する。

〈ランドルト環〉

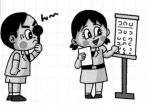

このランドルト環の切れ目を5mの距離から識別できる視力を1.0とするんだ!

②屈折異常

近視
近視とは、眼球に入る遠くからの光線が網膜の手前で焦点を結んでしまい、像がぼやけてしまう状態である。

近視の矯正は凹レンズで行う。凹レンズにより眼球の長さに対して大き過ぎる屈折率を緩和する。

凹レンズ

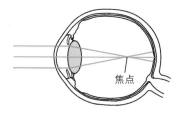

焦点

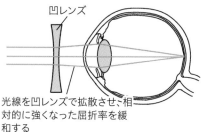

光線を凹レンズで拡散させ、相対的に強くなった屈折率を緩和する

遠視

遠視とは、眼球に入る近くからの光線が網膜の後方で焦点を結んでしまい、像がぼやけてしまう状態である。

遠視の矯正は凸レンズで行う。凸レンズにより屈折不足を補う。

理論上の焦点

凸レンズ

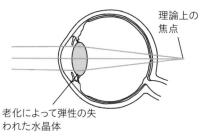

老化によって弾性の失われた水晶体

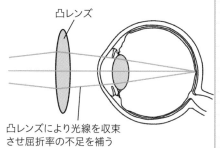

凸レンズにより光線を収束させ屈折率の不足を補う

◆7 眼球運動と両眼視

①眼球運動と外眼筋

眼球運動には6種類の外眼筋が関与する。

〈外眼筋の作用〉

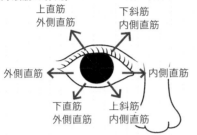

外眼筋	支配神経
上直筋	動眼神経
下直筋	動眼神経
内側直筋	動眼神経
外側直筋	外転神経
上斜筋	滑車神経
下斜筋	動眼神経

②近距離反射(近見反応)

近くのものを見るとき、水晶体の厚みの増大、輻輳、縮瞳が反射的に起こる。これを近距離反射(近見反応)という。

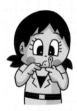

近距離反射(近見反応)
①水晶体の厚み増大
②輻輳
③縮瞳

輻輳とは、両眼が対称的に内転すること。つまり「より目」だよ!

雑学の部屋

哺乳類はモノトーンの世界に生きている!? 色覚の謎

ほとんどの哺乳類は色を識別する能力が非常に低い。これは進化の初期にあった哺乳類が小型で、他の大型生物に隠れながら動く夜行性動物だったためである。一方、ヒトをはじめとする霊長類は比較的、色覚が発達している。これは進化の過程で樹上生活をするうちに、樹木の中から果実を見分けるために獲得したものである。

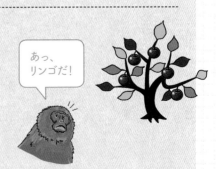

あっ、リンゴだ!

◆8 網膜

①網膜の構造

網膜は神経部と色素細胞から構成される。神経部は、視細胞層、内顆粒層、神経節細胞層からなる。

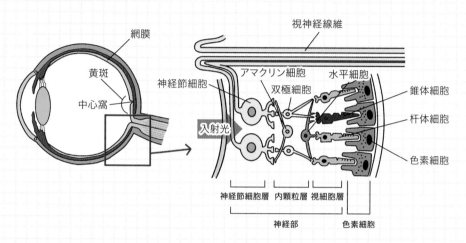

神経部	視細胞層	視細胞である、杆体細胞と錐体細胞が存在する。
	内顆粒層	介在ニューロンである、双極細胞、水平細胞、アマクリン細胞が存在する。
	神経節細胞層	神経節細胞の軸索は視神経線維となって、視覚情報を中枢に伝える。
色素細胞		メラニン色素を含み、光を吸収して光の散乱を防ぐ。

②黄斑

網膜の中心部に黄色に見える部分があり、ここを黄斑（おうはん）という。黄斑の中心のくぼみを中心窩といい、錐体細胞が密集しているため視野の中で最も解像度（視力）が高い（上図参照）。

③視細胞

視細胞は光受容器として働く。杆体細胞（かんたいさいぼう）と錐体細胞（すいたいさいぼう）がある。

▶ 杆体細胞

杆体細胞は弱い光に反応し、明暗や形を識別する。ロドプシン[13]という視物質を持つ。

▶ 錐体細胞

強い光に反応し、主に色覚に関与する。赤錐体細胞、緑錐体細胞、青錐体細胞と3種類存在し、それぞれ赤、緑、青の光に対し最大感度を持つ。また、赤、緑、青の3色を色の3原色という。

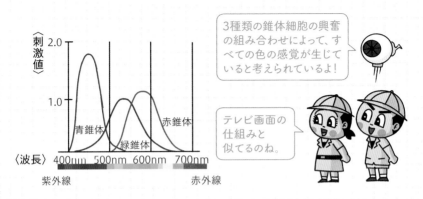

> 3種類の錐体細胞の興奮の組み合わせによって、すべての色の感覚が生じていると考えられているよ！

> テレビ画面の仕組みと似てるのね。

◆9 視覚の伝導路

　眼球を出た視神経線維は視交叉を経て視索となり、視床の外側膝状体に終わる。このとき、網膜の鼻側半分の線維は視交叉で交叉するが、耳側半分は交叉しない。外側膝状体のニューロンは大脳皮質の視覚野に投射する[14]。この経路以外に中脳の上丘を経て視床枕核へ至る経路[15]もある。

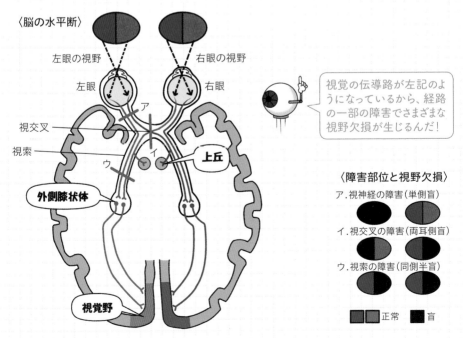

〈脳の水平断〉

左眼の視野　右眼の視野

左眼　右眼

ア

視交叉

視索

ウ　イ　上丘

外側膝状体

視覚野

> 視覚の伝導路が左記のようになっているから、経路の一部の障害でさまざまな視野欠損が生じるんだ！

〈障害部位と視野欠損〉

ア. 視神経の障害（単側盲）

イ. 視交叉の障害（両耳側盲）

ウ. 視索の障害（同側半盲）

正常　盲

MEMO

※1　感覚の順応は、上行する求心性インパルスが時間とともに減少することで起こる。

※2　三叉神経脊髄路核は脳幹から脊髄（頚髄）まで広い範囲に存在する。

※3　皮膚温が45℃を超えたり、15℃を下回ったりすることで痛覚が生じる（熱痛覚、冷痛覚）。

※4　外側脊髄視床路はさらに、発生学的に新しい新脊髄視床路と古い古脊髄視床路に分けられる。新脊髄視床路は局在性が明確な一次痛を、古脊髄視床路は局在性が不明確な二次痛を伝えていると考えられている。

※5　脊髄視床路を構成するニューロンには脳幹網様体に終止するものがある。この感覚伝導路を特に脊髄網様体路という。脊髄網様体路によって中枢に伝えられた痛覚情報は、情動変化（痛みによる不安など）や自律神経反射（発汗、頻脈、血圧上昇など）、痛覚抑制系の発動に関与すると考えられている。

※6　管腔臓器の粘膜面にある侵害受容器は切傷、挫滅、焼灼では興奮せず、伸展、拡張、収縮によって興奮する。したがって管腔臓器は切傷、挫滅、焼灼では疼痛は起こらない。

※7　内因性発痛物質のうち、プロスタグランジンやロイコトリエンなどはポリモーダル受容器の感受性を高めて発痛増強作用を示すため、発痛増強物質とも呼ばれている。

※8　外耳道の入り口から1/3は軟骨が、中耳側2/3は側頭骨が外壁をつくっている。

※9　耳小骨には横紋筋である鼓膜張筋（三叉神経支配）とアブミ骨筋（顔面神経支配）が付着する。これらの筋は大きな音の入力に際して反射的に収縮することで耳小骨の動きを制限し、鼓膜や内耳を保護する。

※10　鼓膜の振動は耳小骨のテコの作用に加えて、鼓膜とアブミ骨底の面積比によって20〜30倍に増幅される。

※11　外リンパの組成は細胞外液と似ておりNa^+が多く、内リンパの組成は細胞内液と似ておりK^+が多い。

※12　クプラとは半規管の有毛細胞の感覚毛を覆うゼラチン質の物質である。

※13　ロドプシンの生成にはビタミンAが必須であるため、ビタミンAの欠乏症では暗所での視力が著しく低下する（夜盲症）。

※14　視覚野に入力した視覚情報はさらに視覚前野に送られ、物体の動き、距離感、方向、形状などが分析される。

※15　上丘を経て視床枕核へ至る経路は眼球運動の制御にかかわる視覚情報を伝えるための経路である。

☑ 感覚ゾーンのポイント

1. 感覚の総論

□触覚や嗅覚の順応は速い。
□痛覚は順応が遅い。

2. 体性感覚

□感覚点の分布密度は、痛点が最も高い。
　痛点 > 触（圧）点 > 冷点 > 温点
□触圧覚の受容器にはメルケル盤、マイスネル（マイスナー）小体、ルフィニ小体、
　毛包受容体、パチニ小体などがある。
□パチニ小体は振動を検出する。
□触圧覚はAβ線維によって中枢に伝えられる。
□2点弁別閾（2点識別閾）は指先や口唇で小さく、下肢などでは大きい。
□温覚や冷覚の受容器は自由神経終末である。
□温覚はC線維が伝える。
□冷覚はAδ線維、C線維が伝える。
□温覚も冷覚も起こらない温度を無関（感）温度といい、33℃前後である。
□深部感覚の受容器は、皮下組織、骨格筋、筋膜、腱、骨膜、関節にある。
□脊髄視床路は外側脊髄視床路と前脊髄視床路に分けられる。
□外側脊髄視床路は温覚・冷覚、痛覚を伝える。
□前脊髄視床路は粗大な触圧覚を伝える。
□後索 - 内側毛帯路は精細な触圧覚、深部感覚を伝える。

3. 内臓感覚

□内臓感覚には空腹感・満腹感、口渇感、便意・尿意、悪心などがある。

4.痛覚

□体性痛覚の受容器には高閾値機械受容器とポリモーダル受容器があり、いずれも
　特定の受容器構造を持たない自由神経終末である。
□高閾値機械受容器は主にAδ線維（III群線維）の末端にある。
□ポリモーダル受容器は主にC（IV群線維）線維の末端にある。
□表在痛（皮膚の痛み）には局在性の明確で鋭い一次痛と、局在性の乏しい鈍い二
　次痛がある。
□一次痛はAδ線維によって伝えられる。
□二次痛はC線維によって伝えられる。
□痛覚の伝導路は外側脊髄視床路と脊髄網様体路である。

□深部痛覚は主にC線維によって伝えられる。

□内臓痛覚は一般的に局在性の不明確な鈍痛で、主にC線維によって伝えられる。

□関連痛は内臓病変があるときに生じる。

□内因性発痛物質には以下のようなものがある。

　ブラジキニン、ヒスタミン、セロトニン、K^+、H^+、ATP、アデノシン、アセチルコリン、サブスタンスP、プロスタグランジン、ロイコトリエン

□生体の鎮痛システムには下行性抑制系がある。

□下行性抑制系にはセロトニン系のものと、ノルアドレナリン系のものがある。

□内因性鎮痛物質には以下のようなものがある。

　β - エンドルフィン、メチオニンエンケファリン、ロイシンエンケファリン、ダイノルフィン

5. 味覚

□味覚には、塩味、酸味、甘味、苦味があり、これらを基本味という。

□味覚は味蕾で受容される。

□舌前2/3の味覚は顔面神経によって伝えられる。

□舌後1/3の味覚は舌咽神経によって伝えられる。

□咽頭の味覚は迷走神経によって伝えられる。

6. 嗅覚

□嗅覚は嗅細胞で受容される。

□嗅細胞の軸索は嗅神経となって嗅球に達する。

7. 聴覚

□外耳と中耳の間に鼓膜がある。

□中耳には耳小骨がある。耳小骨はツチ骨、キヌタ骨、アブミ骨からなる。

□耳小骨は鼓膜の振動を増幅する。

□内耳には蝸牛が存在する。

□蝸牛は前庭階、蝸牛管、鼓室階の3つの階に分かれている。

□前庭階と鼓室階は外リンパ、蝸牛管は内リンパで満たされている。

□蝸牛管の基底膜上にはコルチ器がある。

□コルチ器には有毛細胞があり、これが聴覚の受容器として働く。

□聴覚は蝸牛神経によって伝えられる。

□聴覚情報は中脳の下丘、視床の内側膝状体を経由して大脳皮質聴覚野に伝えられる。

□聴覚情報は聴覚野から側頭葉の感覚性言語中枢に送られ、言語として解釈される。

□前庭器は球形嚢、卵形嚢、半規管からなる。
□平衡覚の受容器は有毛細胞である。
□球形嚢と卵形嚢には平衡斑と呼ばれる領域があり、そこに有毛細胞がある。
□球形嚢は身体の垂直（上下）方向の加速を検出する。
□卵形嚢は身体の水平（前後左右）の加速を検出する。
□半規管には膨大部稜があり、そこに有毛細胞がある。
□半規管は頭部の回転運動を三次元で検出する。
□平衡覚は前庭神経によって伝えられる。

□遠近調節は毛様体筋の収縮・弛緩による水晶体の厚さの変化によって行われる。
□明るさの調節
　・眼に入る光の量の調節は、瞳孔の大きさを変化させることによって行われる。
　・瞳孔の大きさは虹彩によって調節される。
　・明るいときは瞳孔括約筋が収縮し縮瞳が起こる。
　・薄暗いときは瞳孔散大筋が収縮し散瞳が起こる。
　・光線が眼に入ると反射性に副交感神経の活動が亢進し縮瞳が起こる。これを対光反射という。
□近視は眼球に入る光線が、網膜よりも手前で焦点を結んでしまう状態であり、凹レンズで矯正する。
□遠視は眼球に入る光線が、網膜よりも後方で焦点を結んでしまう状態であり、凸レンズで矯正する。
□近距離反射（近見反応）では以下のことが起こる。
　・水晶体の厚みの増大。
　・輻輳。
　・縮瞳。
□輻輳とは両眼が対称的に内転することである。
□視細胞には杆体細胞と錐体細胞があり、これらが光の受容体として働く。
□杆体細胞は弱い光に反応し、明暗や形を識別する。
□杆体細胞にはロドプシンという視物質が含まれる。
□錐体細胞は強い光に反応し、主に色を識別する。
□黄斑には錐体細胞がたくさんあり、この部の視力は非常によい。
□赤、青、緑を光の3原色という。
□視神経線維は視交叉を経て視索になり外側膝状体に終わる。
□視覚情報の一部は上丘を経て視床枕核に至る。

第14章
免疫ゾーン

▼

生体に備わる免疫機構について紹介するよ。
免疫系に働く細胞の特徴をしっかり押さえよう！

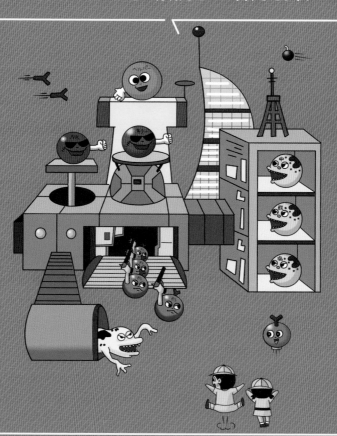

1 Chapter14 免疫とは

免疫とは自己を認識して非自己を排除するシステムである。病原微生物など
の異物が生体内へ侵入するのを防ぎ、侵入してしまった病原微生物などの異物
や異常細胞（感染細胞や癌細胞など）を排除することで、生体が病気になること
を防いでいる。

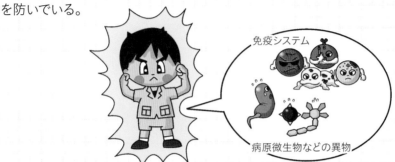

2 Chapter14 白血球

白血球は血液の細胞成分の1つで、免疫機能の中心的役割を担っている。白
血球は顆粒球、単球（マクロファージ）、リンパ球の3種類に大別される。

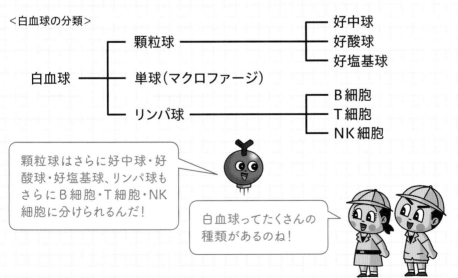

◆1 顆粒球

　細胞質内に顆粒を有する白血球で、好中球、好酸球、好塩基球に分けられる[1]。寿命は2〜14日程度で、全白血球の約50〜70%を占める。

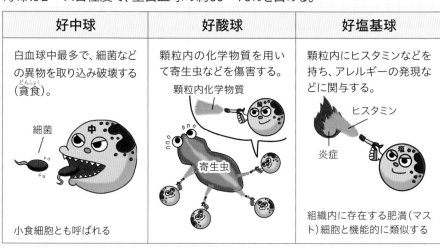

好中球	好酸球	好塩基球
白血球中最多で、細菌などの異物を取り込み破壊する（貪食）。	顆粒内の化学物質を用いて寄生虫などを傷害する。	顆粒内にヒスタミンなどを持ち、アレルギーの発現などに関与する。
小食細胞とも呼ばれる		組織内に存在する肥満（マスト）細胞と機能的に類似する

◆2 マクロファージ（単球）

　大型の白血球で、炎症に敏感に反応して血管外へ遊走し、マクロファージへと分化[2]する。寿命は数か月で、末梢血の白血球の3〜6%を占める。

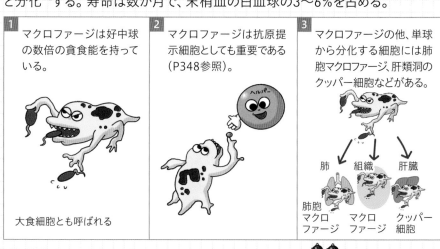

1. マクロファージは好中球の数倍の貪食能を持っている。

大食細胞とも呼ばれる

2. マクロファージは抗原提示細胞としても重要である（P348参照）。

3. マクロファージの他、単球から分化する細胞には肺胞マクロファージ、肝類洞のクッパー細胞などがある。

肺　組織　肝臓

肺胞マクロファージ　マクロファージ　クッパー細胞

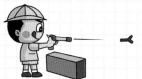

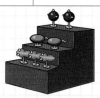

343

◆3 リンパ球

リンパ球はT細胞、B細胞、NK（ナチュラルキラー）細胞に区分される。血中、リンパ液、リンパ節に分布している。

① B細胞

骨髄で成熟し、特定の抗原を認識すると形質細胞[※3]へと分化して抗体を産生する。

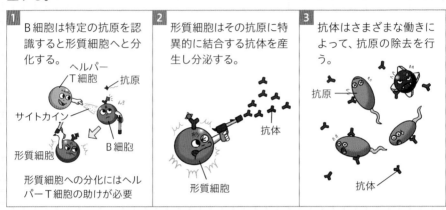

② T細胞

胸腺で成熟し、特定の抗原を認識する。ヘルパーT細胞[※4]やキラーT細胞に分けられる。

ヘルパーT細胞		キラーT細胞
サイトカインを使いキラーT細胞やマクロファージの活性化を行う。	サイトカインを使いB細胞の形質細胞への分化、抗体産生の誘導を行う。	ウイルス感染細胞、腫瘍細胞の破壊を行う。

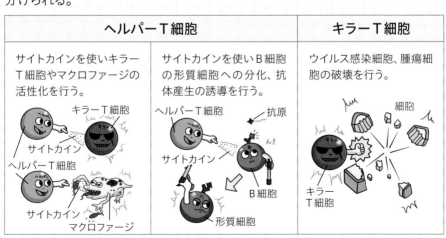

③ NK（ナチュラルキラー）細胞

キラーT細胞と同様に、ウイルス感染細胞、腫瘍細胞の破壊を行う[※5]。

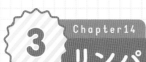

3 リンパ系器官

リンパ球の産生と成熟、免疫応答にかかわる器官をリンパ系器官という。一次リンパ器官と二次リンパ器官に分けられる。

一次リンパ器官	二次リンパ器官
リンパ球を産生し、成熟させる器官で、骨髄や胸腺が挙げられる。	リンパ球が存在し免疫応答が起こる器官で、脾臓、リンパ節などが挙げられる。

一次リンパ器官：
B細胞はそのまま骨髄で成熟する
リンパ球は骨髄で生まれる
骨髄
T細胞は胸腺に移動し成熟する
胸腺

二次リンパ器官：
リンパ節
B細胞
T細胞
形質細胞

4 液性因子

免疫系における液性因子には、抗体、補体、サイトカインなどがありそれぞれ重要な働きを担っている。

◆1 抗体

抗体とはB細胞から分化した形質細胞が産生するタンパク質である。免疫グロブリンとも呼ばれる。

①抗体の種類

IgG	IgA	IgM	IgD	IgE
血液中で最多。オプソニン作用や中和作用が強い。胎盤透過性があり、新生児に受動免疫を与える。	多くは粘膜上に二量体として分泌され、局所で働く。	五量体であり、補体の活性作用が強い。感染初期に働く。	B細胞による抗原認識に働く。	寄生虫感染症や、I型アレルギーの発症に関与する。

②抗体の働き

抗体は特定の抗原に特異的に結合し、以下の働きによって排除あるいは不活性化する。

オプソニン作用（化）	中和作用	補体の活性化
抗体が抗原に結合することで、貪食細胞が食作用を発揮しやすくなる。	抗体が抗原に結合することで、病原体が細胞に接近できなくなる。	抗体に補体が結合することで、補体が活性化する。

◆2 補体

補体は主に肝臓でつくられる血漿タンパクで、抗原抗体複合体[6]上で活性化し、以下の働きで抗体の働きを補佐する。

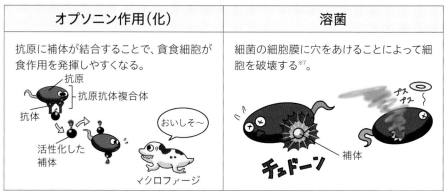

オプソニン作用（化）	溶菌
抗原に補体が結合することで、貪食細胞が食作用を発揮しやすくなる。	細菌の細胞膜に穴をあけることによって細胞を破壊する[7]。

◆3 サイトカイン

サイトカインとは細胞から放出され、細胞間相互作用を司るタンパク質の総称である。免疫系に重要なサイトカインは以下のようなものがある。

インターロイキン	30種類以上知られており、主に白血球どうしの情報伝達に使用される。
インターフェロン	ウイルス増殖を抑制するなど、主にウイルス感染に関与する。
TNF	腫瘍細胞をアポトーシスに導いて破壊したり、炎症反応に関与したりする。

5 Chapter14 自然免疫と獲得免疫

免疫機構は自然免疫と獲得免疫に大別される。

◆1 自然免疫

生まれつき備わっている免疫機構で、異物に対して素早く反応する。T細胞やB細胞以外の細胞によるもので、皮膚、粘膜による物理化学的防御や好中球・マクロファージによる防御がこれにあたる[8]。

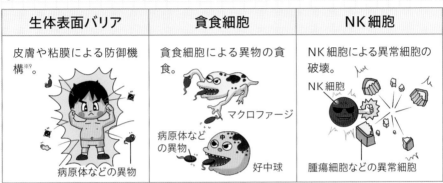

生体表面バリア	貪食細胞	NK細胞
皮膚や粘膜による防御機構[9]。 病原体などの異物	貪食細胞による異物の貪食。 マクロファージ 病原体などの異物 好中球	NK細胞による異常細胞の破壊。 NK細胞 腫瘍細胞などの異常細胞

◆2 獲得免疫

生後、後天的に獲得される免疫機構。自然免疫の防壁が突破されると発動する。病原体の侵入から発動まで数日を要するが、再度同じ病原体が侵入した際には速やかで強力な応答が起こる。T細胞やB細胞が中心となる防御である。

①抗原

免疫系によって認識され、免疫応答を引き起こす分子を抗原という。さまざまな物質が抗原となり得るが、主な抗原は病原体（ウイルス、細菌、寄生虫など）の表面にある糖やタンパク質である。

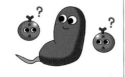

抗原として認識されるには適度な分子量であることが必須で、大き過ぎても、小さ過ぎても抗原にはなりえない[10]。

例えば細菌自体は大き過ぎて抗原として認識されない

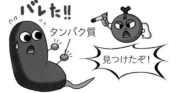

抗原は、主に糖やタンパク質などでできている。

バレた!!
タンパク質
見つけたぞ!

病原体表面のタンパク質が抗原として認識される

②獲得免疫の発動機序

1 体内に侵入した異物はマクロファージ、樹状細胞[※11]、B細胞によって貪食される。

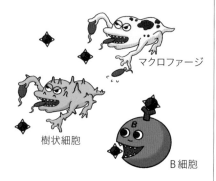

マクロファージ

樹状細胞

B細胞

2 すると、これらの細胞は異物を分解し、その断片を細胞表面に出す。この現象を抗原提示、抗原提示する細胞を抗原提示細胞という。

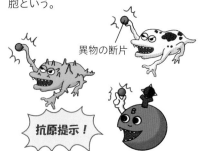

異物の断片

抗原提示！

3 抗原提示細胞により抗原情報がヘルパーT細胞に認識され、ヘルパーT細胞は活性化する。

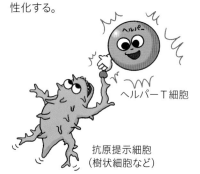

ヘルパーT細胞

抗原提示細胞
（樹状細胞など）

4 活性化したヘルパーT細胞は種々のサイトカインを放出して、その他の免疫細胞を活性化する。

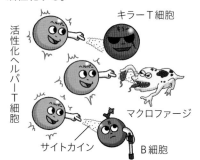

活性化ヘルパーT細胞

キラーT細胞

マクロファージ

サイトカイン

B細胞

5 ヘルパーT細胞のサイトカインにより、マクロファージの貪食能、キラーT細胞の細胞傷害能が高まる。また、B細胞は形質細胞へと分化し抗体産生が促進する。

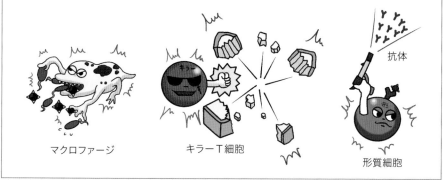

抗体

マクロファージ

キラーT細胞

形質細胞

③免疫学的記憶

　前述した獲得免疫の経過は数日を要するが、獲得免疫に関与したリンパ球の一部は、記憶Ｔ細胞や記憶Ｂ細胞として残り、抗原を再び認識した場合、迅速で強力な免疫応答が生じる。例えば再度同じ病原体が侵入した場合、免疫学的記憶により病気の発症を防止することができる。

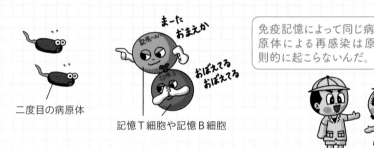

二度目の病原体

記憶Ｔ細胞や記憶Ｂ細胞

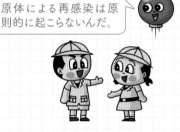

免疫記憶によって同じ病原体による再感染は原則的に起こらないんだ。

④獲得免疫の特異性

　無数に存在する抗原に対して、リンパ球はそれぞれ1つの細胞が1種類の抗原を個別に認識している。これを特異性という。

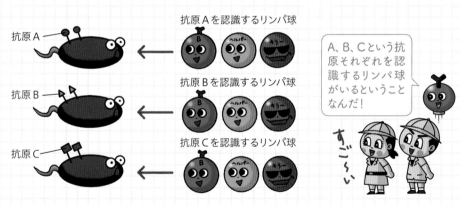

抗原Ａ

抗原Ｂ

抗原Ｃ

抗原Ａを認識するリンパ球

抗原Ｂを認識するリンパ球

抗原Ｃを認識するリンパ球

Ａ、Ｂ、Ｃという抗原それぞれを認識するリンパ球がいるということなんだ！

すご～い

◆3 液性免疫と細胞性免疫

免疫応答では液性（体液性）免疫と細胞性免疫が協調して働く。

液性（体液性）免疫	細胞性免疫
B細胞（形質細胞）が産生する抗体や、主に肝臓でつくられる補体は、体液を介して作用する。このような液性因子による免疫を液性（体液性）免疫という。	貪食細胞、キラーT細胞、NK細胞による免疫。細胞が活性化することによる免疫なので細胞性免疫という。
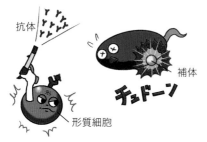	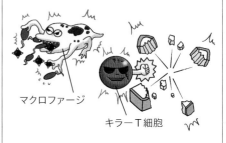

液性免疫に関与する因子	細胞性免疫に関与する因子
形質細胞、抗体、補体など	貪食細胞（単球・マクロファージ、好中球など）、キラーT細胞、NK細胞

雑学の部屋

毒ヘビも怖くない!?
オポッサムの優れた免疫システム

　北米に生息する有袋類であるオポッサムの血液中に含まれるペプチドには、ある種のヘビ毒に対する解毒作用がある。またアフリカに生息するラーテルもコブラの神経毒に対して自然免疫を持っていることが知られている。

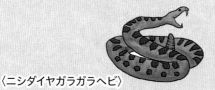

〈ニシダイヤガラガラヘビ〉

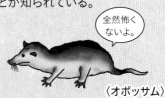

全然怖くないよ。

〈オポッサム〉

MEMO

※1　顆粒球の呼び名は、細胞質内にある顆粒が色素で染まることに由来する。好中球の顆粒は中性色素で濃染され、好酸球の顆粒は酸性色素で濃染され、好塩基球の顆粒は塩基性色素で濃染される。

※2　分化とは、細胞が分裂増殖し、細胞の構造や機能が特殊化する現象のことである。

※3　形質細胞はタンパク質合成のための粗面小胞体の発達が著しく、抗体を大量に産生することができる。

※4　ヘルパーT細胞にはいくつかのサブセットが存在する。キラーT細胞の活性化やマクロファージの殺菌能を高めるのはTh1細胞というヘルパーT細胞であり、B細胞の活性化にかかわるのはTfh細胞というヘルパーT細胞である。

※5　NK細胞は自然免疫を担う免疫細胞で、主に免疫応答の初期に働く。その免疫応答にはB細胞やT細胞と異なり抗原の提示などを必要とせず、感染細胞や腫瘍細胞を破壊することができる。

※6　抗原抗体複合体とは、免疫応答において抗原に抗体が結合し形成される集合物のことであり、免疫複合体とも呼ばれる。

※7　補体は10分子以上集まりドーナッツ状の複合体を形成する。この複合体は細菌の膜に穴をあける。その穴から水やイオンが細菌の細胞内に入り込むため細菌は破壊される。

※8　補体による免疫も自然免疫の1つである。

※9　皮膚上の脂肪酸は病原体に対し毒性を持つ。また、皮膚上の常在菌は外来の病原微生物の生育を阻害する。また涙などの体液に含まれるリゾチーム（タンパク質）やラクトフェリン（糖タンパク質）は抗菌作用がある。

※10　おおよそ分子量が1000以下の物質は抗原として認識されない。しかし、低分子物質でも高分子物質と結合するすると抗原となりうることがあり、このような低分子物質をハプテンと呼ぶ。

※11　樹状細胞はさまざまな組織に分布する食細胞で抗原提示細胞として非常に重要である。単球やマクロファージとともに単核食細胞系に含まれる。

☑免疫ゾーンのポイント

1．免疫とは

□免疫とは、自己を認識して非自己を排除するシステムである。

2．白血球

□好中球は白血球中で最も多い。

□好中球は貪食能を持ち、小食細胞とも呼ばれる。

□好酸球は寄生虫の排除に関与する。

□好塩基球や肥満（マスト）細胞はヒスタミンを産生する。

□単球は血管外に遊走するとマクロファージになる。

□マクロファージは大食細胞とも呼ばれる。

□マクロファージは抗原提示細胞としても重要である。

□Ｂ細胞は形質細胞へと分化し、抗体を産生する。

□ヘルパーＴ細胞はサイトカインを用いてマクロファージ、キラーＴ細胞、Ｂ細胞を
　活性化させる。

□キラーＴ細胞やＮＫ細胞は感染細胞や腫瘍細胞を破壊する。

3. リンパ系器官

□リンパ球は骨髄でつくられる。

□Ｂ細胞は骨髄で成熟する。

□Ｔ細胞は胸腺で成熟する。

□実際に免疫応答が起こる場所は、脾臓、リンパ節などである。

4. 液性因子

□抗体はＢ細胞（形質細胞）によって産生されるタンパク質である。

□抗体は、免疫グロブリンとも呼ばれる。

□IgGは人体に最も多く存在する抗体である。

□IgAの多くは粘膜に存在する。

□IgMは感染初期に働く。

□IgEはＩ型アレルギーに関与する。

□抗体は抗原に特異的に結合する。

□抗体は、オプソニン作用、中和作用、補体の活性作用を持つ。

□補体は抗体の働きを補佐する。

□免疫系に関与するサイトカインには、インターロイキン、インターフェロン、TNF
　などがある。

5. 自然免疫と獲得免疫

□自然免疫は異物に際して素早く反応する。

□自然免疫は貪食細胞による異物の貪食、NK細胞による異常細胞の破壊などが関与する。

□獲得免疫は異物の認識から免疫応答発動までに時間を要する。

□獲得免疫の応答はＢ細胞やＴ細胞が中心となる。

□抗原提示細胞には、樹状細胞、マクロファージ、Ｂ細胞がある。

□獲得免疫では免疫学的記憶が起こり、同じ異物の二度目の侵入に対して素早く強
　い応答が起こる。

□液性免疫には、抗体や、補体などの液性因子が関与する。

□細胞性免疫には、貪食細胞（単球・マクロファージや好中球）、キラーＴ細胞、
　NK細胞が関与する。

第15章
体温ゾーン

▼

生体に備わる体温調節機構。
神経系と内分泌系の働きを頭に入れると、
理解しやすくなるよ！

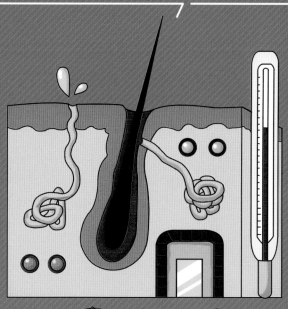

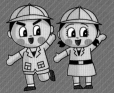

Chapter15

1 体温

◆1 核心温度と外殻温度

核心温度（かくしん）	外殻温度（がいかく）
環境変化に左右されにくい身体深部の体温である。	身体の表層部の体温で、環境変化に左右されやすい。

核心温度は脳の温度も含んでいるんだ！

外殻温度は、手足など末梢に行くにつれて低くなるよ！

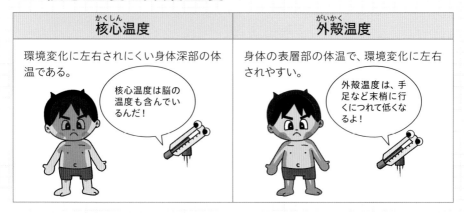

◆2 検温

臨床的な検温では、腋下温、口腔温、直腸温、鼓膜温などが用いられる。

ピッ

部位別体温ランキング

直腸温
37.0〜37.5℃

口腔温
36.5〜37.0℃

腋窩温
36.0〜36.7℃

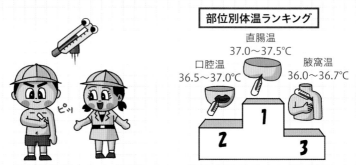

◆3 体温の変動

①日内変動

1日の中で0.5〜0.7℃の変化がみられるんだ。

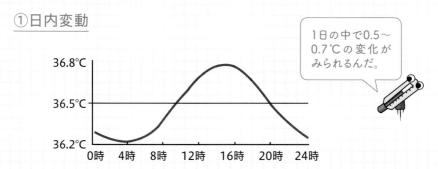

②月内変動

女性の場合、排卵にともなって基礎体温（早朝覚醒時の口腔温）が約0.5℃上昇し、高体温期に入る。その後月経（生理）で下降し、低体温期に入る。

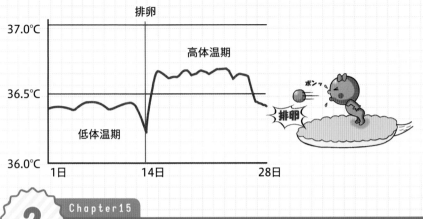

2 Chapter15 体熱の産生と放散

核心温度は熱の産生（産熱）と熱放散のバランスによって、おおよそ37℃に保たれる。

◆1 産熱

①基礎代謝

細胞内での物質代謝にともない熱が発生する。基礎代謝による産熱の比率は、骨格筋で約22%、肝臓で約21%、脳で約20%である。

②ふるえ産熱

環境温の低下にともない骨格筋が不随意に収縮[※1]して産熱が起こる。体性運動神経を介して調節され、骨格筋の収縮エネルギーが熱となる。

ふるえは全身に起こるわけではなく、顎、四肢、胸筋、背筋などに強く生じるんだ。

③非ふるえ産熱

　骨格筋の収縮をともなわない産熱である。褐色脂肪細胞[※2]に分布する交感神経の興奮や血中アドレナリンによって、脂肪が分解され、熱産生が起こる。

褐色脂肪細胞が
分布している場所

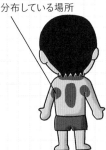

脂肪細胞には白色脂肪細胞と褐色脂肪細胞がある。白色脂肪細胞は脂肪を溜め込むのに対して、褐色脂肪細胞は脂肪を燃焼させて熱に変えるんだ。

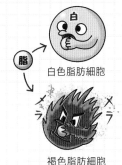

白色脂肪細胞

褐色脂肪細胞

④特異動的作用（食事誘発性産熱反応）

　食後1時間から数時間、代謝が亢進し熱産生が増加する。これを特異動的作用（食事誘発性産熱反応）という。

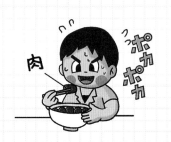

肉

摂取した糖質の約6％、脂質の約4％、タンパク質の約30％は生体で利用されずに熱として失われるんだ。

⑤ホルモンによる産熱

　産熱に関与するホルモンには、甲状腺ホルモン、カテコールアミン、プロジェステロン（黄体ホルモン）などがある（第8章参照）。

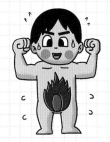

甲状腺ホルモン	全身の細胞の代謝率を上げて熱産生を亢進させる。
カテコールアミン	グリコーゲンの分解を促進し、血糖値を上げて産熱を促す。
プロジェステロン（黄体ホルモン）	視床下部の体温調節中枢に作用し産熱を促す。

◆2 熱放散

体熱は常に環境中に失われている。体表面から環境中への熱の移動は放射（輻射）、伝導と対流、蒸発などの物理的機序によって行われる。

放射（輻射）	伝導
物体が電磁波（熱）を放出し、他の物体がそれを吸収することで熱が伝わる現象。 2つの物体の間に何もなくても熱が伝わる。	接する物体に温度差がある場合に、高温側から低温側へ熱が移動する現象。
対流	蒸発
物質が持つ熱が流体（例えば風）によって奪われる現象。	体表面の水分が蒸発する際に気化熱として体熱が奪われる現象。発汗や不感蒸散[※3]による。

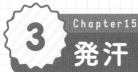

3 Chapter15 発汗

◆1 汗腺

汗腺にはエクリン腺とアポクリン腺がある。

エクリン腺	全身の皮膚表面に分布する汗腺で、温熱性発汗よる体熱放散に重要である。
アポクリン腺	腋窩や陰部などに分布する汗腺で、体熱放散にはかかわらない。脂質やタンパク質を含んだ汗を分泌する。

アポクリン腺　　エクリン腺

◆2 発汗の種類

　発汗には体温の放散に働く温熱性発汗と、精神的な緊張で働く精神性発汗がある。

温熱性発汗	精神性発汗
環境温や核心温度の上昇にともなって、手掌、足底を除く全身に起こる発汗で、視床下部の体温調節中枢でコントロールされる。	精神的緊張にともなって、手掌、足底、腋窩などに起こる発汗で、大脳皮質の制御を受ける。

◆3 発汗の調節

　汗腺は交感神経によって単独支配される（二重支配、拮抗支配を受けない）。また、汗腺を支配する交感神経の神経終末から放出される神経伝達物質はアセチルコリンである（コリン作動性ニューロン）。

◆4 半側発汗

　一方の側胸部や側殿部を圧迫すると、圧迫された側の上半身・下半身の発汗が抑制され、その反対側の上半身・下半身の発汗が増える。この現象を半側発汗という。

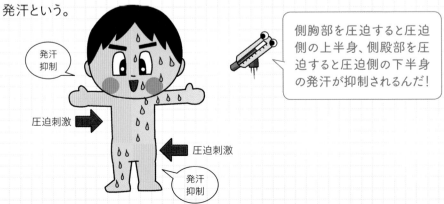

発汗抑制

圧迫刺激

圧迫刺激

発汗抑制

側胸部を圧迫すると圧迫側の上半身、側殿部を圧迫すると圧迫側の下半身の発汗が抑制されるんだ！

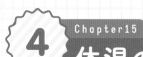

4 体温の調節

◆1 温度受容器と体温調節中枢

　環境温の変化は皮膚の温度受容器によって感受され、視床下部の体温調節中枢に伝えられる。また、視床下部には核心温度の変化を感受する温度感受性ニューロンがあり、運動などにより体内で急激に熱が産生されるとその情報は体温調節中枢に伝えられる。

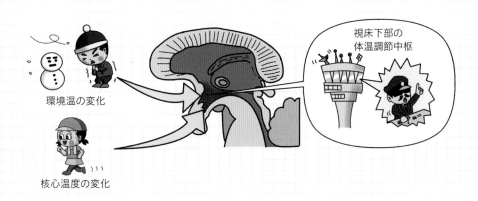

視床下部の
体温調節中枢

環境温の変化

核心温度の変化

雑学の
部屋

多くの動物は汗をかかない!?
ゾウの耳が大きいワケ

　温熱性発汗を行う動物は少なく、ヒト以外にはウマが知られている。他の動物、例えばイヌは舌を出して速く呼吸することで熱を放散し、ラットは唾液分泌量を増やし、唾液を体に塗って熱を放散する。また、ゾウは大きな耳を扇がわりにすることによって熱を放散する。

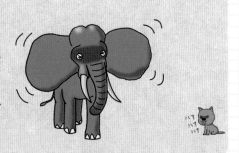

◆2 暑熱環境・寒冷環境への対応

　裸で安静状態でいるとき、環境温が29℃前後であると発汗もふるえも起こらず、体温調節は皮膚血管の収縮・拡張だけで行われる。この環境温の範囲を温熱中性帯という。温熱中性帯より環境温が高く、あるいは低くなると皮膚血管の収縮・拡張以外の方法で熱放散や産熱が起こる。

①暑熱環境への対応

　皮膚血管の拡張や発汗によって熱放散が行われ、体温の上昇が防がれる。

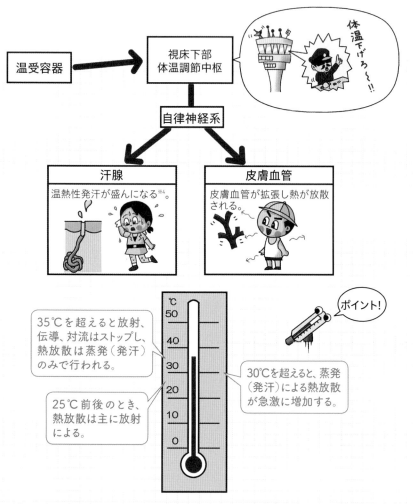

温受容器 → 視床下部 体温調節中枢

体温下げろ～!!

自律神経系

汗腺
温熱性発汗が盛んになる※4。

皮膚血管
皮膚血管が拡張し熱が放散される。

35℃を超えると放射、伝導、対流はストップし、熱放散は蒸発（発汗）のみで行われる。

25℃前後のとき、熱放散は主に放射による。

30℃を超えると、蒸発（発汗）による熱放散が急激に増加する。

ポイント!

*この他、暑熱環境では熱産生を減少させるため、食欲抑制、運動量減少が起こる。また、環境温がさらに上昇し、体温（直腸温）が43℃を超えた時点でタンパク質の変性が起こる。

②寒冷環境への対応

皮膚血管の収縮やホルモン分泌、ふるえなどによって熱産生が行われ、体温の低下が防がれる。

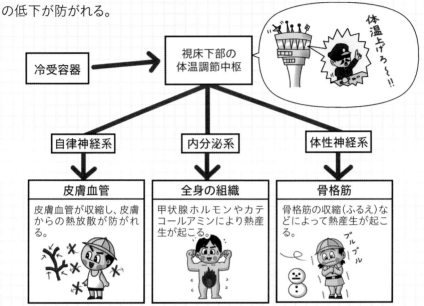

*環境温がさらに低下すると、低体温になることがある。核心温度が33〜34℃になると意識が失われ、25〜30℃になると死に至ることがある。

発熱

◆1 発熱のメカニズム

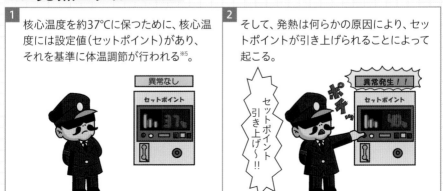

1	2
核心温度を約37℃に保つために、核心温度には設定値（セットポイント）があり、それを基準に体温調節が行われる[※5]。	そして、発熱は何らかの原因により、セットポイントが引き上げられることによって起こる。

◆2 発熱物質

　核心温度のセットポイントを引き上げて発熱を起こす物質を発熱物質という。
発熱物質には外因性のものと内因性のものがある。

1 病原微生物の細胞膜の成分などが外因性発熱物質になり得る。 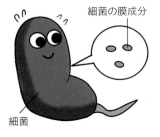 細菌の膜成分 細菌	**2** 外因性発熱物質がマクロファージなどの免疫細胞に認識されることで、インターロイキン1、インターフェロンなど[※6]の内因性発熱物質が放出される。 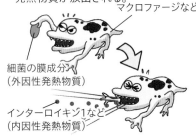 マクロファージなど 細菌の膜成分（外因性発熱物質） インターロイキン1など（内因性発熱物質）
3 内因性発熱物質が脳内の血管内皮細胞に作用することで、プロスタグランジン E_2 が産生される。 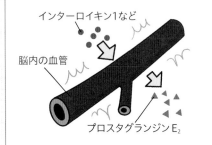 インターロイキン1など 脳内の血管 プロスタグランジン E_2	**4** プロスタグランジン E_2 が体温調節中枢に働くことで、セットポイントが上昇して発熱が起こる。 プロスタグランジン E_2 セットポイント上げろ〜!! 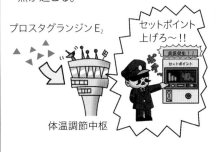 体温調節中枢

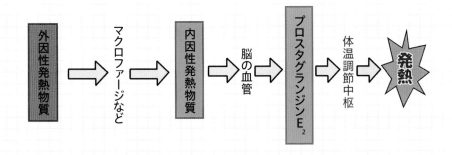

外因性発熱物質 → マクロファージなど → 内因性発熱物質 → 脳の血管 → プロスタグランジン E_2 → 体温調節中枢 → 発熱

MEMO

※1 環境温が低下すると、まず体温調節性の筋緊張が起こる。さらに環境温が低下すると骨格筋の周期的な収縮が起こる（ふるえ）。骨格筋の収縮は拮抗筋の収縮の同期をともなうので身体運動は起こらない。

※2 新生児は成人に比べて褐色脂肪細胞が非常に多く分布している。これは、新生児は体表面積が体容積に比べて大きく、体熱が失われやすいためと考えられている。

※3 皮膚や気道などから常に行われている水分の蒸発で、一般的には意識に上らない。不感蒸散は1日当たり約1Lにも及ぶ。

※4 発汗によって水分の喪失が起こると、下垂体後葉からバゾプレッシンの分泌が増加して尿量が減少する。

※5 セットポイントに関しては不明な点が多く、体温が一定に保たれる仕組みはよくわかっていない。

※6 内因性発熱物質には、インターロイキン1、インターロイキン6、インターフェロン、TNFα（腫瘍壊死因子）などがある。

☑ 体温ゾーンのポイント

1．体温

□体温には核心温度と外殻温度がある。
□核心温度は環境変化に左右されない身体深部の体温である。
□外殻温度は身体の表層の体温で、環境変化に左右される。末梢に行くほど低い。
□臨床的な検温は、腋下温、口腔温、直腸温、鼓膜温が用いられる。
□検温部で最も高温を示すのは直腸温である。
□体温は夜間から早朝までは低く、日中は高い。
□女性は排卵を境に低体温期から高体温期に移行する。

2．体熱の産生と放散

□基礎代謝による産熱の比率は骨格筋、肝臓、脳の順に多い。
□ふるえ産熱は骨格筋の不随意的な収縮による。
□非ふるえ産熱は褐色脂肪細胞の脂肪分解による。
□食事誘発性産熱反応（特異動的作用）は食事後に起こる産熱反応である。
□産熱に働くホルモンは、甲状腺ホルモン、カテコールアミン、プロジェステロン（黄体ホルモン）である。
□熱放散は、放射（輻射）、伝導、対流、蒸発（発汗）などの物理的機序で行われる。

□放射は2つの物体の間に何もなくても熱が伝わる現象である。

□伝導は接する物体に温度差があるとき、高温側から低温側へ熱が移動する現象である。

□対流は物質が持つ熱が流体によって奪われる現象である。

□蒸発は体表面の水分が蒸発する際に気化熱として体熱が奪われる現象である。

3. 発汗

□汗腺にはエクリン腺とアポクリン腺がある。

□エクリン腺は全身の皮膚表面に分布し、体熱放散に重要である。

□アポクリン腺は腋窩や陰部に分布し、脂質やタンパク質を含んだ汗を分泌する。

□温熱性発汗は手掌、足底を除く全身で起こる発汗である。

□温熱性発汗は視床下部の体温調節中枢でコントロールされている。

□精神性発汗は手掌、足底、腋窩などに起こる発汗である。

□精神性発汗は大脳皮質の制御を受ける。

□汗腺は交感神経の単独支配を受ける。

□汗腺を支配する交感神経の神経終末から放出される神経伝達物質はアセチルコリンである（コリン作動性ニューロン）。

□一方の側胸部や側殿部を圧迫すると、圧迫された側の上半身・下半身の発汗が抑制され、その反対側の上半身・下半身の発汗が増える。この現象を半側発汗という。

4. 体温の調節

□体温調節中枢は視床下部にある。

□暑熱環境では発汗や皮膚血管の拡張が起こり、熱が放散される。

□環境温が25℃では熱放散は主に放射で行われる。

□環境温が30℃を超えると、蒸発（発汗）による熱放散が急激に増加する。

□環境温が35℃を超えると、熱放散はもっぱら蒸発（発汗）のみになる。

□体温（直腸温）が43℃を超えるとタンパク質の変性が起こる。

□寒冷環境では血管の収縮、産熱に働くホルモンの分泌、骨格筋によるふるえが起こり、体温の低下が防がれる。

5. 発熱

□発熱は何らかの原因によって設定値（セットポイント）が引き上げられることによって起こる。

□発熱物質には外因性のものと内因性のものがある。

□内因性発熱物質には、インターロイキン1、インターロイキン6、インターフェロン、TNFαなどがある。

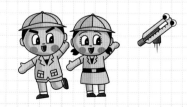

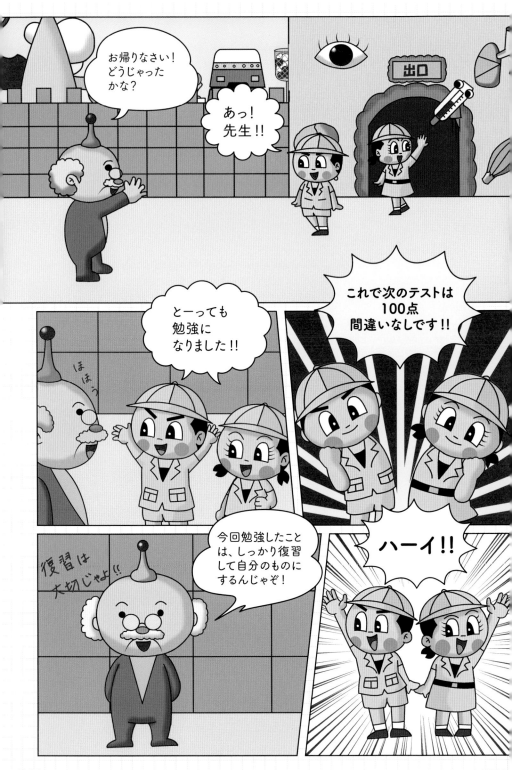

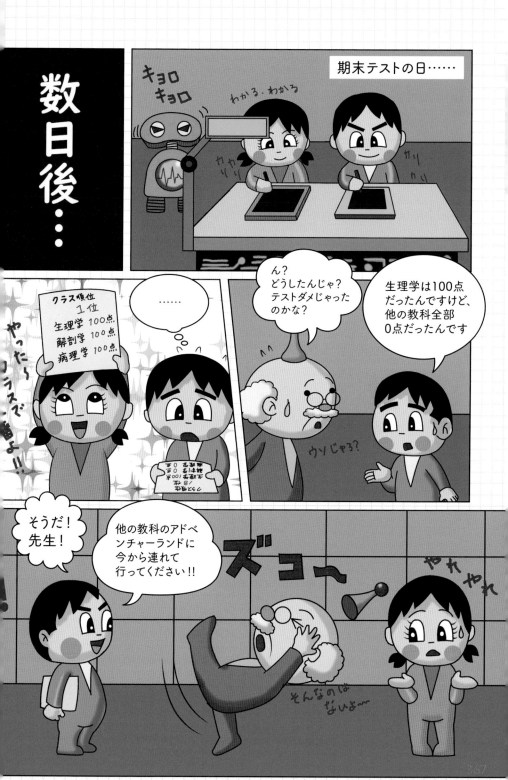

索引

【参考文献】

井尻正二・後藤仁敏著『新・ヒトの解剖』築地書館 1996

井尻正二・小寺春人著『新・人体の矛盾』築地書館 1994

伊藤和憲著『図解入門よくわかる痛み・鎮痛の基本としくみ第2版』秀和システム 2018

伊藤隆原著『解剖学講義』南山堂 2012

医療情報科学研究所編『病気がみえる vol.7脳・神経』メディックメディア 2017

エレイン N.マリーブ著『人体の構造と機能 4版』医学書院 2015

岡田泰伸監修『ギャノング生理学 原書25版(Lange Textbookシリーズ)』丸善出版 2017

小澤瀞司・福田康一郎総編集『標準生理学(標準医学シリーズ)』医学書院 2009

小幡邦彦著『新生理学 第4版』文光堂 2003

木山博資・遠山正彌編集『人体の解剖生理学第2版』金芳堂 2017

熊ノ郷淳編『免疫ペディア 101のイラストで免疫学・臨床免疫学に強くなる!』羊土社 2017

熊ノ郷淳編『免疫学コア講義 改訂4版』南山堂 2017

桑木共之他編訳『トートラ人体の構造と機能第5版(原書15版)』丸善出版 2019

桑名俊一・荒田晶子編著『コメディカル専門基礎科目シリーズ 生理学』理工図書 2016

坂井建雄・河原克雅著『カラー図解 人体の正常構造と機能』日本医事新報社 2012

坂元志歩・高間大介・伊達吉克『NHKスペシャル 人体ミクロの大冒険』NHK出版 2014

霜田幸雄・城座映明著『シリーズ看護の基礎科学 からだのしくみ:生理学・分子生物学 [1]』日本看護協会出版会 1999

杉晴夫編著『人体機能生理学 改訂第5版』南江堂 2009

大地陸男著『生理学テキスト』文光堂 2013

竹内昭博著『新生理学(Qシリーズ)』日本医事新報社 2019

東洋療法学校協会編『生理学 第3版』医歯薬出版 2014

中村克樹監修『カラー版 徹底図解 脳のしくみ』新星出版社 2007

中村桂子・松原謙一監訳『THE CELL 細胞の分子生物学第6版』ニュートンプレス 2017

中山昭雄著『温熱生理学』理工学社 1981

原田晃著『マッスルインパクト』医道の日本社 2014

福永篤志監修『図解雑学よくわかる脳のしくみ』ナツメ社 2006

藤田尚男著『標準組織学 総論 第5版』医学書院 2015

松村讓兒著『イラスト解剖学』中外医学社 2017

松村讓兒著『臨床につながる解剖学イラストレイテッド』羊土社 2011

松本健治監修『運動・からだ図解 免疫学の基本』マイナビ出版 2018

宮本忠雄監修『痛みの神経科学』メジカルビュー社 1997

和田勝著『基礎から学ぶ生物学・細胞生物学 第3版』羊土社 2015

E. L. Boulpaep・W.F. Boron 著『カラー版 ボロンブールペープ 生理学』西村書店 2011

John E. Hall 著『ガイトン生理学 原書第13版』エルゼビア・ジャパン 2018

R.F.シュミット・G.テウス編『スタンダード人体生理学』シュプリンガー・フェアラーク東京 1994

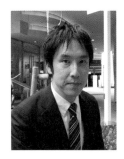

原田 晃
Akira Harada

鍼灸師。1973年千葉県生まれ。筑波大学大学院人間総合科学研究科修了。伝統工芸品の営業、昆虫の研究などの職業を経て、中央医療学園専門学校鍼灸学科に入学。卒業後、東京衛生学園専門学校臨床教育専攻科に進む。その後、お茶の水はりきゅう専門学校に専任教員として着任。現在は同校の副校長を務める。主な著書に『マッスルインパクト』『経穴インパクト』（医道の日本社）などがある。

イラスト　　　原田晃
監修　　　　　大久保淳子
編集協力　　　片山聡恵、是枝貴子、重田祐子
デザイン　　　掛川竜
DTP　　　　　株式会社アイエムプランニング

楽しく学ぶ人体アドベンチャーランド！

生理学インパクト

2020年10月5日　初版第1刷発行

著者　　　原田晃
発行者　　戸部慎一郎
発行所　　株式会社医道の日本社
　　　　　〒237-0068　神奈川県横須賀市追浜本町1-105
　　　　　TEL 046-865-2161
　　　　　FAX 046-865-2707
印刷・製本　シナノ印刷株式会社

© Akira Harada 2020
Printed in Japan
ISBN 978-4-7529-1193-7